第二辑

广义经方
群贤仁智录

主编 / 邓文斌　喻凤鸣　王京良

中国科学技术出版社
·北京·

内容提要

本书涉及诸多病证，每个病证均从抓主症、辨六病、辨病机、辨方证、辨夹杂症、辨药证等方面介绍，然后再延伸到一些经典著作中的相关记载。书中收集了众多医家临床高效的方剂，是经方诊疗体系的实际应用。

本着"藏方于民"的原则，尽量选用众多医家的典型医案，精选其中的单方、小方和药食同源的方剂；本着临床实用的原则，对每位医家的诊疗过程进行详细描述，同时对于一些之前诊疗过程中未考虑到或因经验不足而不尽完善之处，以按语形式予以补充说明。

书中所述客观全面，既有时空之广，又有流派之具。本书可帮助读者开阔视野、增长知识，完善自身的方证体系，进而走进经方世界，感受经方魅力。本书既可供有经方医学基础的中医师学习提高之用，又可供有临床经验的经方医生实践运用，同时还可作为经方研究者和经方教学者的参考资料。当然，经方爱好者、在校中医学生及中医爱好者也可以从书中找到适合的方药解决日常生活中的小病、小痛。

前　言

三人行必有我师焉。

中医博大精深，一个人穷其一生也不能学透学完。个人的能力是有限的，众人的力量是巨大的、不可估量的，中医这门学科就是需要无数人的智慧叠加、碰撞、沉淀、积累。

随着中华民族传统文化的伟大复兴，中医复兴也越来越热，尤其在COVID-19大流行期间，中医治疗发挥了卓越的疗效，再次掀起中医热潮。

经方流派是中医学众多流派中的一个分支。广义经方是采用经方的思维，广泛地采用历代名方，既具有经方的严谨，又可补充经方不完整、不够用的局限，在多年的临床实践中取得了非常好的效果。广义经方从成立之初，一直秉承大道至简、医者仁心、经方惠民的理念，得到了社会各界的广泛关注、参与、支持及认可。

在广义经方学习的众多交流群里，每周定时组织开展由临床老师讲解的免费课程。课程内容既包括中医经方，又包括中医外治疗法，且课程形式多种多样。几年如一日，大家在交流群中不仅学到了丰富的中医临床实战经验，而且结交了众多志同道合的朋友。

我们将部分老师的讲课内容进行整理，并邀请其他老师编写临床实战稿件，汇集成广义经方群贤仁智录系列丛书。第一辑出版后得到众多经方同道的广泛关注与支持，如今第二辑在反复打磨后终于面世，甚是高兴。感恩各位朋友、同道及社会各界的大力支持。正如黄煌老师所说，"不求其全，但求其真"。由于本书作者较多，加之语言风格迥异，书中可能存在疏漏或偏颇之处，恳请读者批评指正，不吝赐教。

邓文斌　喻凤鸣　王家祥

目　录

基础篇：经方诊疗体系

- 一、经方诊疗体系的定义 …………… 001
- 二、阴阳两大法 ……………………… 004
- 三、阴阳学说在药性上的运用 ……… 006
- 四、阴阳医案说明 …………………… 007
- 五、经方的诊病流程 ………………… 008
- 六、抓主症 …………………………… 010

实战篇：临床医案精析

- 一、张志伟医案 ……………………… 012
- 二、喻凤鸣医案 ……………………… 023
- 三、刘丹医案 ………………………… 036
- 四、申长龙医案 ……………………… 037
- 五、朱庭芳医案 ……………………… 042
- 六、郭寿泉医案 ……………………… 047
- 七、金雪峰医案 ……………………… 056
- 八、曹本贵医案 ……………………… 062
- 九、宫文医案 ………………………… 067
- 十、许俊祥医案 ……………………… 071
- 十一、黄开雄医案 …………………… 078
- 十二、刘云鹏医案 …………………… 079
- 十三、唐明华医案 …………………… 084
- 十四、贠修远医案 …………………… 092
- 十五、彭宪章医案 …………………… 093
- 十六、杨小奇医案 …………………… 096
- 十七、李响医案 ……………………… 102
- 十八、廖冬阳医案 …………………… 118
- 十九、朱培府医案 …………………… 142
- 二十、李端坤医案 …………………… 182
- 二十一、王宪武医案 ………………… 183
- 二十二、李建富医案 ………………… 200
- 二十三、韩恒医案 …………………… 205
- 二十四、梁红全医案 ………………… 206
- 二十五、黄兴林医案 ………………… 217
- 二十六、邓志刚医案 ………………… 220
- 二十七、王京良医案 ………………… 235

基础篇：经方诊疗体系

一、经方诊疗体系的定义

经方诊疗体系，是以阴阳、津液、阳气、胃气等理论为指导大法，辨六病法、辨病机法、辨方证法为纲，辨方证、辨药证为目，从而达到精准的诊断和治疗目的的体系。它更加接近疾病的本质，具有上手快、复诊率高、可以重复的优势。

（一）经方诊疗体系的独特性

经方可以重复使用，没有时代、地域和人种的限制。我们运用经方诊疗体系治病，也就是不断重复仲景当年治病的诊疗过程，只要我们的思想与他一致，实现了方证对应，方证病机对应，治疗效果与仲景是一样的。例如，我们看到恶寒发热、身痛、不汗出、颈项强痛、脉浮紧数的患者，用经方诊疗体系诊断为太阳表实证，以葛根汤治疗，效果又好又快。仲景当年是这样做的，现在我们也是这样做的。如果中医界的绝大部分中医师都用经方诊疗体系治病，中医诊治有了统一标准，中医普及推广就会加速。日本汉方是学习仲景经方诊疗体系，全世界的经方医生也是学习实践的经方诊疗体系。

（二）思维的独特性

经方与时方的思维体系有明显的区别。时方的诊疗体系更重视病因、病机的研究及逻辑推理，这样有时会远离疾病的本质，远离临床；经方诊疗体

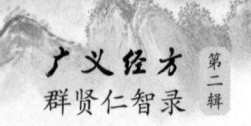

系不过分研究病因病机,而是直接找到离疾病最近的地方,即特征性症状,并据此找出最佳方证,实现点对点的狙击,就非常容易看清疾病本质。下面举例说明。

1. 邓文斌医案:四逆散合肾着汤治疗背痛伴有动则遗尿

李某,女,50岁,2019年10月25日初诊。

主诉:背痛,运动量稍大则遗尿数天。

现病史:患者几天前出现背部疼痛,运动量稍大则遗尿,伴有疲倦等症状,自行口服中成药治疗没有效果,后来找一位老中医开了补中益气汤,服用后效果仍不明显,遂前来治疗。高个子,面色青黄,抑郁面容。怕冷,不发热,背痛,走窜疼痛,刺痛;运动或是动作幅度大一点马上想上厕所,不然就会尿裤子,小便频数,颜色正常,大便正常,口干,喝水不能解渴,口不苦;伴有疲倦,乏力,偶尔有恶心,心悸,耳鸣,舌质白,苔白,脉沉弦滑。

患者曾学过中医,与老中医就按时方思维,追求病因病机,要求我开补中益气汤。我则按自己的经方思维来辨证诊疗。背痛,走窜痛,脉带弦象,气滞作痛;怕冷,舌质白,苔白,口干,喝水不能解渴,小便频数,颜色正常,脉沉弦滑,水饮上泛则耳鸣,心悸,是为太阴水饮证;水饮下注则遗尿;至于疲倦则是因太阴寒湿水饮阻碍气血的输布所致。

处方:四逆散合肾着汤加味。柴胡30g,炒白芍20g,枳壳30g,炙甘草10g,桂枝20g,茯苓30g,炒白术20g,炮姜20g,陈皮30g,紫苏梗20g,法半夏20g,金毛狗脊30g。4剂。浸泡40分钟,大火煎开,小火煎40分钟,分4次喝完。

随访:背痛消失,遗尿消失,但是服药之后怕冷,应是四逆散偏于清热,二诊去掉四逆散,将肾着汤方中炮姜换成干姜,加附子10g。3剂善后,后痊愈。

2. 邓文斌医案:桂枝汤加味治疗多汗反复感冒

李某,男,74岁,2019年10月3日初诊。

主诉:出汗多,反复感冒1年。

现病史:患者今年来反复感冒,出汗多,尤其是感冒后汗出增多。最近1周再次感冒,在我们中医馆的其他老师处看诊,诊断为"肺脾气虚",开方为玉屏风散加味,两诊之后未见好转,转诊来我处治疗。个子矮,面黄,体胖,眼袋深，汗出很多，发热，人非常疲倦，背上发痒，口不干不苦，饮食二便正常，舌质白，苔白，脉浮。

辨证：太阳表虚兼太阴痰湿证。

处方：桂枝汤加味。桂枝 20g，白芍 20g，炙甘草 15g，生姜 15g，红枣 12g，黄芪 40g，浮小麦 60g，茯苓 30g，炒白术 20g，龙骨 40g，牡蛎 40g。4 剂。浸泡 40 分钟，大火煎开，小火煎 30 分钟，分 4 次喝完。

10 月 10 日二诊：汗出减少，其他症状同一诊，原方 6 剂善后。

（三）方证运用的独特性

时方诊疗体系是以《黄帝内经》《难经》为最高理论依据，以《诸病源候论》及金元四大家等众多医家的理论和方药为补充的一种体系。理论众多、分散，理论之间存在互相矛盾的地方；理论众多也导致其指导下的方药组合众多，方与方之间的关系没有规律可循，难于记忆和运用。除了历代名方外，其他方子的可重复性差，让学中医者望而生畏。

经方诊疗体系，大道至简，理论体系完整统一，一字千金，用到临床上是非常实用的。经方数量较少，约两百个，但临床常用的也就几十个方子。这些方子多半都是类方，有相似性，有可比性，有衍生性，相互之间有规律可循，易学易用，重复性强。例如，桂枝汤，有桂枝、芍药、炙甘草、生姜、红枣五味药，可以去芍药；可以去桂枝加茯苓、白术；可以加附子；可以加黄芪；可以加龙骨、牡蛎；可以再加桂枝；可以再加芍药、人参、生姜；可以再加芍药、饴糖等。这些都是无数中医先祖在临床中反复实践的心得，一个人写一点，一个人实践一点，一个人学一点，一个人传承一点，进而保存下来，所以每个经方医生都可以按前人反复实践总结的固定思维体系反复使用，临证都很高效。

（四）药证运用的独特性

经方约两百个方，方中常用药物也就五六十味，有覆杯而愈的力量。经方一般五六味、七八味，一剂知，二剂已。如今我们药物上千种，方子几十万个，导致很多的中医医生开方十五六味，二十多味，三十味，甚至更多，却大多是效果一般，难怪患者不相信中医，甚至有时候连很多中医医生自己都不相信中医。

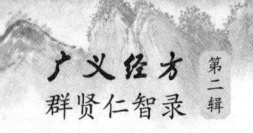

为什么现在的中医医生开的方子越来越大？其原因是没有研究透药证，随意加减。经方的加减一是针对患者的夹杂症状，二是根据药证对应，并不是想当然地随意加入。如人参在时方中是大补元气的，而在经方是生津、消心下痞满的；黄连、黄芩在时方中是清热泻火的，而在经方中除清热泻火，还可以消痞满；牡蛎在时方中是收涩软坚散结的，而在经方中配伍天花粉可以生津，配伍泽泻可以利水，与龙骨同用时又可以安神；五味子在时方中是收敛药物，而在经方中则是酸味药物，与甘味药物搭配可以化饮，还可以平冲降气。

二、阴阳两大法

在亿万年前，地球处于混沌状态，没有阴阳、寒热。后来宇宙大爆炸，地气上为云，天气下为雨，天地分开，天在上，光明、运动为阳；地在下，阴柔、安静为阴，万物生命开始出现。故天地万物分阴阳，人亦分阴阳，没有阴阳就没有世界。

（一）阴阳学说在经典中的记载

阴阳是对自然界相互关联的某些事物和现象对立双方的概括，即含有对立统一的概念。

《素问·阴阳应象大论》曰："阴阳者，天地之道也，万物之纲纪，变化之父母，生杀之本始，神明之府也。"阴阳，又称两仪，是在太极的基础上引申出的哲学思维概念，如《周易·系辞》曰："易有太极，是生两仪"。

《周易·系辞》曰："一阴一阳之谓道。"指的是阴阳的根本是"太极"，也就是《道德经·第二十五章》中所提的"有物混成"的"道"。

《素问·阴阳应象大论》曰："天地者，万物之上下也；阴阳者，血气之男女也；左右者，阴阳之道路也；水火者，阴阳之征兆也；阴阳者，万物之能始也。"

（二）阴阳学说的基本概念

凡是运动的、外向的、上升的、温热的、无形的、明亮的、兴奋的，都属于阳；相对静止的、内守的、下降的、寒冷的、有形的、晦暗的、抑制的，都属于阴。

（三）阴阳学说的基本内容

阴阳学说的基本内容包括阴阳对立制约，阴阳互根互用，阴阳消长平衡，阴阳相互转化，阴阳交感互藏。

1. 阴阳对立制约

对立有相反的意思，阴阳的对立是指自然界一切事物和现象都存在着相互对立，相互制约的两个方面，如天与地、动与静、上与下，故有"动极者镇之以静，阴亢者胜之以阳"。《素问·生气通天论》曰："阴平阳秘，精神乃治；阴阳离决，精气乃绝。"

2. 阴阳互根互用

阴阳是对立统一的，任何一方不能脱离对方而单独存在，一方的存在是以对方的存在为前提和条件，二者相互依赖，相互为用，称之为阴阳互根互用。正如《素问·阴阳应象大论》中"阴在内，阳之守也；阳在外，阴之使也"。《素问·生气通天论》曰："无阳则阴无以生，无阴则阳无以化。"

3. 阴阳消长平衡

阴和阳之间的对立制约，互根互用并不是处于静止不变的，而是在一定限度内，阴消阳长，阳消阴长，维持相对平衡的状态。

4. 阴阳相互转化

在一定条件下，阴阳对立双方各自向其相反的方向转化，即阳可以转化为阴，阴亦可转化为阳，阴阳转化的质变过程称之为阴阳的相互转化。《素问·阴阳应象大论》曰："重阴必阳，重阳必阴"，"寒极生热，热极生寒"。

5. 阴阳交感互藏

阴阳交感是指阴、阳二气在运动中相互感应而交合的过程。阴阳互藏是指相互对立的阴阳双方在任何条件下都包含着对方，即阴中有阳，阳中有阴。

（四）阴阳学说在中医学上的运用

1. 阴阳学说在人体组织结构上的运用

外为阳，内为阴；背为阳，腹为阴；脏为阳，腑为阴；上为阳，下为阴；

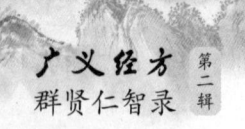

体表为阳，体内为阴；阳经循行肢体的外侧面，阴经循行于肢体的内侧面。《素问·宝命全形论》曰："人生有形，不离阴阳。"

2. 阴阳学说在病因学中的运用

风、暑、火为阳邪；寒、湿为阴邪。

3. 阴阳学说在诊断学上的运用

(1) 阴阳学说在六病辨证法上的运用。一阴被分成三阴，即太阴、少阴、厥阴，三阴的疾病是虚证、寒证；一阳被分成三阳，即太阳、阳明、少阳，三阳的疾病是实证、热证。

(2) 阴阳学说在脉学上的运用。问曰：脉有阴阳，何谓也？答曰：凡脉大、浮、数、动、滑、此为阳也；脉沉、涩、弱、弦、微、此名阴也（《伤寒论·辨脉法》）。

(3) 阴阳学说在八纲辨证法中的运用。阴阳表里寒热虚实，阴阳二纲统领其他六纲。表，实，热属阳，为阳纲；里，虚，寒属阴，为阴纲。

(4) 郑钦安用阴阳法来诊断疾病

阳虚病（阳虚阴盛，阴寒证），其人必面色唇口青白无神，目瞑倦卧，声低息短，少气懒言，身重畏寒。口吐清水，饮食无味，舌青滑，或黑润青白色，浅黄润滑色，满口津液，不思水饮，即饮亦喜热汤，二便自利。脉浮空，细微无力，自汗肢冷，爪甲青，腹痛囊缩，种种病形，皆是阳虚的真面目，用药即当扶阳抑阴。

凡阴虚之人，阳气自然必盛。外虽现一切阴象，近似阳虚证，俱当以此法辨之，万无一失。阴虚病，其人必面目唇口红色，精神不倦，张目不眠，声音响亮，口臭气粗，身轻恶热，二便不利。口渴饮冷，舌苔干黄或黑黄，全无津液，芒刺满口，烦躁谵语；或潮热盗汗，干咳少痰，饮水不休，六脉长大有力，种种病形，皆是阴虚的真面目，用药即当益阴以破阳。

三、阴阳学说在药性上的运用

1. 辛甘发散为阳，酸苦涌泄为阴。

2. 寒热温凉（平），寒凉为阴，温热为阳。

四、阴阳医案说明

邓文斌医案：半夏泻心汤合四逆散治疗心下痞满疼痛

赖某，男，50 岁，2017 年 4 月 10 日初诊。

主诉：心下痞满疼痛，伴有嗳气。

现病史：患者长期有心下痞满，胃脘疼痛，伴有嗳气，西医诊断为慢性浅表性胃炎，应用奥美拉唑等三联疗法，症状时好时坏。高个子，体胖，痛苦面容。心下痞满，疼痛，胃灼热，纳差，腹胀，嗳气，便溏，食冷加重，口气臭，牙龈出血，小便黄，口渴不欲饮，舌质红，舌苔黄腻，有齿痕，脉沉滑数有力。医生处以清热药物，服用后会拉肚子；处以祛寒药物，服用后会上火、牙龈痛。

辨证：心下痞满，疼痛，纳差，腹胀，便溏，口渴不欲饮，舌质腻，有齿痕，这些是阴性症状，为太阴里虚寒证（阴证）；口臭，牙龈出血，小便黄，这些是阳性症状，为阳明里实热证（阳证）。在里的实热与在里的虚寒互相交结，阻碍清阳上升、浊阴下降，气机升降失调则痞满疼痛，互为因果，恶性循环。嗳气则是气滞上逆所致。辨证为太阴阳明气滞证。

处方：半夏泻心汤合四逆散。姜半夏 30g，黄芩 18g，黄连 12g，炙甘草 12g，干姜 15g，党参 15g，红枣 15g，北柴胡 12g，白芍 12g，枳实 20g。3 剂。浸泡 40 分钟，大火煎开，小火 40 分钟，去渣再煎 5 分钟，分 4 次喝完。

方义：人参、黄连、黄芩为阴性药物，针对口臭、牙龈出血、小便黄等阳明里实热证，让浊阴之气下降；干姜、半夏为阳性药物，针对纳差、腹胀、不消化、大便稀溏等太阴里虚寒证，让清阳之气上升；炙甘草、红枣为中性药物，守中焦脾胃，为轴心。气机升降正常，寒热协调，痞满疼痛诸症消失。

4 月 15 日二诊：痞满疼痛减轻，嗳气消失，大便稀溏。一诊处方去四逆散，6 剂善后。

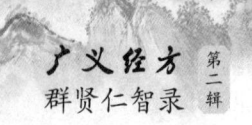

五、经方的诊病流程

抓主症，辨六病，辨病机，辨方证，辨夹杂症，辨药证是经方的诊病流程。

（一）抓主症

经方诊病不过多追究病因，主要看患者当时的症状反应。患者在看病的过程中，表述可能混乱繁杂。在患者的表述中，有的是主症，有的不是主症，也可能患者自认不重要的症状反而是主症。在临床中我们需要从患者的诸多症状中抓特异性的，能反应疾病本质的症状来辨证，这才是主症，这个过程相对较难，需要我们长期在临床实践中不断积累与提高。

（二）辨六病

六经辨证是阴阳学说指导下的产物。一阴变成具体可操作的三阴，一阳变成具体可操作的三阳，三阴三阳加起来就是六经辨证法。六经辨证法来源于八纲辨证，是手段而不是目的，是为了辨清疾病的表里寒热虚实，即疾病的病位、病态、病性。它大道至简，能够快速地把复杂的症状分析的简单清楚，易懂易用。

（三）辨病机

经方诊病中的辨病机一是辨患者症状背后的病机，二是辨方子背后的病机。患者的病机与方子的病机相符合了，行之有效，这叫作方机相应，是扩大经方运用的高级辨证方法。

（四）辨方证

辨方证是辨证的尖端。抓主症，辨出六经病病机，接着就要开方，即辨方证。一个症（或是证）辨证出来，粗看适应的方子有多个，我们需要一个个鉴别，可采取排除法，留下最适合此证的方子，这个过程就是辨方证的过程。辨方证需要中医师平时对每个类方之间细微的区别反复研究积累和总结，经临床实践，才能下笔如有神，所以中医师平时应多研修方证。

（五）辨夹杂症

辨完方证后，还要辨夹杂症，尤其是夹杂症会影响主症的时候，那就要在处理主要症状时，附带处理夹杂症；如果夹杂症处于次要地位，我们可以先不用去理会。

（六）辨药证

辨药证是辨证尖端中的尖端。一是看方中哪些药物与患者的症状相符合，哪些药物与患者的症状不相符合，那么不相符合的药物就要去掉；二是看患者有哪些夹杂症状，方中的药物如果不能涵盖，我们就要根据药证来选择最佳药物加上去。

邓文斌医案：逍遥散加肾着汤治疗腰痛

侯某，女，36 岁，2018 年 10 月 12 日初诊。

主诉：腰痛绵绵 1 月余。

现病史：患者 1 个月前开始腰痛，中西药治疗疗效不佳，听人介绍前来诊疗。瘦高个子，面色青黄，疲倦，腰痛隐隐，腰部沉重，劳累时加重，休息后缓解。头昏、沉重，心悸，嗳气，心情抑郁，舌质白，舌苔白厚，有齿痕，二便正常，白带多，不臭，脉沉滑。

辨证：腰痛隐隐，腰部沉重，白带多，脉沉滑，为太阴水饮证；心情抑郁属气滞夹杂证。

处方：逍遥散加肾着汤。当归 20g，芍药 30g，柴胡根 15g，茯苓 30g，炙甘草 10g，炒苍术 20g，桂枝 15g，干姜 10g。6 剂。每剂浸泡 1 小时，煎 50 分钟，分 3 次喝完。

方义：用逍遥散（去薄荷，加桂枝）解气滞，同时养血利水加肾着汤温中化饮治疗腰部隐痛、沉重。

10 月 19 日二诊：腰痛减轻，各症状均有缓解，齿痕舌消失，偶尔腰冷，一诊处方去苍术加炒白术 30g，加制附子 10g，6 剂善后。

按：在诸多症状中抓"腰痛隐隐、沉重，嗳气，心情抑郁"就可以，腰隐痛沉重辨证为太阴里虚寒水饮证（在里为虚的水饮证）；嗳气、心情抑郁辨

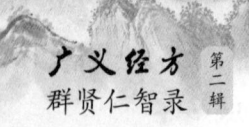

证为气滞证（夹杂的症状）。肾着汤方包含的症状就有腰冷、沉重，逍遥散方包含的症状就有嗳气、心情不好。头昏，心悸，白带多这些夹杂症状，是由于水饮上冲和下注引起，这两个方中的药物不能全部涵盖。根据辨药证，桂枝可以平冲逆之气，治疗心悸、头昏，同时可以温通血脉治疗腰痛，还可以温化水饮，治疗白带。

六、抓主症

（一）抓主症的含义

经方看病，不过多地追求病因，以患者为中心，最主要看患者当时的症状，这些症状与疾病靶心最接近，但不是患者所有的症状都能反应疾病的本质。患者的症状多乱复杂，我们只能从诸多症状中去抓最特异性的症状，去找到能反应疾病本质的症状，这个症状就是主症。

（二）抓主症的要求

主要的症状不要过多，一个或是两三个。

（三）抓主症的意义

抓主症是学习经方的主要方法，也是经方可以不断重复的表现。我们每位临床医师都有责任和义务把经典方剂所对应的主要症状列举出来，供其他医师参考，让其他医师少走弯路，节约时间，以便更好地为患者服务。但有时候患者描述的症状没有特异性，或是患者所认为的主症并不是真正的主症，这就需要临床医师仔细筛查和思考，因为那些看似微不足道的，不具有特异性的症状，有可能就是主症，必要时可配合脉诊来定主症。患者症状有主症，我们老祖先留下的经典方子也有对应的主症，临床上我们抓的患者的主症与经方方子的主症要对应，疗效才会显著。

（四）临床中常见经典方剂的主症归纳

1. 小柴胡汤：胸胁苦满，脉弦，叩击肋部疼痛。

2. 柴胡桂枝干姜汤：虚弱体质，口干渴，纳差，便溏。

3. 温胆汤：惊恐，胆小，脉弦滑。

4. 五积散：表证；有寒，水，湿，痰，气，血的表现；舌苔滑腻。

5. 薏苡仁汤：表证，麻木，舌苔水滑。

6. 五苓散：肿，小便不利。

7. 半夏厚朴汤：痰，有气滞（气郁），脉滑。

8. 防己黄芪汤：浮肿，多汗，无力。

邓文斌医案：《千金》苇茎汤合麻杏石甘汤治疗咳嗽气紧

袁某，女，23岁，2020年8月4日初诊。

主诉：咳嗽气紧气短2月。

现病史：患者2个月前感冒后出现咳嗽、干咳、气短，中西药治疗效果欠佳，多次复发，听人介绍前来我处治疗。矮个子，体瘦弱，面红，唇红。咳嗽，阵发性干咳，有痰，咳之不出，伴有气紧，气短，呼吸困难，感冒后加重。怕热，不怕冷，鼻塞，口干欲饮，舌质红，苔红，脉浮而滑数。

辨证：太阳阳明里热证。

处方：《千金》苇茎汤合麻杏石甘汤。芦根60g，薏苡仁30g，桃仁15g，冬瓜仁50g，杏仁15g，甘草10g，生麻黄5g，生石膏30g，地龙20g，南沙参20g，金荞麦根20g，鱼腥草60g，金银花（后下）20g。4剂。每剂煎1次，分3次喝完。

8月8日二诊：吃药后鼻塞消失，脸上生痘痘，气紧、气短减少了大半，咳嗽缓解，一诊处方生麻黄换成蜜炙麻黄，加黄芩20g，4剂。患者临床治愈，后来偶尔感冒后复发，还是前方加减，每次都有很好的疗效。

按：怕热，不发冷，鼻塞，为太阳表热证；面红，口唇红，舌质红，苔红，脉滑数，为阳明里实热证。麻杏石甘汤开玄府透表邪外出，同时清泄阳明里实热证；《千金》苇茎汤清热生津，涤荡痰热瘀血。麻黄与南沙参、地龙、鱼腥草、黄芩、金荞麦根配伍，开窍通鼻，同时平喘。

实战篇：临床医案精析

一、张志伟医案

张志伟，男，毕业于山西中医学院（现山西中医药大学），本科学历，中西医执业医师，中医执业药师。师承山西省中医院胡兰贵教授，后拜师广义经方创始人邓文斌，擅长运用经方、六经辨证等理论诊治各种疑难杂症，将所学运用于临床。他从事中医内科、外科、妇科、儿科、皮肤科多年，擅长治疗感冒、咳嗽、哮喘、月经不调、乳腺增生、更年期综合征、妇科炎症、失眠、皮肤瘙痒、湿疹、皮炎、颈椎腰椎疼痛及其他疑难杂症等。

（一）潜阳封髓丹治疗颜面发热发赤、胸中烦热

潜阳封髓丹这张方子，我在10余年前跟诊时见老师用过，但自己一直没有用过，一是没机会用，二是根本不会用。看了火神派的书后，才真正体会到这张方子的神奇效果，第一次使用此方就取得了非常好的疗效，现将此案分享如下。

赵某，女，60岁，朔州市居民，2020年3月7日初诊。

主诉：颜面发热，胸中烦热半月。

现病史：患者30年前生孩子以后出现乳中烦热，当时其母亲去田地里采一种草药喝了3碗痊愈，这次又出现类似症状15天，喝了草药效果不明显。两颧发红发热，乳中烦热，胸中热，晚上加重，严重时后背发热，手足心发热，伴脑鸣，每次加重时需要趴在凉处才可以缓解，不出汗，口干不欲饮，口

不苦，不呕，睡眠差，二便正常，在下午八九点发热加重，自行服退热药，服药后未出汗，晨起好转，舌质淡，苔白，舌中有裂纹，脉沉细。

刚开始辨为阴虚证，直接固定思维，用竹皮大丸，一诊3剂稍缓解，二诊、三诊又加入竹叶石膏汤，药后仍发热，症状未明显改善，沉思良久，恍然大悟，此乃阳气不足，虚阳浮越之证。

处方：潜阳封髓丹加味。制附子20g，龟甲15g，砂仁15g，炙甘草10g，黄柏15g，龙骨30g，牡蛎30g，肉桂10g。3剂。制附子先煎1小时，其余药物再煎40分钟，分3次服。

3月12日四诊：两颧发红大为减轻，胸中烦热减轻，脑鸣缓解，咳嗽，吐白痰，口中和，下午八九点发热，但较前大为减轻，睡眠好转，舌质淡，苔白，舌中有裂纹，脉沉细。

辨证：阳气不足，虚阳上浮证。

处方：潜阳封髓丹加干姜、细辛、五味子。制附子20g，龟甲15g，砂仁15g，炙甘草10g，黄柏15g，龙骨30g，牡蛎30g，肉桂10g，干姜20g，细辛10g，五味子10g。3剂，水煎服。方法同上。

3月17日五诊：药后两颧发红好转，胸中发热咳嗽均好转，二诊处方3剂善后。

随访：半年后遇见询问情况，言服完药后无任何不适，症状均好转，遂未再就诊。

按：对于任何一种病，都要用辨证思维来分析判断，有些症的确很容易误导医生，切不可大意，如果用固定思维，经验用药，很容易出现误诊，好在笔者及时发现，改弦更张，取得满意疗效。

（二）潜阳封髓丹治疗口鼻干燥伴失眠

田某，女，69岁，朔州市居民，2020年9月17日初诊。

主诉：口鼻干燥，失眠3年。

现病史：患者3年来口鼻干燥，失眠，多处治疗不见好转，自诉每次找医生开药喝第1剂见效，第2剂开始就不见效，对自己的病已经失去信心，这次由女儿带着前来就诊。面色萎黄，舌体发胖，肿胀，舌边齿痕，舌苔黄有裂

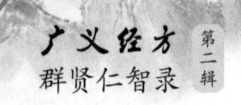

纹，失眠，口鼻干燥咽干，全身怕冷，下肢尤甚易感冒，大便正常，小便黄，脉沉弦。

辨证：阳气不足，虚阳上浮证。

处方：潜阳封髓丹。制附子15g，醋龟甲10g，砂仁（后下）10g，炙甘草6g，龙骨30g，牡蛎30g，干姜10g，黄柏10g。2剂，水煎服。

9月20日二诊：药后舌体发胖，肿胀，舌边齿痕，舌苔黄，有裂纹，失眠，口鼻干燥，咽干，怕冷均好转，现舌体胖大，肿胀，舌苔白，脉沉弦。

辨证：阳气不足，虚阳上浮证。

处方：潜阳封髓丹。制附子15g，醋龟甲10g，砂仁（后下）10g，炙甘草6g，龙骨30g，牡蛎30g，干姜10g，黄柏10g。2剂，水煎服。

9月24日三诊：药后诸症均好转，舌体胖大，肿胀，舌苔白，脉弦。

辨证：阳气不足，虚阳上浮证。

处方：潜阳封髓丹。上方2剂继服。

药后诸症进一步好转，未出现其他不适，原方不变，又先后服了10余剂停药。服药期间未出现第1剂见效，第2剂就不见效的情况。

（三）潜阳封髓丹治疗阳气不足，虚阳上浮面赤证

孟某，男，29岁，朔州市居民，2020年8月17日初诊。

主诉：头晕，耳鸣3个月。

现病史：3个月来头晕，耳鸣，多处诊治未见好转，前来就诊。自诉患病以来，诊病医师有以阳虚治疗者，有以阴虚治疗者，疗效均不佳。个子中等，身体胖壮，自觉头脑不清利，头晕，耳鸣，眼花，颜面发红，多汗，午后面红发热，尤以下午5点为甚，口苦咽干，喝水不多，痰多黏腻，咳吐不利，肠鸣，腰困，大便稀薄，每日2行，小便正常。舌质红，舌苔右边黄厚腻，自觉舌右边僵硬不适，脉弦。

辨证：少阳阳明太阴证。

处方：柴胡加龙骨牡蛎汤加葛根、川芎。柴胡15g，龙骨30g，牡蛎30g，党参10g，姜半夏15g，黄芩15g，桂枝10g，茯苓15g，大黄6g，磁石30g，生地黄15g，葛根15g，川芎15g，香附15g，生姜15g，红枣30g。5剂，水

煎服。

8月24日二诊：服药后头晕、耳鸣、颜面发热均较前减轻，眼涩，眼花，口微苦，痰多，白痰，下午5点颜面发红，发热加重，舌质红，舌右边苔厚腻，脉沉弦。

辨证：少阳阳明太阴证。

处方：上方加菊花。柴胡15g，龙骨30g，牡蛎30g，党参10g，姜半夏15g，黄芩15g，桂枝10g，茯苓15g，大黄6g，磁石30g，生地黄15g，葛根15g，川芎15g，香附15g，生姜15g，红枣30g，菊花15g。5剂，水煎服。

8月29日三诊：头晕减轻，颜面发热较前好转，但仍下午5点面红加重，发热，汗多，口中异味，不怕冷，耳鸣，眼花，痰多，下颌起痘，背部痤疮，舌质红，舌苔黄腻，脉沉弦滑。

辨证：太阴阳明湿热证。

处方：甘露消毒丹。草豆蔻15g，藿香10g，茵陈15g，滑石粉10g，木通10g，黄芩15g，连翘15g，浙贝母15g，射干10g，薄荷10g，白蔻10g，漏芦10g，石菖蒲20g。5剂，水煎服。

9月2日四诊：服药3剂后，下午5点颜面发热，发红加重，眼酸困，流泪，嗜睡，神疲乏力，往来寒热，口不干，晨起口苦，怕冷，平素喜冷饮，耳鸣，大便正常，舌质红，舌苔黄白，水滑苔，右脉沉弦，左脉细。三诊剩余药停服。

辨证：阳气不足，虚阳上浮。

处方：潜阳封髓丹加味。炙甘草10g，黄柏10g，龙骨30g，牡蛎30g，磁石30g，干姜15g，醋龟甲15g，砂仁（后下）15g，制附子（先煎）20g。3剂，水煎服。

9月5日五诊：药后头晕，面发热发红大为减轻，偶头晕，无发热，睡眠正常，耳鸣好转，眼酸困、流泪、口苦好转，鼻咽干燥，舌质淡红，舌苔白，水滑苔，左右寸脉沉，尺脉大。

辨证：阳气不足，虚阳上浮。

处方：潜阳封髓丹。炙甘草10g，黄柏10g，龙骨30g，牡蛎30g，磁石

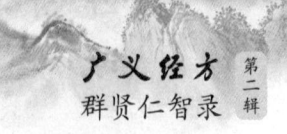

30g，干姜 15g，醋龟甲 15g，砂仁（后下）15g，炮附子（先煎）20g。3 剂，水煎服。

9 月 11 日六诊：药后诸症均减轻，现眼花，鼻干，鼻痂偶带血丝，舌干舌僵，腹部、肢端怕冷，大便偏稀，舌质红，苔黄，脉弦。

辨证：寒热错杂。

处方：乌梅丸。乌梅 15g，细辛 6g，党参 15g，制附子 15g，肉桂 10g，川椒 10g，干姜 10g，黄连 10g，黄柏 10g，当归 10g，炙甘草 6g。3 剂，水煎服。

9 月 15 日，患者特来告知，除最近偶有头晕外，其他均正常，因要出差，故停药。

按：一诊、二诊用柴胡加龙骨牡蛎汤加清利头目的菊花、川芎等，虽然有效，但下午定时发热未见好转，故三诊考虑阳明湿热证，加下颌起痘，更让我确信无疑。但用上药后反而加重，验证了自己辨证有误。这时我才想到了针对阳气不足，虚阳上浮的潜阳封髓丹，没想到效果出奇的好。像这种真寒假热的症状在临床上确实比较棘手，千万不能被热象蒙蔽了，误以为是火热证，临床上真真假假，只有用了药才能得出最后结论，诊治一定要透过现象看到疾病的本质。

（四）增损三黄石膏汤治疗皮肤疮疡

陈某，男，60 岁，2020 年 5 月 30 日初诊。

主诉：全身散在皮肤疮疡 30 余年。

既往史：30 年来全身出现散在性的红疹，大小不等，时轻时重，多年来到处诊治，疗效不佳。听人介绍前来诊治。

现病史：个子中等，形体偏瘦，前胸后背及四肢可见多处红色丘疹，瘙痒难耐，口干，口苦，汗出，怕冷，怕风，穿衣较多，手指关节疼痛，大便干结，小便黄。口唇紫暗，质暗，舌苔黄腻，脉沉弦。

辨证：太阳阳明兼瘀血证。汗出，怕冷，怕风，穿衣较多，手指关节疼，辨证为太阳证；前胸后背及四肢可见多处红色丘疹，脉沉，为阳明火郁证；口干、口苦，大便干，小便黄，舌苔黄腻，为阳明湿热证；口干，口唇紫暗，舌质暗，为瘀血证。

处方：增损三黄石膏汤。黄芩15g，黄连10g，黄柏10g，生石膏30g，淡豆豉10g，栀子10g，麻黄10g，蝉蜕10g，片姜黄10g，僵蚕10g，大黄（后下）10g，川芎10g，荆芥10g，防风10g。3剂，水煎服。每剂药浸泡1小时，大火烧开后，再煎40分钟，每次200ml，分3次服。

6月4日二诊：皮肤红疹，瘙痒减轻，大便干，尿黄好转，现口苦，汗出，怕风，口唇紫暗，舌质红，苔黄，脉沉弦。

辨证：太阳阳明兼瘀血证。

处方：增损三黄石膏汤。黄芩15g，黄连10g，黄柏10g，生石膏30g，淡豆豉10g，栀子10g，麻黄10g，蝉蜕10g，片姜黄10g，僵蚕10g，大黄（后下）10g，川芎10g，荆芥10g，防风10g。3剂，水煎服。煎服法同一诊。

6月12日因牙痛来诊，询问后得知皮肤疮疡痊愈。

按：本患者是一个阳明火郁兼有表证，单纯一味的清热解毒，不去解表，发散火郁，故造成该病常年不愈。本案中麻黄、淡豆豉解表发散火郁，黄连、黄芩、黄柏、生石膏为阳明药物，可针对阳明火毒证，僵蚕、蝉蜕有升降散之意，宣降郁火。此案例看似是一个很复杂的疾病，能在短时间内有如此效果，跟辨证的准确离不开关系。

（五）麻黄加术汤治疗上眼睑重度浮肿

渠某，女，34岁，2020年9月1日初诊。

主诉：双眼睑浮肿1周，加重3天。

现病史：近日其母来家帮忙照看两个孩子，夜间忘记关窗户，第二天晨起发现眼睑浮肿，未曾治疗，近3天加重，听朋友介绍前来就诊。个子中等，面白，两侧上眼睑重度浮肿，眼睑无力抬起，羞于见人，无汗，无发热，怕冷，项僵，口中和，二便正常。苔白，舌质白，左脉浮大，右脉沉弦。

辨证：太阳阳明证。

处方：越婢加术汤。麻黄10g，生石膏30g，甘草6g，白术15g，生姜15g，红枣30g。3剂，水煎服。

9月5日二诊：药后浮肿稍减轻，原计划3剂就会好转，但未达到理想的

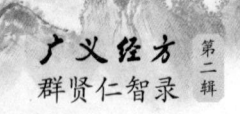

效果。现症见眼睑浮肿，无汗，项僵，二便正常。舌质白，苔白，右脉沉弦，左脉浮大。仔细分析，才发现患者没有阳明证，有的只是太阳表实证而已。遂改方为麻黄加术汤。

辨证：太阳表实证。

处方：麻黄加术汤加味。麻黄15g，桂枝10g，杏仁10g，甘草10g，苍术15g，茯苓15g，荆芥10g，防风10g。2剂，水煎服。嘱服药后喝热粥或是多喝热水，多穿衣服，汗出后剩余药物停服。

电话随访，2剂药已服完，眼睑浮肿彻底好转。

按：邓文斌师父告诫我，临床上切忌经验用方药，经验是一把双刃剑，有好处也有坏处。本案一诊因没有仔细分析，辨证错误，经验性的用了消肿利水的常用方剂越婢加术汤，效果差。原因在于只有太阳表实证，没有阳明证，石膏是阳明药物，自然效果不佳。二诊重新辨证为太阳表实证，没有阳明证，不用含有石膏的越婢汤，改用太阳表实证的麻黄加术汤，方证对应，效果显著。

（六）少腹逐瘀汤合大建中汤治疗腹部硬块胀满

张某，女，48岁，2020年9月4日初诊。

主诉：腹部胀满2年。

现病史：2年来，先后到忻州、太原各大医院名老中医处诊治，均未见好转。平素喜爱打麻将，曾因静脉血栓行手术治疗。这次因儿媳妇在朔州市人民医院生了龙凤胎，照看孩子这段时间，专门出来找医生看看自己的病情，遂来我诊所就诊。面色萎黄，脐下胀满，按压疼痛，脐上脐下跳动，晨起5点脐中会有鸡蛋大小硬块凸起，活动后消失，怕冷，不出汗，嗳气，口中和，手足发凉，睡眠正常，二便正常。舌质白，苔白，舌边齿痕，脉弦。

辨证：太阴寒湿兼气滞证。

处方：大建中汤合附桂理中汤。川椒10g，干姜15g，党参15g，枳实20g，白术15g，甘草10g，制附子15g，桂枝15g，茯苓15g，红枣30g，木香6g。3剂，水煎服。

9月7日二诊：药后脐下胀满，压痛阳性，胃脘压痛，面青黄，经期腹痛，有血块，晨起 5 点脐中有鸡蛋大小硬块凸起，活动后消失，怕冷，不出汗，嗳气，口中和，二便正常，手足发凉，睡眠正常。舌质白，苔黄，脉弦。

辨证：太阴寒湿兼瘀血证。

处方：少腹逐瘀汤合大建中汤。小茴香 15g，炮姜 15g，延胡索 10g，五灵脂 10g，没药 10g，川芎 10g，肉桂 10g，赤芍 10g，川椒 10g，党参 15g，甘草 10g，吴茱萸 10g，红枣 30g。3 剂，水煎服。

9 月 12 日三诊：药后脐下胀满好转，晨起 5 点未再出现脐中硬块，脐下硬块减小为核桃大，舌质白，苔白，脉弦。

辨证：太阴寒湿兼瘀血证。

处方：少腹逐瘀汤合大建中汤。小茴香 15g，炮姜 15g，延胡索 10g，五灵脂 10g，没药 10g，川芎 10g，肉桂 10g，赤芍 10g，川椒 10g，党参 15g，甘草 10g，吴茱萸 10g，红枣 30g。3 剂，水煎服。

9 月 15 日四诊：药后脐下胀满好转，脐下核桃大硬块减小，胃脘、脐下压痛消失，舌质白，苔白，脉弦。患者诉明日回家，要求多开几剂方药带回家。

辨证：太阴寒湿兼瘀血证。

处方：依上方 6 剂善后治疗。

3 个月后随访，一切均正常。

（七）柴胡龙骨牡蛎汤治疗失眠抑郁症

柴胡龙骨牡蛎汤是我临床上常用的经方之一，在我 10 余年的从医生涯中立了不少汗马功劳，可谓是一大功臣。这张方子可以治疗很多复杂疾病，临床上我常用它来治疗头痛、头晕、失眠、抑郁症、心悸、心动过速、三叉神经痛、癫痫、小儿多动症、便秘、脱发、脑梗死、耳鸣、痤疮等，具体的方证组成及辨证运用可以参阅我与邓文斌老师所著的《经方方证探微》，下面分享我最近在临床上成功治疗抑郁症患者的一例医案。

孔某，女，32 岁，2020 年 6 月 18 日初诊。

主诉：失眠 1 年半。

现病史：前年生完二胎后不久，出现心烦，失眠，情绪差，易紧张，由于

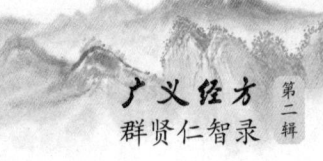

是自己带两个孩子，比较累，晚上不能听到孩子哭，只要被吵醒就整夜无法入睡，之后到朔州市人民医院及山阴县中医精神病医院治疗1年半，诊断为抑郁症。中西药吃了很多却未见好转，目前口服安定（地西泮）治疗。此次偶遇之前在我处成功治愈失眠患者的家属，经介绍遂来就诊。个子中等，面容憔悴，失眠，入睡困难，头晕，容易紧张，说话时爱笑，不像抑郁症患者，出汗多，口苦，口干，不欲饮，晨起为甚，记忆力差，月经周期正常，量少，大便秘结，尿黄，舌质红，苔黄，脉沉弦。

辨证：少阳阳明太阴证。

处方：柴胡龙骨牡蛎汤加味。柴胡20g，龙骨30g，牡蛎30g，党参15g，法半夏15g，黄芩15g，桂枝10g，茯苓15g，大黄10g，磁石30g，炒酸枣仁15g，川芎10g，远志10g，石菖蒲10g，秫米30g，生姜15g，红枣30g。5剂，水煎服。每剂药泡40分钟，大火烧开，小火煎40分钟，分3次服，嘱停服安定。

方义：柴胡龙骨牡蛎汤加远志、石菖蒲，宁心安神，与党参、茯苓组成开心散解郁；加酸枣仁、川芎与茯苓组成半张酸枣仁汤，治疗虚烦不得眠；秫米跟半夏组成半夏秫米汤。若由痰湿重造成的失眠者可以加大半夏剂量至30g。

6月25日二诊：服药前2天不敢停服安定，害怕睡不着，第3天未服安定，睡得很好，故后面几天未服安定，只喝中药。现症见失眠好转，口稍苦，二便正常，舌质红，苔黄，脉弦。上方继服5剂，水煎服。

患者服药1个月后，嘱停药观察。刚停药1天，就感觉入睡有点困难，因害怕遂又来开药，上方加栀子10g，10剂，水煎服。服后睡眠一切正常。又抓了10剂后，嘱患者继续停药观察，若停药后仍有入睡困难做丸药善后。

8月7日五诊：刚停药2天，就觉得睡眠不如之前好，由于害怕睡不着难受，就请我处以丸药。上方5剂做丸药善后，早晚各吃1丸。

8月18日，患者带她母亲过来治疗腿痛，询问情况，睡眠一切正常。

（八）甘草泻心汤合赤豆薏苡仁汤治疗口腔溃疡反复发作

李某，男，50岁，2020年5月6日初诊。

主诉：口腔溃疡反复发作40余年。

现病史：瘦高个子，口腔溃疡反复发作，常年不愈，上部牙龈肿痛，有脓，失眠，腹部怕凉，大便先干后稀。舌尖红，舌苔黄，脉弦滑。

辨证：上热下寒。

处方：甘草泻心汤合赤豆薏苡仁汤。甘草30g，黄连10g，姜半夏15g，黄芩15g，干姜15g，党参15g，防己10g，赤小豆30g，薏苡仁30g，红枣30g。5剂，水煎服。

5月13日二诊：药后口腔溃疡、牙龈肿痛有脓好转，晨起三四点易醒，腹部怕凉，大便稀，舌质红，舌苔黄，脉弦滑。上方半夏加到30g，黄连减为6g，继服。

处方：甘草30g，黄连6g，姜半夏30g，黄芩15g，干姜15g，党参15g，防己10g，赤小豆30g，薏苡仁30g，红枣30g。5剂，水煎服。

药后诸症好转，停药。

（九）甘露饮合封髓丹治疗口腔溃疡

王某，男，45岁，2020年10月10日初诊。

主诉：口腔溃疡5年。

现病史：5年来口腔溃疡反复发作，常年不愈，平素发作时服下火消炎类药物，经人介绍前来就诊。面色青黄，下唇内有口腔溃疡2处，伴疼痛，口腔溃疡周围发红，唇干，口苦，口干，喜热饮，痰多，神疲乏力。容易感冒，小便黄，大便偏稀，腹部怕凉，眠差，眼涩，眼痒，汗出多，下肢发凉，舌质淡红，苔白，舌边剥脱，脉弦滑。

辨证：上热下寒。面色青黄，口腔溃疡，唇干，口苦，口干，喜热饮，小便黄，眼涩，眼痒，脉滑，辨证为阳明湿热证；痰多，神疲乏力，容易感冒，大便偏稀，腹部怕凉，眠差，汗出多，下肢发凉，舌质淡红，苔白，舌边剥脱，脉弦，辨证为太阴痰湿水饮兼气虚证。

处方：甘草泻心汤合赤豆薏苡仁汤。甘草30g，黄连10g，黄芩15g，干姜15g，人参10g，姜半夏15g，红枣30g，赤小豆30g，薏苡仁30g，防己10g，桔梗15g。3剂，水煎服。

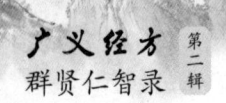

10月13日二诊：口腔溃疡，腹部怕凉较前减轻，但仍唇干、唇暗、口干、喜热饮、痰多、容易感冒、口苦、小便黄、大便偏稀、眠差、眼涩、眼痒、汗出多、下肢发凉、神疲乏力。舌质白，苔白，脉沉弦。

辨证：阳明火热伤津证。

处方：甘露饮合封髓丹。熟地黄30g，生地黄30g，茵陈15g，黄芩10g，枳壳10g，枇杷叶10g，石斛15g，甘草30g，麦冬15g，天冬10g，黄柏10g，砂仁（后下）15g。3剂，水煎服。

药后，电话随访，已痊愈。

（十）五虎二陈汤治疗小儿咳喘

张某，男，1岁，2017年7月8日初诊。

主诉：咳嗽、咳喘1周，加重2天。

现病史：患儿3天前由爷爷抱来就诊，进门就听到患儿呼吸急促，嘱其带患儿去医院就诊。因其家境困难，患儿也不愿服中药，便处以小儿咳喘灵、头孢克洛颗粒口服药治疗，并嘱3天后若无效则立马前来就诊。现症见咳嗽、咳喘，流黄涕，汗出，肺部可明显听到湿啰音，精神差，舌苔黄，脉浮数。

辨证：太阳阳明证。

处方：五虎二陈汤加鱼腥草、百部、桔梗。麻黄10g，杏仁10g，炙甘草10g，生石膏30g，陈皮15g，姜半夏10g，茯苓15g，百部10g，鱼腥草10g，桔梗10g。3剂，每剂药浸泡40分钟，大火烧开后，小火再煎30分钟，每剂药分4次服完。

嘱2天后复诊，观察疗效，若效果不好，准备随时建议他住院治疗。

7月10日，患儿由爷爷抱来，见咳喘大为好转，精神好转，嘱患儿继续服药，服完后还需要进一步善后治疗。服完药后，患儿未再来，随访听说其父母回来后带去医院检查后一切正常，因给患儿喂药困难遂来再就诊。

按：五虎二陈汤就是麻杏石甘汤加二陈汤。麻杏石甘汤针对咳嗽，咳喘，流黄涕，汗出，舌苔黄，脉浮数等太阳阳明证；二陈汤化痰除湿，加桔梗、百部、鱼腥草更能化痰平喘。临床上小儿的病情传变迅速，对此急症，需要临床医生根据经验及主症，正确辨证，及时治疗。

二、喻凤鸣医案

喻凤鸣，男，毕业于大同市第二卫生学校，中西医执业医师。师承山西省中医院胡兰贵教授及新九针泰斗祁越教授，后拜师广义经方创始人邓文斌，擅长运用经方、六经辨证等理论诊治各种疑难杂症，将所学运用于临床。他从事中医内科、妇科、儿科、皮肤科多年，擅治感冒、咳嗽、哮喘、月经不调、乳腺增生、更年期综合征、妇科炎症、失眠、皮肤瘙痒、湿疹、皮炎、糖尿病、高血压、肿瘤等慢性疾病及其他疑难杂症。擅用针灸埋线法治疗颈、肩、腰腿疼痛及过敏性鼻炎。

（一）麻黄加术汤治疗小儿高热

刘某，女，5岁，2020年8月30日初诊。

现病史：电话询问其母，得知患儿已高热2天，一直服用布洛芬，24小时内已经服用过4次布洛芬。患儿昨晚体温最高时为40.5℃，口服布洛芬予以退热，2～3小时后再次发热。精神状态尚可，口不干，食欲减退，无咳嗽，无流鼻涕，前额微出汗（就诊前30分钟服用布洛芬）手心热，咽喉无红肿，大便2日未行，触摸腹部稍胀满。舌苔白腻，脉浮滑。

辨证：太阳表实夹太阴寒湿证。

处方：麻黄汤加苍术。麻黄10g，桂枝10g，杏仁15g，炙甘草10g，炒苍术10g。1剂，水煎服。

麻黄先煎5分钟去水留渣，然后把余药加入再加水煎30分钟，熬取400ml分成4次服用。嘱服药1小时后观察体温，若下降至37.2℃即可停服，再过30分钟量体温，若体温超过37.2℃就继续服用中药。禁忌：清淡饮食，最好喝米汤。

晚上8点其母微信告知中药大概还有150ml，下午到现在已经服用3次，但因孩子不配合服药，体温升至38.6℃，其母担心孩子晚上又高热40℃，询问是否需要配合服用清开灵口服液。嘱只服用中药，别的成药一律不用，把剩下的中药给孩子一次服完。晨起6点患儿体温37.6℃，嘱前来复诊。

8月31日二诊：精神可，口不干，食欲减退，无咳嗽，无流鼻涕，前额

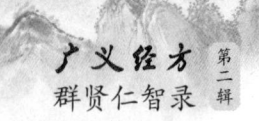

微出汗,手心潮热大便仍未行,腹痛拒按,舌苔薄黄,脉浮滑。

辨证:三阳并病。

处方:麻黄汤合柴胡桂枝加石膏汤。柴胡20g,法半夏10g,党参10g,炙甘草10g,黄芩10g,生姜15g,红枣10g,麻黄10g,生石膏30g,杏仁10g,桂枝10g,白芍10g。2剂,水煎服。

麻黄先煎5分钟去水留渣,然后把余药加入再加水浸泡30分钟,水开后熬30分钟,倒掉药渣,继续开火将药汁浓缩5~10分钟,熬取400ml,分成3次服用。嘱服药1小时后观察患儿体温,体温下降至37.2℃即可停服。再过半小时量体温,如果体温超过37.2℃就继续服用中药。如果喝完第1剂药体温下降,剩余剂量就去掉麻黄熬。禁忌:清淡饮食,最好喝米汤。

下午1点患儿体温38.4℃,询问是否配西药退热,嘱继服中药一次,不服用西药退热。下午3点体温降至37.5℃,大便解,出汗较昨日多,食欲可,中午吃了主食。再服药1剂体温降至正常,担心患儿反复,其母把第2剂也熬好备用。

9月1日患儿体温已经完全正常,观察舌苔仍白,乃太阴脾虚,以外台茯苓饮善后。

按:一诊没有退热,考虑是因患儿哭闹不配合服用,服用量少而未完全奏效。麻黄加术汤尤善于治疗外感,麻黄汤证见舌苔厚腻,身体沉重疼痛者。二诊食欲不佳,外邪热客于阳明、少阳,故在太阳的基础上加以阳明少阳的柴胡桂枝汤合麻杏石甘汤,治之乃愈。

(二)麻黄加术汤治疗小儿发热

焦某,男,28月龄,2020年8月31日初诊。

现病史:患儿午觉后发热,体温37.6℃,随爷爷奶奶前来就诊。精神稍差,不出汗,手足凉,无咳嗽,无流鼻涕,饮食正常,咽红,今日未解大便,小便正常,唇红,舌苔白腻,脉浮滑数。

辨证:太阳表实证夹胃中寒湿。

处方:麻黄加术汤。麻黄10g,杏仁10g,桂枝12g,炙甘草10g,苍术10g。1剂,水煎服。麻黄先煎5分钟,去水留渣,然后把余药加入再加水煎

30分钟，熬取350ml左右分成4次服用。嘱服药1小时后观察患儿体温，体温下降至37.2℃就停服，再过半小时量体温，发现体温超过37.2℃就继续服用。禁忌：清淡饮食。

晚上8点半患儿体温38.6℃，现已服药1小时，未发汗，嘱继续服药1次，盖被发汗。半小时后如果体温持续升高可以配合西药退热，亦可物理降温。

患儿服用第2次药以后吐了一点，然后行大便，体温随之下降，凌晨1点多体温下降至37℃。次日晨起体温36.4℃，正常，嘱停服复诊。昨日见咽红，今日观察咽喉仍有红点，无发热，精神可，舌苔薄黄，脉滑数。

辨证：少阳枢机不利兼阳明郁火。

处方：小柴胡汤合排脓汤及散加减。柴胡15g，法半夏10g，党参10g，黄芩10g，生姜10g，红枣10g，金银花10g，桔梗10g，炒枳壳15g，生甘草6g。1剂。冷水浸泡30分钟，水开后熬30分钟，倒掉药渣，药汁浓缩5~10分钟，熬取500ml分成4次服用。

微信回访，患儿已愈。

按：感叹麻黄汤真是一首无可替代的解热良方，对于外感发热尤甚。焦某感冒发热，手足凉、无汗、脉浮滑数，典型的麻黄汤证，服药第2次汗出热退而愈。

（三）大黄牡丹汤合薏苡附子败酱散治疗急性阑尾炎

陈某，男，40岁，2020年11月19日初诊。

现病史：今晨4点腹痛，里急后重，恶心呕吐，口干口苦，早上7点电话问诊，嘱其先服小柴胡颗粒2袋，诺氟沙星胶囊4颗，不适随诊。下午2点电话告知因腹痛难忍，遂去医院彩超检查，示阑尾炎，建议住院治疗，患者因无人照顾，询问是否可以输液治疗。现症见腹痛，面容痛苦，不恶心呕吐，口干，口不苦，恶寒，体温正常。无食欲，唇紫，舌苔黄腻，脉滑数。

辨证：阳明郁热。

处方：大黄牡丹汤合薏苡附子败酱散加大血藤、蒲公英。大黄（后下）10g，牡丹皮20g，桃仁15g，冬瓜子30g，败酱草30g，芒硝（冲）10g，制附子10g，薏苡仁40g，大血藤30g，蒲公英30g。2剂，水煎服。大火煎40分钟，

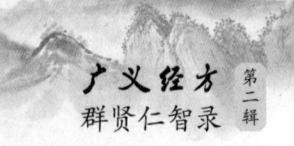

顿服。今日务必服用一剂，如果腹痛加重行手术治疗。

11月20日二诊：患者自诉腹痛好了80%，不怎么难受了，再开2剂巩固。

11月23日三诊：患者自诉服用完一诊的2剂，就基本不疼了，一共喝了3剂，就彻底不疼了。嘱其服用完后行彩超复查。

（四）麻黄连翘赤小豆汤合脱敏煎加减治疗急性荨麻疹

杨某，女，40岁，2020年9月3日初诊。

现病史：患者于3天前误食刺激性食物后诱发荨麻疹，自行服用氯雷他定无效后就诊。全身皮肤红肿，痒甚，尤以腰部最为厉害，口干，无汗，口不苦，丘疹处触之发热，自觉身上发热，量体温正常，食欲不振，二便正常，舌苔腻，舌边有齿痕。

辨证：阳明太阴证。

处方：麻黄连翘赤小豆汤合脱敏煎加减。麻黄15g，连翘30g，赤小豆50g，桑白皮20g，杏仁15g，生姜10g，炙甘草10g，红枣10g，乌梅15g，防风10g，银柴胡15g，五味子15g，苦参10g，当归15g，浙贝母15g，薏苡仁50g。6剂，水煎服。麻黄先煎5分钟，去水留渣和其他药再熬40分钟，分成3次服用，每日3次，每次200ml。

9月27日二诊：感冒发热，自行服用3次感冒灵颗粒进行退热，现在仍头痛，体温37.8℃，不出汗，全身关节酸疼，怕冷，咽喉难受，晚上9点电话询问是否能服用感冒灵颗粒，我建议服用中药治疗，遂前往诊所治疗，舌苔白，舌边有齿痕。

辨证：太阳表实证。

处方：麻黄汤。麻黄30g，桂枝尖20g，杏仁15g，炙甘草10g。1剂，水煎服。麻黄先煎5分钟，去水留渣，然后和剩下的药再熬30分钟，分成3次服用，每日3次，每次200ml。

当晚11时服药1次后入睡，次日凌晨2点，自觉身上难受，遂起床再服药1次，5点左右汗出，自觉身上清爽，上午9点把第3次药物服完，现在口有些苦，别无不适，嘱服小柴胡颗粒第1次6袋、第2次4袋，服用1天。

9月29日微信回访无任何不适，问及荨麻疹情况，服6剂后痊愈，服药期间未服用抗过敏的药物。

（五）麻黄连翘赤小豆汤加减治疗荨麻疹伴甲减

段某，女，27岁，2020年5月29日初诊。

现病史：荨麻疹8年，自行口服抗过敏药物治疗，今日加重，遂来就诊。晨晚加重，冬季尤其严重，汗少，自觉身热，手心热，风疹呈红色，皮肤发热，口干欲饮，饮能解渴，口不苦，晨起颈部憋胀，纳可，睡眠可，大便每日2行，大便干，小便正常，月经正常。舌红苔薄黄，脉沉弦滑。3个月前因为促甲状腺激素0.23mU/L，甲状腺过氧化物酶抗体430U/ml，终止妊娠。

辨证：阳明太阴合病。

处方：麻黄连翘赤小豆汤合脱敏煎加天花粉、知母。麻黄12g，连翘15g，赤小豆30g，桑白皮12g，杏仁10g，生姜10g，甘草6g，红枣10g，乌梅15g，防风10g，五味子15g，银柴胡15g，知母12g，天花粉15g。6剂，冷水浸泡半小时，煎40分钟，分成3次服用，每日3次，每次200ml，嘱服用中药期间停止服用西药。

6月6日二诊：服上方3天，荨麻疹基本消退，颈部憋胀感减轻，睡眠可，纳可，手心热，大便正常，舌苔薄黄，脉沉弦滑。上方加连翘至30g继服6剂。

6月17日三诊：回老家受凉，吃豆制品导致风疹加重，口不干，甲状腺无任何不适感，自觉身上潮热瘙痒，风疹呈红色，脉沉弦滑。

辨证：太阳太阴合病。

处方：麻杏薏甘汤合脱敏煎加荆芥。麻黄10g，杏仁15g，薏苡仁30g，甘草10g，乌梅15g，银柴胡15g，五味子15g，防风（后下）10g，荆芥（后下）10g。6剂，冷水浸泡半小时，煎40分钟，分成3次服用，每日3次，每次200ml。

6月24日四诊：服上方头晕、恶心，风疹较前好转，下半身严重，口干口苦，咽喉干，纳少，睡眠可，舌苔薄黄，舌质暗，大便每日1~2行，脉沉弦滑。

辨证：少阳太阴合病。

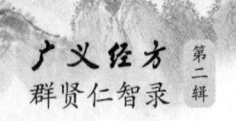

处方：小柴胡汤合脱敏煎。柴胡15g，法半夏10g，党参10g，甘草10g，黄芩10g，生姜10g，红枣10g，乌梅15g，防风10g，五味子15g，银柴胡15g，荆芥10g。6剂。冷水浸泡30分钟，煎40分钟，分成3次服用，每日3次，每次200ml。

6月30日五诊：风疹明显好转，纳少，睡眠可，脉沉弦。处方同上，继服6剂。

7月6日六诊：服上方风疹稍起，下半身为主，色红，口不干，口苦，纳差，大便2日1行，颈部咽喉无不适感，舌苔薄黄，出汗少，脉弦滑。

辨证：阳明太阴合病。

处方：消风散加减。羌活6g，防风6g，荆芥6g，川芎10g，厚朴10g，党参12g，茯苓10g，陈皮10g，甘草6g，炒僵蚕10g，蝉蜕10g，藿香10g，乌梅12g，五味子12g。6剂。冷水浸泡30分钟，煎40分钟，分成3次服用，每日3次，每次200ml。

7月12日七诊：医院检查促甲状腺激素0.98mU/L，甲状腺过氧化物酶抗体130.6U/ml。服上方风疹未再复发，纳可，做梦多，大便2日1行，咽喉无不适感，舌苔白，脉沉弦滑。

辨证：阳明太阴合病。

处方：清暑益气汤合脱敏煎。党参10g，甘草10g，黄芪15g，当归10g，麦冬10g，五味子15g，青皮10g，陈皮10g，神曲10g，黄柏10g，葛根15g，苍术10g，白术10g，升麻12g，泽泻10g，防风10g，银柴胡15g，乌梅15g。6剂。冷水浸泡30分钟，煎40分钟，分成3次服用，每日3次，每次200ml。

7月17日八诊：症状同前，守方14剂，回老家巩固。

8月31日微信回访风疹没有再起，偶尔脖子处会有红的印子，但不会起风疹团。8月24日复诊，咽喉和颈部没有明显不适，自觉身上有时发热，口干，予以白虎人参汤加银柴胡、胡黄连治之。

（六）胃苓汤治疗腹泻

张某，女，17岁，学生，经朋友介绍前来就诊。

现病史：自诉腹泻10余天，口服药物（具体药物不详），静脉滴注3天未改善。腹泻，严重时每天 7～8 次，少则 3～4 次，无腹痛，食欲不佳，恶心，大便稀如水泻，腹部不适，食油腻后加重，影响学习，舌苔白，舌边有齿痕，脉沉。

辨证：太阴寒湿水饮。

处方：胃苓汤加减。苍术 15g，陈皮 20g，厚朴 15g，炙甘草 10g，茯苓 30g，猪苓 20g，泽泻 15g，炒白术 20g，桂枝 20g，生姜 20g，红枣 10g。5 剂，水煎服。煎 40 分钟，分成 3 次服用，每日 3 次，每次 200ml。

服药期间其母微信随时询问，今日告知腹泻已好，遂嘱咐其清淡饮食。

（七）疏风清热汤合排脓汤加减治疗疱疹

邓某，男，3 岁，2020 年 10 月 24 日初诊。

现病史：高热 1 天，体温 38.4℃，精神状态好，咽喉壁有疱疹，上颚明显，手足无疱疹，不能吃东西，自觉疼痛，无汗出，大便干，小便黄，舌苔黄腻，脉弦滑数。

辨证：少阳阳明火郁。

处方：小柴胡加石膏汤合排脓汤加减。柴胡 15g，法半夏 10g，党参 10g，甘草 10g，黄芩 10g，生姜 10g，红枣 10g，生石膏 30g，金银花 12g，连翘 15g，桔梗 10g，炒枳壳 15g。2 剂，水煎服。泡 40 分钟，煎 30 分钟，浓缩 5 分钟，分成 3 次服用，每次 100ml。

10 月 26 日二诊：体温已经降至正常，但手足均出现疱疹，满口疱疹，不能食，哭闹，舌苔黄腻，脉滑数。嘱停剩余的中药。

辨证：太阳阳明火郁。

处方：疏风清热汤合排脓汤加减。蝉蜕 10g，片姜黄 10g，炒僵蚕 10g，玄参 10g，大黄（后下）10g，桔梗 10g，炒枳壳 15g，甘草 10g，金银花 20g，连翘 30g，板蓝根 30g。3 剂，水煎服。泡 40 分钟，煎 30 分钟，分成 3 次服用，每次 100ml。另金银花 15g，连翘 15g，板蓝根 30g，苍术 10g，黄柏 10g，牛膝 10g，生薏苡仁 40g。3 剂，水煎漱口。

10 月 29 日三诊：服上方 3 剂后，手足疱疹明显消退，口腔疱疹亦消退十之七八，守上方 3 剂内服。随访痊愈。

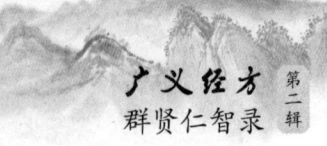

（八）柴胡类方治疗失眠胸闷

郝某，女，61岁，2020年9月28日初诊。

现病史：患者口干，咽干，胸闷2年，多家医院治疗无果，经人介绍前来就诊。口干，咽干，胸闷，汗多，睡眠较差，心烦失眠，头痛，头闷，心悸，自行服感冒药20余年，每晚不吃感冒药就难以入睡，无口苦，食欲尚可，舌苔薄黄，脉沉弦稍滑。素有高血压，高血糖，高血脂病史。服药物以降血压，降血糖，降血脂，同时还服用治疗心脏的药物。

辨证：少阴阳明合病。

处方：八味解郁汤加减。柴胡15g，枳壳20g，甘草10g，白芍15g，天花粉20g，麦冬30g，厚朴15g，法半夏10g，紫苏叶15g，茯苓15g，杏仁15g，知母12g。3剂，水煎服。浸泡30分钟，熬40分钟，汤汁浓缩5分钟后分成3次服用，每日3次。

9月30日二诊：服上方后口干稍减，咽喉仍不适，口苦，大便稍稀，舌淡苔白，脉沉弦。

辨证：阳明少阳太阴证。

处方：柴胡桂枝干姜汤合麦门冬汤、半夏厚朴汤加减。柴胡15g，桂枝10g，干姜10g，黄芩12g，天花粉15g，生牡蛎15g，麦冬35g，法半夏7g，甘草10g，知母15g，红枣10g，厚朴15g，紫苏叶15g，茯苓15g，粳米10g。3剂，水煎服。浸泡30分钟，煎40分钟，汤汁浓缩5分钟后分成3次服用，每日3次。

10月3日三诊：服上方口干明显减轻，咽喉仍不适，睡眠较差，心烦，食欲可，舌苔白，脉沉弦。嘱其只吃降血压、降血糖的药物，停其他药物。

辨证：少阳阳明太阴证。

处方：柴胡龙骨牡蛎汤合麦门冬汤、栀子豉汤加减。柴胡15g，生龙骨15g，生牡蛎15g，北沙参15g，甘草10g，法半夏7g，黄芩10g，生姜10g，红枣10g，桂枝12g，茯苓15g，大黄6g，栀子20g，淡豆豉20g，知母15g，麦冬35g，厚朴12g，紫苏叶10g，粳米10g。3剂，水煎服。浸泡30分钟，熬40分钟，汤汁浓缩5分钟后分成3次服用，每日3次。

10月7日四诊：服上方，停感冒药后头痛未发作，睡眠可，口干、咽干缓解，守上方3剂加百合10g。

10月10日五诊：诸症大减，嘱继服5剂。电话随访，已愈。

（九）小柴胡汤加减治疗高热

郎某，男，7岁，2020年9月12日初诊。

现病史：患儿于昨晚高热，体温最高39.4℃，自行服用布洛芬、小儿氨酚黄那敏颗粒，今晨就诊。体温37.6℃，手心热，不出汗，食欲欠佳，口干，咽喉红肿痛有脓点，大便正常，舌苔薄黄，脉弦滑数。

辨证：少阳阳明火郁。

处方：小柴胡加石膏汤合排脓汤加减。柴胡20g，法半夏10g，党参10g，炙甘草10g，黄芩10g，生姜15g，红枣10g，生石膏30g，桔梗10g，炒枳壳15g，金银花10g，连翘20g。2剂，水煎服。冷水泡30分钟，煎30分钟，然后把中药渣倒掉，药汁浓缩5～10分钟，煎至400ml。分成3次服用。嘱服药一个半小时后测体温，如果体温仍然有37.2℃，则继续服用1次中药，体温在37℃以下就4小时服用1次。后微信回访，已愈。

（十）麻杏石甘汤合《千金》苇茎汤治疗高热

段某，男，7岁，2020年9月13日初诊。

现病史：患儿高热、咳嗽3天，曾服用抗生素及止咳药，效果不明显，路过我诊所就诊。咳嗽急迫，无汗，体温38.4℃，口干，咳嗽有痰，痰多色黄，大便干，咽喉无红肿，舌苔厚腻，脉浮滑数。

辨证：太阳阳明证。

处方：麻杏石甘汤合《千金》苇茎汤。麻黄10g，杏仁15g，生石膏40g，甘草10g，冬瓜子15g，芦根30g，桃仁10g。2剂，水煎服。麻黄先煎5分钟去上沫，然后加药再煎30分钟，煎出400ml左右，分成3次服用。嘱服药1小时后测患儿体温，如果体温仍然有37.2℃继续服用1次中药，30分钟内随时监测体温，如果体温在37℃以下就4小时服用1次。

当日服药30分钟汗出，热减。9月14日体温正常，咳嗽大减，嘱第2剂

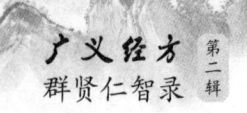

药分成4次服用。

（十一）麻黄加术汤治疗高热

陈某，男，9岁，2020年9月15日初诊。

现病史：患儿于今天早上高热39.3℃，自行服用布洛芬，3个小时后体温又持续升高，下午2点其父带其就诊。高热，无汗，精神尚可，食欲稍减，身上烘热，咽喉无异常，大便未行，舌苔白，稍腻，脉浮滑数。

辨证：太阳表实太阴证。

处方：麻黄加术汤。麻黄10g，桂枝12g，杏仁15g，炙甘草10g，炒苍术10g。2剂，水煎服。麻黄先煎5分钟去上沫，然后加药再煎30分钟，煎出500ml左右，分成3次服用。嘱服药1小时后测患儿体温，如果体温仍然有37.2℃继续服用1次中药，30分钟内随时监测体温，如果体温在37℃以下就4小时服用1次。

当日反馈：患儿服药后即吐，嘱再喂1次中药，可以少量多次，在10分钟左右喝完即可。因患儿服药发热，遂没有让孩子盖被子睡觉。下午6点，体温38.6℃，脐周痛，服药已过2个小时，嘱再服1次，第2剂中药继续煎好备用。晚10点体温39.3℃，腹痛，嘱用开塞露通便，再服1次中药，盖被捂汗。次日清晨患儿体温37.4℃，早晨继服中药1次，下午体温36.4℃，舌苔薄黄，脉浮数。为防止再次发热，投小柴胡加石膏汤1剂。

处方：柴胡15g，法半夏10g，党参10g，炙甘草6g，黄芩10g，生姜15g，红枣10g，生石膏15g。1剂，水煎服。

（十二）小柴胡合吴茱萸汤治疗头痛

张某，女，湖南人，2021年2月26日微信初诊。

主诉：头痛，前2天天冷着凉后头痛，头重，头顶闷痛，食欲不振，两胁不适，口干，稍苦，欲吐，汗出正常，不怕冷，二便正常，舌苔白。

辨证：少阳阳明证。

处方：小柴胡合吴茱萸汤。柴胡12g，法半夏10g，党参10g，黄芩10g，炙甘草6g，生姜10g，红枣10g，吴茱萸6g。2剂，水煎服。

次日回访，服药第1剂后头痛止。诉药太苦，头痛已止，不想再服，遂同意其停药。

按：患者头痛，前2天着凉说明是有表证，现症头痛，头重，食欲不振，两胁不适，口干，稍苦，属于典型的少阳证。《伤寒论·辨太阳病脉证并治》："伤寒五六日，中风，往来寒热，胸胁苦满，默默不欲饮食，心烦喜呕，或胸中烦不呕，或渴，或腹中痛，或胁下痞硬，或心下悸。小便不利，或不渴、身有微热，或咳者，小柴胡汤主之。"《伤寒论·辨阳明病脉证并治》："食谷欲吐，属阳明也，吴茱萸汤主之。"此患者为典型的少阳阳明证，服上方1剂头痛止。

（十三）经方治疗男科疾病

王某，男，48岁，办公室工作人员，2018年6月13日初诊。

现病史：体质中等偏胖，早泄半年，腰困重，头闷，自汗出，活动后汗多，乏力，怕冷，口不干，不苦，食欲正常，睡觉不好，大便黏腻不成形，粘马桶。舌苔白，舌质暗，舌边有齿痕。左脉寸沉迟，关尺沉细缓，右脉沉缓。

辨证：太阳表虚太阴脾虚湿盛证。自汗活动后加重，属太阳表虚；腰困，大便稀，舌边有齿痕，脉沉缓，属太阴脾虚湿盛。

处方：桂枝加附子汤合理中汤加腰四味加减。桂枝15g、炒白芍15g、生姜10g、红枣10g、炙甘草6g、制附子10g、党参12g、炒白术30g、泽泻15g、杜仲15g、狗脊30g、怀牛膝15g。上方5剂，制附子、生姜、炙甘草先煎30分钟，余药加入再煎40分钟，每日3次，每次服用180ml。

6月19日二诊：患者直言，吃完上方，未见效果，还是早泄。腰困好转，睡眠质量好转，大便黏腻不成形，粘马桶，自汗如前，食欲正常，口不干不苦，舌苔白，舌质暗，左手寸部沉迟，关、尺部沉缓，右脉沉细。

辨证：少阴太阴证。思之一诊不奏效，自汗，活动后加重乃气虚不能固摄卫气，生姜发散作用强，头闷，腰困，下利，乃寒湿困于太阴少阴，阳气不能被遏制，无法推动津液运行出现的少阴太阴，水气内停证。头眩，振振欲擗地者。

033

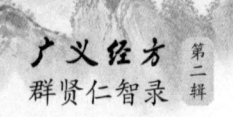

处方：真武汤合理中汤加腰四味。制附子20g，炙甘草10g，党参20g，炒白术30g，茯苓40g，干姜10g，桂枝30g，杜仲15g，狗脊30g，泽泻20g，牛膝15g。5剂，制附子、炙甘草、干姜先煎40分钟，余药再加入煎40分钟，每日1剂，早中晚3次服用，每次180ml。

6月24日三诊：患者大喜，早泄明显好转，腰困减轻大半，但仍怕风，头闷，精神状态改善，睡觉踏实，腰还是有点怕冷，大便成形，稍黏腻，舌苔白，有水滑苔，右脉寸沉，关滑，尺沉，左脉寸关沉，尺沉细。

辨证：太阴少阴证。二诊辨证准确，三诊见水滑苔还是有太阴水湿。

处方：《千金》附子汤合理中汤加减。制附子30g，炙甘草15g，党参20g，炒白术30g，茯苓40g，干姜15g，桂枝30g，杜仲15g，泽泻30g，狗脊30g，菟丝子15g。5剂。

6月30日四诊：患者自觉无不适，嘱其在生活中注意调护。

（十四）理中汤合大建中汤、吴茱萸汤治疗胃疼

李某，男，2021年3月8日初诊。

现病史：主诉胃痛1年，1年来药物治疗时好时坏，今日胃痛难忍，口服药物难以控制，遂寻求中医诊治。现症见胃痛，口干，口苦，胃脘自觉冷，食欲不振，胃灼热反酸，大便稀，每日2次，有排便不尽感，舌苔白腻，脉沉弦紧。

辨证：少阳少阴太阴证。

处方：黄连汤合外台茯苓饮加减。黄连10g，干姜12g，法半夏10g，党参10g，炙甘草10g，肉桂10g，炒白术15g，红枣10g，茯苓15g，陈皮15g，瓦楞子15g，海螵蛸30g。7剂，水煎服。上药浸泡40分钟，煎40分钟，去渣再煎10分钟，分3次服用，每日3次。

3月17日二诊：服上方疼痛依旧，大便稀，舌苔白腻，脉沉弦紧。

辨证：太阴少阴并病胃痛。

处方：理中汤合大建中汤合吴茱萸汤加减。党参30g，炙甘草30g，炒白术30g，干姜30g，川椒10g，饴糖15g，桂枝15g，茯苓30g，小茴香10g，延胡索15g，吴茱萸6g。7剂，水煎服。上药浸泡1小时，煎40分钟，分3

次服用，每日3次。

3月26日三诊：服上方胃痛明显减轻，偶疼痛，但大便仍偏稀，口干、口苦减轻。舌苔白，脉沉弦紧。上方加高良姜15g，吴茱萸加至8g。7剂，水煎服，服法同前。

4月2日四诊：自诉服药已不再疼痛，口干、口苦减轻，食欲尚可，大便尚成形，舌苔白，脉沉弦稍紧。上方不变，再进14剂。

4月20日五诊：自诉诸症明显好转，遂将上方3剂打粉，以饴糖水冲服。

电话随访未再腹痛，大便成形。

（十五）仙方活命饮合大黄黄连泻心汤治疗痤疮

卫某，女，30岁，2021年4月1日初诊。

现病史：颜面粉刺痤疮疼痛，暗红肿数月，粉刺硬肿，口服药物效果不明显，经人介绍前来就诊。前胸后背皆见，尤以后背及腰部严重，心烦失眠，月经量少色黑，大便正常，舌苔薄黄，舌尖红，脉弦滑数。

辨证：阳明火郁证。

处方：仙方活命饮合大黄黄连泻心汤加减。金银花15g，防风10g，白芷20g，当归15g，甘草10g，白芍15g，陈皮15g，皂角刺60g，大黄6g，黄连10g，黄芩10g，黄柏10g，赤小豆60g，薏苡仁30g。7剂，水煎服。每日3次，每次180ml。

4月9日二诊：服上方后粉刺明显减少，颜面基本消平，疼痛已减轻大半，上方加重皂角刺至100g，7剂。

4月16日三诊：诉这次月经颜色较之前红，量也增多，颜面粉刺基本消失，腰部仍有少许几个，遂将上方剂量减少。

处方：金银花10g，防风10g，白芷20g，当归15g，甘草10g，白芍15g，陈皮15g，皂角刺30g，大黄3g，黄连6g，黄芩6g，黄柏6g，赤小豆30g，薏苡仁30g。7剂。

5月3日前来调理备孕，粉刺已愈。

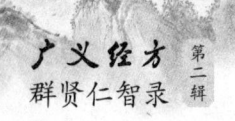

三、刘丹医案

刘丹，男，河南息县人，毕业于北京中医药大学，中医执业医师，经方杰出传承人。遵义经方学堂创办人，现任遵义经方医药研究所所长，中国中医药促进会经方分会常务理事，全国著名经方大师王付教授学术传承人，禅门医学龟山派闪电针法传承人。

（一）四逆散、小柴胡汤合桂枝茯苓丸加减治疗乳腺癌术后诸症

陈某，女，64岁，遵义市人。

现病史：在医院行乳腺癌手术，乳房疼痛。失眠，睡后易惊醒，胸部有结节且疼痛固定不移，用手触摸乳房部位硬痛，便溏，疑心重，心情不畅，手脚冰凉，怕冷，舌暗红苔薄，寸脉沉弱，关尺脉弦细略紧。

辨证：少阳胆热气郁兼瘀血证。

处方：四逆散、小柴胡汤合桂枝茯苓丸加减。柴胡24g，黄芩10g，红参10g，生半夏12g，炙甘草10g，生姜10g，红枣12枚，白芍12g，枳实12g，桂枝12g，牡丹皮12g，赤芍12g，桃仁12g，茯苓12g，薤白24g，海藻24g，龙骨30g，牡蛎30g，炒橘核30g，川芎12g，延胡索20g。7剂，每日1剂，水煎2次合并，分3服。

二诊：乳房疼痛减轻，继服7剂。

三诊：乳房部位开始软化，疼痛基本消除。加白芍至45g。

四诊：睡眠好转，大便正常。加苍术15g。

五诊：加鸡血藤10g，老鹳草10g。

六诊：手脚开始转温。

前后共治疗半年，诸症消除。随访半年，一切尚好。

按：根据失眠、睡后易惊醒，胸部有结节且疼痛，用手触摸乳房部位硬痛，辨为少阳胆热气郁证，用小柴胡汤疏清胆热、调气机、益正气；根据便溏，疑心重，心情不畅，手脚冰凉，怕冷，辨为肝郁气滞证，用四逆散疏肝解郁；根据胸部有结节且疼痛固定不移，舌暗红，辨为瘀血证，用桂枝茯苓丸活血化瘀。龙骨、牡蛎重镇安神、软坚散结，薤白通阳散结理气，海藻利水

消肿,延胡索、川芎行气止痛,炒橘核行气散结止痛,方药相互为用,以建其功。

(二)经方辨治慢性萎缩性胃炎

任某,女,52岁。

现病史:经医院诊断为慢性萎缩性胃炎兼十二指肠霜斑样溃疡,近因病症加重前来诊治。胃脘胀满疼痛,不能吃硬物,以流食为主,困倦乏力,面色不荣,形体消瘦,血压偏高,头部胀痛,舌红,苔黄腻,脉细弱。

辨证:脾胃湿热夹虚证。

处方:半夏泻心汤加味。黄连15g,黄芩15g,生半夏12g,红参10g,干姜10g,红枣12枚,炙甘草10g,藜芦2g,木香24g,五灵脂10g,桂枝10g,白芍30g,龙骨24g,牡蛎24g。7剂,每日1剂,水煎2次合并,分3服。

二诊:胃脘胀满疼痛稍缓解,吃东西略有好转,自感有劲,继服7剂。

三诊:诸症明显好转,继服前方治疗半年,经医院检查没有任何钙化点,诸症消除。

随访1年,一切尚好。

按:根据胃脘胀满疼痛,不能吃硬物,以流食为主,困倦乏力,面色不荣,形体消瘦,舌红,苔黄腻,辨为湿热夹虚,选用半夏泻心汤补虚泄热,消痞散结。血压偏高用桂枝汤平调阴阳,木香行气止痛,五灵脂活血化瘀,藜芦化痰息风。方药相互为用,以建其功。

四、申长龙医案

申长龙,中医执业医师,本科学历,先后毕业于原安阳市中医药学校、河南中医药大学。中国中医药研究促进会乡村中医专业委员会委员,鹤壁市中医药学会委员。河南经一堂中医馆创始人。从事临床工作近20年。长期主讲专业学术及健康养生讲座,先后发表学术文章10余篇。临证中西医并重,擅长使用经方调理各种病态体质,对多发病及疑难病症疗效显著。主要擅长治疗冠心病、脑中风后遗症、肾病、慢性咳喘、过敏性哮喘、失眠、焦虑症、内分泌

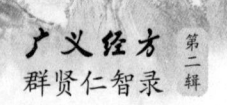

紊乱、月经不调、更年期综合征、胃炎、胃溃疡、十二指肠溃疡、慢性腹泻、结肠炎、老年病等。

经方思维方式是我们每一个中医临床医生的必修课。应用六经辨证、体质辨证、卫气营血辨证、八纲辨证的过程中求得方证对应，更应该对疾病的传变过程、方证的全方位动态变化有深刻的分析与理解。现代医学有生理病理，中医学也有生理病理。那么中医生理病理应当怎么讲，怎么分析每个证候或者方证的来龙去脉，实现与古人的对话，找出客观依据，对于我们年轻中医师显得非常重要。通过这些年的临证与思考，感觉略有收获，试将麦门冬汤方证与各位读者分享，不成三瓦，愿能抛砖引玉，以扬医道。

《金匮要略·肺痿肺痈咳嗽上气病脉证并治》曰："大逆上气，咽喉不利，止逆下气者，麦门冬汤主之。麦门冬汤方：麦冬七升，半夏一升，人参二两，甘草二两，粳米三合，红枣十二枚。上六味，以水一斗二升，煎取六升，温服一升，日三夜一服。"

通过条文可以看出麦门冬汤治疗的病症为咳嗽，或喘息，或咽喉不适等。那么，我们来纵横一下这个方证。

咳嗽、气喘、咽喉不适（干燥、疼痛），这样的症状，以现代医学角度来看，属于呼吸系统疾病，感冒、支气管炎、慢性阻塞性肺疾病（COPD）、哮喘、肿瘤等都可以出现这种症状，并且往往是因为感冒引发。既然是感冒，那就跟《伤寒论》分不开，整部《伤寒论》论述了感冒所引发的各种变化，以及失治、误治所导致的各种变局。

我们都知道麦门冬汤的方证是阳明证的津液亏虚，火逆上气。试想一下，外邪侵袭人体，引发感冒、咳嗽，在太阳病阶段没有康复，传入阳明。阳明是多血多气之经，经过激烈的正邪交争，正气与邪气两败俱伤，从而引发体内津液大量消耗，甚至形成慢性损耗的过程。这个正邪交争可能经历了解表剂的麻黄汤证、桂枝汤证，温病的银翘散证、桑菊饮证，表里之间的麻杏石甘汤证、柴胡类方证等，入里的白虎汤方证，再严重就是"下法"的承气汤方证，到最后余热未尽、正气损耗的青蒿鳖甲汤方证、竹叶石膏汤方证、麦门冬汤方证。如果正气再进一步耗伤人体的真阴呢？那可能就是炙甘草汤方证，得用阿胶、地黄滋补阴血之剂。在此由表及里的过程中，变化多端，笔者所推演的这个传变途径仅仅是围绕麦门冬汤方证这个方向。笔者认为对疾病和方证的变化进行分析,能有效理解并精确应用经方。

下面是笔者最近在临证中应用麦门冬汤治疗的几例患者,均取得不错的疗效。分享给各位读者,不足之处,敬请斧正!

(一)咽炎案

患者,男,25岁,老师。

现病史:形体中等,6年前因打球大量出汗后出现咽炎。6年来经常服用中西药物治疗,效果欠佳。吃肉后发作明显,有痰。从小咬牙,大便黏。舌质淡胖,苔腻,有裂纹。脉沉细弱。

处方:麦冬颗粒(8.0袋),清半夏颗粒(2.0袋),甘草颗粒(2.0袋),山药颗粒(1.0袋),枸杞子颗粒(1.0袋),炒麦芽颗粒(2.0袋),红枣颗粒(1.0袋),南沙参颗粒(1.0袋),玄参颗粒(1.0袋)。7剂。

服药后咽炎症状明显缓解。患者电话反馈,服药以后,嗓子明显舒服了,痰量也减少了。

按:这个患者如果按照常规的辨证,脾虚是肯定的,但是治疗脾虚的方剂甚多,无法精准定位到某一个方证。当时处方时,就根据这一点:"大量出汗后、舌虽淡胖却有裂纹"决定处方麦门冬汤。后来据其父讲,这位患者从小体质偏差,素有脾胃不好,容易积食。这就难怪出现6年前因打球大量出汗,伤阴耗气,火气上逆,咽喉疼痛不适的症状了。

(二)咳喘案

患者,女,78岁,退休教师,形体消瘦。

现病史:患者气喘比较严重,基本走不出房门。多年胸闷气喘,动则心悸逐渐加重,曾经住院治疗。据女儿诉无论是医院还是诊所,静脉滴注都是以消炎平喘为主,疗效不佳。患者身体消瘦,骨瘦如柴,说话间气喘吁吁,不停地换气,言语比较吃力,声音略有点嘶哑,经常喉中有痰、咳吐不利,口干,特别能喝水。稍微一动就心慌、气短,就连走到房门后的灶台去烧饭,都要马上返回到她的柳圈椅上休息,待气喘稍平。其脉象弦细紧,舌质红,少苔,根部

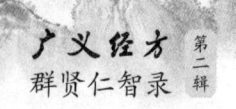

白腻。大便日行1次。

辨证：患者津液亏耗，正气不足，肺气上逆，出现气喘、心悸、咽喉不利，舌红少苔，口干，多饮。

处方：麦门冬汤加味。麦冬90g，生晒参10g，甘草10g，炒山药15g，法半夏15g，枸杞子10g，炒麦芽15g。10剂。

10剂药还未服用完，患者反馈已经比原来好多了。

二诊：患者非常开心，自诉之前走到灶台都气喘吁吁，打开火，马上就回到椅子上休息，现在能做饭了。之前带状疱疹遗留的后背疼痛也好转许多，疼痛减少，之前发作就要用手掀起衣服，以减轻摩擦带来的疼痛。这让我喜出望外，说明带状疱疹遗留的神经痛，确实包含虚性的疼痛。

三诊：再次去患者家中看诊，患者比原来明显进步了许多，已经能自己到超市买东西，每天早上起来，都会去不远处的小广场转一圈儿。脉象也较之前平和了许多，原先的脉细弦紧数，现在的脉弦细。原先是只有舌体根部白腻苔，而且少津，现在可以看见有薄白色的舌苔，唯有咽喉有痰，咳吐不利。

处方：麦门冬汤加玄参、桔梗。麦冬90g，生晒参10g，甘草10g，法半夏15g，玄参15g，桔梗10g。10剂。

此患者经过1个多月中药调理，现在已能生活自理。

（三）痰证

王某，男，62岁，2020年7月14日初诊。

现病史：胸闷、咽中有痰，得病已经有五六年了，冬夏都一样，天气冷热变化都会胸闷，闻刺激性气味也会胸闷。伴有喉中痰鸣、口干、大便不畅等。咳嗽不多，胸闷、气喘比较明显。发作较重时走路气喘。饮食睡眠无异常。医院诊断为慢性支气管炎，中西药物治疗效果不明显，呈逐年加重现象。两年前曾来我处就诊。舌质红，苔白腻，有裂纹，脉弦。当时根据患者的胸闷、气喘、咽中有痰、唇暗、大便干，选用了胡老的大柴胡汤合半夏厚朴汤、桂枝茯苓丸加生石膏治疗。经过治疗后略有好转，但是效果不明显。复诊中，因患者大便偏干，口干等热象明显，增加泻下药物和生石膏的用量，之后便溏，但胸闷、气喘等症状没有明显好转。患者吃了3次药后，因为乏效而未再来复诊。

近一段时间，在吃一位老中医给的方子，处方中有黄连、黄芩、杏仁、桔梗、阿胶等，似乎为黄连阿胶汤。

形体中等偏胖，脉沉弦，舌质红，少苔，裂纹明显较2年前深。自诉还是2年前的老样子，走路不远就会出很多汗、气喘、没力气。

处方：麦门冬汤加味。麦冬80g，清半夏15g，甘草6g，南沙参10g，党参10g，山药15g。3剂，水煎服。

7月16日二诊：自诉服药后气喘现象明显好转。

处方：麦冬80g，清半夏15g，甘草6g，南沙参10g，生晒参10g，肉桂3g，附片3g，五味子3g。6剂，水煎服。

之后按本方继服10剂。后电话回访，已基本不喘，口干消失，大便正常。疗效肯定。

按： 我总结这些医案的特点有几个方面。①有感冒病史；②汗多；③口干、口渴；④主症均有咽喉不利；⑤舌质都有裂纹或者少苔少津；⑥脉象有细数或者浮滑脉，或有尺脉弦长。其病机为阳明病的津液亏虚，伴有中气不足，脾胃功能升降失司，肺气上逆。从六气角度分析，正常生理状态下，火金在上，水木在下，中焦脾胃升降斡旋正常，则火金降，水木升。麦门冬汤方证下，中焦脾胃失降，火金逆行于上，出现咽干、口渴；肺金上逆，出现咳嗽上气。太阴与阳明相表里，太阴之湿不抵阳明之燥，乃从化为燥，所以表现为以燥为主，两者之间相互转化，湿与燥往来不休，所以出现既有咽喉干燥，又有咳痰不利的表现。医圣张仲景非常巧妙地应用麦冬与半夏，燥湿并用从而解决了这一矛盾。同时用人参、红枣、粳米养中焦脾胃之气，增津液以扶正。仲景惯用参、草、枣来安中养阴，此处为何用粳米代替甘草，值得深思。

以上这几个医案，都是多年的慢性疾病，医案二患者已经接近不能下床，输液甚至住院治疗均乏效，家属无奈才找到我碰碰运气。这些医案全部都是先经过现代医学的检查、治疗，如抗生素、氨茶碱、地塞米松等效果不佳。现代医学针对"咳嗽、气喘、咽喉不适"这种疾病，常选用的药物主要是抗生素、氨茶碱/多索茶碱、溴己新/氨溴索和激素类药物。临床上，在疾病的初期阶段，正气尚足，应用现代医学的抗生素等疗法，杀灭细菌、抑制病毒、缓解支气管痉挛等，疗效相对明显。可是一旦人体正气亏虚，抵抗力下降，人体免疫

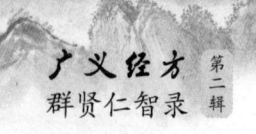

力和顺应性下降后,这些疗法就不是那么有效了。人们往往都是在这个时候才选择中医药治疗。

五、朱庭芳医案

朱庭芳,男,1973年6月5日生,皮肤科副主任医师。1998年毕业于福建医科大学预防医学专业。爱好中医,并以推广经典中医为己任。

(一)麻杏石甘汤加味治背痛兼胸痛案

陈某,女,53岁。

现病史: 前胸及后背颈肩异常疼痛,坐卧不安,口干,多黄痰,舌红,苔偏黄,无汗,小便黄,量偏少,大便正常,饮食正常,体温36.8℃。

处方: 麻杏石甘汤加味。麻黄10g,杏仁10g,生石膏45g,炙甘草6g,桑白皮9g,浙贝母9g,白茅根12g,芦根12g,淡竹叶9g,生姜3片,红枣3枚。水煎服。后一剂知,二剂已。

按: 中医治病以调和阴阳为根本目标,经典方的学习价值在于其处方遣药无不以阴阳变化为准绳。何谓阴阳?表里、寒热、升降等皆为阴阳。如果将看似杂乱无章的经方顺序,按照阴阳重新排列组合,那么经方的阴阳变化一目了然,这是经方永垂不朽的秘密所在,也是学习经方的意义所在。

(二)甘姜苓术汤治腰部疼痛案

患者,女,63岁。

现病史: 腰部侧弯,疼痛多日,遇寒加重并腹胀。舌淡苔白,双脉沉缓。

处方: 甘姜苓术汤。茯苓10g,白术10g,干姜10g,炙甘草6g,厚朴7g,枳实7g 水煎服。一剂知,四剂已。

《金匮要略·五脏风寒积聚病脉证并治》曰:"肾着之病,其人身体重,腰中冷……腰以下冷痛,腹重如带五千钱",又因有腹胀,故寒热、燥湿、升降失调的矛盾是该案的核心病机,干姜以温,茯苓、白术以燥,厚朴、枳实以降气,用药与病机相合,所以效果明显。

中医学认为疾病的本质是阴阳失调。阴阳一定不是抽象的东西，阴阳的具体化则是表里、寒热、虚实、气血、燥湿、升降、缓急等。方证无论如何变化多端，疾病的病机无论如何复杂，若能把握阴阳之道，就能洞悉经典的魅力所在。

（三）大青龙汤治急性荨麻疹案

患者，女，26岁。

现病史：急性荨麻疹发作7天。全身颈部以下泛发大小不一块状风团，剧烈瘙痒。发作时内心烦躁，口干，畏冷畏风，无汗。饮食二便如常。苔黄厚，质偏红。脉沉实。

辨证：太阳阳明证。

处方：大青龙汤。麻黄10g，桂枝10g，杏仁10g，炙甘草6g，生石膏36g，生姜3片，红枣3枚。

初服，汗不出，煮渣再服，并食热粥一碗，以鼓舞正气，于是畅汗，风热之邪随汗而去，皮肤风团不再发作。后嘱其多服几次，以善后调理。

按：师法自然，是中医趣妙之所在。病家发病之初投医院皮肤科，行激素（地塞米松）静滴，抗组胺药等治疗无效，病家束手无策之时，想到中医。中医学认为，此病属太阳阳明并病，以大青龙汤一汗而愈，不治病而病自已，道法自然，自然而然。

（四）小柴胡汤合五苓散、四妙散治慢性盆腔炎案

林某，女，32岁。

现病史：西医诊断慢性尿道炎引发双侧输卵管炎症。口干、口涩，易疲劳，少腹两侧按压痛，尿频，尿急，舌苔白，根黄腻。脉细滑数。

处方：小柴胡汤合五苓散、四妙散。柴胡24g，黄芩15g，半夏10g，党参12g，生姜3片，炙甘草6g，红枣3枚，黄柏10g，苍术10g，薏苡仁24g，川牛膝10g，泽泻9g，猪苓9g，茯苓9g，车前子9g，川草薢9g。6剂。

二诊：诸症已消十之七八，效不更方，继续以上方加减调服。

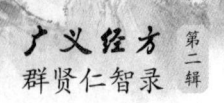

按：前医以少腹两侧按压痛，投理气活血剂，不效。笔者仔细观察苔根黄腻，又参考双侧输卵管炎症史，断定少腹两侧按压痛属湿热而非瘀血。病机不同，用药不同，所以迅速取效。观其脉证，见病识机，随症加减，随机应变非常重要。

（五）甘草附子汤加减治痛风案

兰某，男，48岁。

现病史：饮酒后，双下肢膝关节及踝关节酸痛多日，测尿酸665μmol/L。偏畏寒，舌淡苔薄白，双脉沉，尺脉弱。

处方：甘草附子汤加减。炙甘草9g，白术10g，制附子（久煎）15g，桂枝9g，土茯苓24g，川草薢9g，威灵仙9g，怀牛膝9g，6剂。过后症状消失，测尿酸525μmol/L。

按：《伤寒论·辨太阳病脉证并治》："有风湿相搏，骨节烦疼，掣痛，不得屈伸，近之则痛剧，汗出短气，小便不利，恶风不欲去衣，或身微肿者，甘草附子汤主之"，于是以关节酸痛，畏寒，舌淡苔白，脉沉为指征，投甘草附子汤加减。痛风是代谢病，从宏观上讲，属于气机的紊乱，通过扶阳健脾，祛风通络利湿法，气机渐顺畅，所以症状消失，尿酸下降。从营养学的角度，代谢病必须从平衡饮食入手。减少碳水化合物、蛋白质、脂肪的摄入，增加微量营养和抗氧化物质的摄取。

（六）柴胡加龙骨牡蛎汤治抑郁症案

朱某，男，28岁。

现病史：性格内向，抑郁日久。口干口苦，胸闷，心烦，头胀痛，大便干，易惊，睡眠质量差，胃口不好。对两胁按压极敏感，体格消瘦，走路缓慢。

处方：柴胡加龙骨牡蛎汤。柴胡12g，黄芩9g，半夏9g，党参9g，生姜3片，炙甘草6g，红枣3枚，桂枝9g，茯苓9g，大黄6g，龙骨15g，牡蛎15g。3剂，研末，每服半匙，日2次。

后诉，胸闷心烦减少，不易惊，小便增多，大便顺畅，头胀痛缓解，思维清晰许多且睡眠好转。药已对证，嘱其继续调理。

按：《伤寒论·辨太阳病脉证并治》："胸满烦惊，小便不利，谵语，一身尽重，不可转侧者，柴胡加龙骨牡蛎汤主之。"

本人20岁那年有幸遇见中医经典《伤寒杂病论》一书，手不释卷，至今已有28年。凡次展阅，皆有不同的心得与体会。清明那天，见此患者面色苍白，情绪抑闷，问其症状，果然如《伤寒论·辨太阳病脉证并治》：所描述那样诸多症状，果断投柴胡龙骨牡蛎汤，并反复嘱托回去一定重视服此方。该患者服此方后，胸中如拨云见日。此仲圣著《伤寒杂病论》永垂不朽之功德。

（七）当归四逆汤治眼睛干涩案

朱某，女，18岁。

现病史：因高考即将来临，学习异常勤奋，每天坚持阅读学习资料10多个小时。书案之前，聚精会神，致用眼过度，眼睛干涩难耐，双手较冰冷。舌淡苔薄白，脉稍沉细。

处方：当归四逆汤。

按：双手冰冷，提示末梢循环差。眼睛血管循环，其实也可以看作是人体的目梢循环（黄煌语）。于是以双手冰冷、舌淡苔白、脉沉细为用药指征，果然一剂知，二剂已，眼睛不再有干涩感。当归四逆汤是改善外周循环的有效方剂，所谓四逆，即四肢循环不良。由四肢末梢循环延伸到眼睛亦属末梢循环，此乃经方运用扩展的灵感所在。

（八）茯苓桂枝五味甘草汤治顽固性痤疮案

患者，女，20余岁。

现病史：双颊反复痤疮不愈。舌淡苔薄白。脉沉细无力。手足不温，易头晕。

处方：茯苓桂枝五味甘草汤。茯苓10g，桂枝10g，五味子6g，炙甘草5g。5剂。

家属来电，效果甚妙。

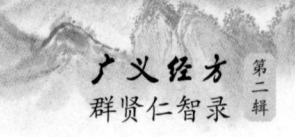

西医之长在病，中医之长在证。身为中医，不知从证字发挥，而以病与西医争短长者，是未知中医学之真谛故也。

按：《金匮要略·痰饮咳嗽病脉证并治》："寸脉沉，尺脉微，手足厥逆……其面翕热如醉状，时复冒者"，于是以双颊反复痤疮，脉沉细无力，手足不温，头晕为用药指征，投茯苓桂枝五味甘草汤。《伤寒杂病论》之精义，全在脉证治法此寥寥四字之中。

（九）小柴胡汤治顽固性偏头痛、咳嗽案

患者，中年女性。

现病史：年前去哈尔滨游玩，得重感冒，经抗生素治疗后，感冒发热症状好转，后遗顽固性偏头痛及咳嗽。口干，口苦，心微烦，左侧偏头痛，时不时咳嗽，无痰。二便如常，胃口差，有恶心感。舌苔白，干燥。

处方：小柴胡汤。柴胡12g，黄芩9g，半夏9g，党参9g，生姜3片，炙甘草6g，红枣3枚。2剂。

二诊：诉偏头痛不再发作，口干口苦及胃口好转，但咳嗽明显，无痰，苔白，舌前段偏红，肩背部偏紧。

处方：小柴胡合麻杏石甘汤加减。柴胡12g，黄芩9g，半夏9g，党参9g，生姜3片，炙甘草6g，红枣3枚，麻黄9g，杏仁9g，生石膏24g，葛根10g。2剂。

后微信随访，已无咳嗽，人已安然，嘱其多注意休息及饮食调养。

按：学习《伤寒杂病论》，同样是知其要者，一言而终，不知其要，流散无穷。《伤寒杂病论》所载的方证，是古人根据病患所表现的症状，历经无数次的观察和总结后的经验方，经得起反复验证，只要准确把握，古方仍然能治今病。

（十）小柴胡汤合桂枝茯苓丸治带状疱疹后遗疼痛案

患者，女，50岁。

现病史：腋下带状疱疹，后遗皮肤刺痛。饮食，二便如常，睡眠可。

处方：小柴胡汤合桂枝茯苓丸。柴胡12g，黄芩9g，桂枝9g，茯苓9g，

桃仁 9g，牡丹皮 9g，赤芍 9g，3 剂。服完即收获良效。

按：《伤寒论·辨太阳病脉证并治》："胸满胁痛者，与小柴胡汤"，于是以腋下（胁下）刺痛为用药指征，投小柴胡汤合桂枝茯苓丸。经典中医的思想朴实无华，都是证与方的对应关系。经典中医的发挥在于对证的把握和扩展延伸。年代不同，疾病谱可能变化，但患者表现的自觉症状和他觉症状不变，按"观其脉证，随证治之"的古训，经方完全也可治今病。

六、郭寿泉医案

郭寿泉，男，52 岁，本科学历，1990 年西医临床专业毕业，1993 年湖南中医药大学中医专业毕业。1994 年湘潭市中医医院中医内科进修一年，深受朱院长赏识，推荐到湘潭市第二人民医院工作，历任内科、中医科负责人，分院院长，医院业务院长等。2010 年晋升内科主治医师，多次短期在长沙、湘潭、北京、深圳、上海、重庆等地进修学习中医，广泛参加社会医疗团体，曾任湖南省中西医结合学会基层分会副理事长，现任湖南省健康服务业协会基层医疗分会理事，中华中医药协会伤寒分会会员。发表多篇医院临床疗效观察报告论文，曾为《经方方证探微》期刊编辑，并任副主编，于《广义经方群贤仁智录》任编辑人员，均由中医古籍出版社出版、中国科学技术出版社并全国公开发行。多年来在基层医院诊疗探索中接触的病类、病源广泛，见识、治疗多元化、不断总结经验，形成自己独特的诊疗方式，能够正确合理地以中西医结合为特色，疗效肯定，广泛受到大家赞誉。擅长祖传正骨，针灸，传统经方，现代时方治疗等。治疗范围：中老年体虚、慢性病的调理、各类癌症术后或化疗后中医康复、高血压、中风、头痛、眩晕、失眠、癫痫、痛风、风湿及类风湿、骨质增生、颈肩腰腿疼痛、月经不调、痛经、乳腺增生、更年期综合征、胃炎、胃十二指肠溃疡、糖尿病、小儿咳嗽、哮喘、过敏性鼻炎、厌食等。

《伤寒论》中有著名的五个泻心汤，五个泻心汤有什么区别，在何种情况下使用。下文将五个泻心汤的使用作比较分析，列于"太阳病篇"中的表证误下，胃气津液受损，气机升降失调，寒热错杂互结于胃脘所致的心下痞，"痞"

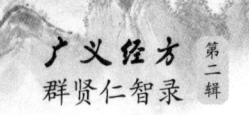

即气机升降失常，满而不痛，按之濡，由于"痞"的程度和兼证不一样，故仲景特设五个"泻心汤"以治之。

△ 半夏泻心汤

组成：半夏半升，黄芩、干姜、人参、炙甘草各三两，黄连一两，红枣十二枚。煎取六升，去渣，再煎取三升，日三服。

条文："伤寒五六日，呕而发热者，柴胡汤证具，而以他药下之，柴胡证仍在者，复与柴胡汤，此虽已下之，不为逆，必蒸蒸而振，却发热汗出而解，若心下满而硬痛者，此为结胸也，大陷胸汤主之。但满而不痛者，此为痞也，柴胡不中与之，宜半夏泻心汤。"

半夏泻心汤适用于心下痞满而兼呕吐或下利者。本原小柴胡汤证误下后，损伤中土胃气，外邪乘虚而入，寒热互结滞于胃脘而成心下痞，寒热互结，气机升降失常，所以在上为呕吐，在下为腹痛肠鸣或下利。治疗当除其寒热，复其升降，和其中土胃气。

半夏泻心汤中君药为半夏，治主症心下痞。在《神农本草经》（下文简称《本经》）中的论述为："辛，温，主伤寒，寒热，心下坚，下气，头眩胸胀，咳逆肠鸣，止汗"。半夏是治痞满之圣药。说明半夏对治寒热互结所致的痰饮结聚心下痞硬的症状功效显著。臣药为干姜。干姜，辛温。《本经》："主胸满咳逆上气，温中，止血，出汗，逐风湿痹，肠澼下利"，辅助君药共同发挥更大作用。佐药炙甘草、红枣，性质平和，甘滋生津，顾护中土胃气。《本经》："炙甘草，主五脏六腑寒热邪气，坚筋骨，长肌肉，倍力，金疮，解毒。""大枣，味甘，平，主心腹邪气，安中，养脾，助十二经，平胃气，通九窍，补少气，少津液，身中不足，大惊，四肢重，和百药。"使药为黄连、黄芩、人参。黄连、黄芩清热泻火和胃，人参补津益气。《本经》："黄连苦寒，主热气，目痛眦伤泣出，明目，肠澼腹痛下利，妇人阴中肿痛。""黄芩，苦寒，主诸热黄疸，肠澼泻利，逐水下血闭，恶疮疽蚀火疡。""人参，味甘，微凉，补五藏，安精神，定魂魄，止惊悸，除邪气，明目开心益智。"半夏泻心汤主治的病证是太阴阳明合病，属寒偏多，热偏少，寒热错杂的厥阴证，为典型的"痞证"。主症为心下痞硬胀满，按之硬而不痛，兼症见恶心呕吐，胃灼热泛酸，肠鸣，腹痛腹泻，口苦口干，心中烦，小便黄等。本方寒热并用，辛开苦降，补气和中，邪去正安，气得升降，不用下法而治痞，而痞自消，此为"和"之意也。

△ 生姜泻心汤

组成：即半夏泻心汤干姜三两变为一两，加生姜四两而成，煎服方法同半夏泻心汤。

条文："伤寒汗解之后，胃中不和，干噫食臭，胁下有水气，腹中雷鸣下利者，生姜泻心汤主之。"由于伤寒汗解太过，中土胃气虚弱，水气内停与入里之邪互结而致痞，故不仅有心下痞硬，肠鸣下利，且有干噫食臭，腹中雷鸣。生姜泻心汤君药仍是半夏，（相同药证不再赘述），治主症心下痞而满。臣药生姜、干姜，温中和胃，降逆止呕，有很好的辅助君药消痞除滞，降逆止呕，去水饮作用。干姜偏于温中，对治腹中雷鸣下利；生姜偏于发散表邪而降逆止呕。半夏配生姜或干姜都是很好的止呕消痞药对。佐药仍是炙甘草、大枣，性平和，生津顾护胃气。使药仍是黄连、黄芩、人参。黄连、黄芩清热泻火而和胃，人参补津液而益气。生姜泻心汤是太阴阳明合病，属寒偏多，热偏少，寒热错杂的厥阴证，也是典型的"痞证"。主要症状是心下痞硬，干噫食臭，腹中雷鸣下利，兼症为恶心呕吐，腹泻腹痛，口苦，口干，心中烦等。

△ 甘草泻心汤

组成：即半夏泻心汤原方去人参，炙甘草三两变四两，另一方中有人参《金匮要略·百合病狐惑阴阳毒篇》，煎服方法同半夏泻心汤。

条文："伤寒中风，医反下之，其人下利，日数十行，谷不化，腹中雷鸣，心下痞硬而满，干呕心烦不得安，医见心下痞，谓病不尽，复下之，其痞益甚，此非结热以胃中虚，客气上逆，故使硬也，甘草泻心汤主之。"

甘草泻心汤与半夏泻心汤病理、病机基本一致，均为寒热互结，气机升降失调而成的典型"痞证"，属寒证偏多，热证偏少的厥阴病证。方中加大炙甘草补虚，补津液而缓急，对治津亏较甚，水饮和邪热互结于心下胃脘的

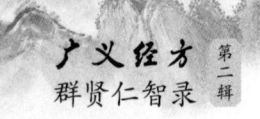

痞证。

甘草泻心汤的君药仍是半夏，臣药干姜辅佐君药，佐药炙甘草、大枣，因津亏明显，炙甘草加量一两保津液而护胃气，使药黄连、黄芩去人参，因是津亏明显而气虚不甚，使药治夹杂症并沟通阴阳，使寒热阴阳平调，升降有序。甘草泻心汤主症为心下痞硬而满，不欲饮食，干呕食臭，腹中雷鸣，下利，日数十行，兼症为腹痛口苦口干，舌苔黄腻，心中烦等。

△ 大黄黄连泻心汤

组成：大黄二两，黄连、黄芩各一两（有的书方无黄芩）。沸水泡十多分钟，去渣绞汁，日二服。

条文：①心下痞，按之濡，其脉关上浮者，大黄黄连泻心汤主之。②伤寒大下后复发汗，心下痞，恶寒者，表未解也，不可攻痞，当先解表，表解乃可攻痞，解表宜桂枝汤，攻痞宜大黄黄连泻心汤。

大黄，药证《本经》：寒，咸苦，主下瘀血，血闭，寒热，破癥瘕积聚，留饮宿食，荡涤肠胃，推陈致新，通利水谷，调中化食，安和五脏。为阳明病位药，开闭通结，对治实热而气结于胃脘的心下痞。

大黄黄连泻心汤泡服，入阳明中上焦，破无形之结聚而泻热，君药为大黄，治主症痞满，臣药为黄连、黄芩辅助君药发挥作用，此方无佐使药。本方对治的是阳明病证，适应证的主要症状为心下痞满，按之濡，口苦，口干，或生疮，大便硬；次要症状为心烦不宁，舌质红，苔黄腻等。

△ 附子泻心汤

组成：即大黄黄连泻心汤加制附子一枚。附子一枚煎好成汁备用，大黄、黄连、黄芩用沸水泡十多分钟去渣绞汁，两者相合，日二服。

条文：心下痞，而复恶寒，汗出者，附子泻心汤主之。

附子《本经》：热，苦辛，主治风寒咳逆邪气，温中，金疮，破癥坚积聚，血痹寒湿，痿躄拘挛，膝痛不能行走。

此方君药仍为大黄，臣药为黄连、黄芩，因津伤不明显，无佐药，使药为制附子。附子温阳驱寒，也可解表，祛表的风寒湿邪，少阴表虚寒和太阴里虚寒均可对治。本方对治的是阳明少阴合病证。热证多，寒证少，属少阳类证。主要症状为心下痞满，按之濡，口干口渴，口苦，大便偏干；次要症状为低热或无热，畏寒，汗出，肢体痛等。

（一）甘草泻心汤加减治腹泻

王某，男，40岁，2019年5月16日初诊。

主诉：腹泻、腹胀5年余，加重2个月。

病史：患者素体稍虚弱，2014年夏，天热喝冰水1周后发病，出现腹泻、腹胀、胃脘满闷。医院检查，诊断为十二指肠球炎；溃疡性结肠炎。此后常腹痛、腹泻，天气炎热则好转，病情反复，时轻时重，多方求中西治疗效不佳。

腹胀满，特别在脐周以上，食后易腹胀，下午明显，食后嗳气频发，大便每日3~4次，溏黏，无下坠感，口无味，无明显心烦难入睡，无口苦，咽干，轻乏力，纳可，小便可，体型偏瘦，面暗无光，舌嫩胖大有齿痕，中部有细多裂纹，舌质淡白边红，苔白腻，左寸关滑尺沉，右寸滑关如豆动尺沉。

六经辨证：太阴少阳阳明合病证，属厥阴。

病机：中气土虚，太阴水饮逆，阳明里热水热结，气机壅滞，升降失和。

治则：温中益胃，降逆除痞，清热利湿化饮。

处方：甘草泻心汤加减。半夏40g，干姜30g，黄连10g，黄芩30g，党参60g，白豆蔻30g，地榆30g，茯苓50g，红枣15枚，炙甘草40g。10剂。先泡半小时再煎（水量自定），久煎1次，每日分3次服。嘱调情绪，避风寒，忌辛辣、生冷及油腻饮食。

二诊：各症状均有缓解，按原方去黄连、白豆蔻，加前胡40g，有柴胡桂枝干姜汤意，继服14剂。电话随访已愈，并表示感谢。

（二）半夏泻心汤合瓜蒌薤白汤加减治胸闷

张某，男，55岁，2019年7月22日初诊。

主诉：胸闷，胃胀1个月余，近1周加重。

病史：近1个月应酬太多，饮食、生活没太注意，渐胃脘不适，偶胀痛，

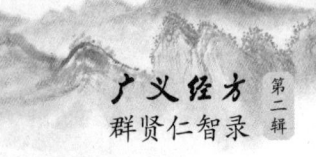

近1周出现胸闷感去医院就诊检查，心电图示偶发室性期前收缩。询问医生，对结果不满意，遂来就诊。

胸闷，时有心慌，劳累加重，无压榨感，无头晕，无明显寒热，汗出正常，胃脘区闷胀，多食加重，时而嗳气，无呕吐。口干喜温饮，有饮茶习惯，多饮。大便黏滞不爽，日1~2次，小便微黄，眠可，舌质淡红，舌体胖大，舌苔黄厚腻，脉左寸沉关弦尺弱，右脉沉弦。

六经辨证：阳明太阴合病证，属厥阴。

病机：中气土虚，太阴水饮逆，阳明里热水饮互结，气机壅滞，升降失和。

处方：半夏泻心汤合瓜蒌薤白汤加减。旱半夏40g，干姜30g，党参50g，黄连10g，黄芩30g，瓜蒌40g，薤白30g，茯苓40g，红枣15枚，炙甘草30g。10剂。先泡后久煎，煎1次，日3服。嘱调情绪，清淡饮食，劳逸相合。

未复诊，一月后随访服药后基本正常，未再服药。

（三）大黄泻心汤合五味消毒饮加减治面部丘疹

刘某，女，22岁，2019年10月7日初诊。

主诉：面部丘疹2年余，加重半个月。

病史：面部痤疮间断出现，反复发作，受情绪、辛辣食物影响明显，经治疗后效果不佳。半月前朋友约唱歌，吃夜宵烧烤后，上述症状明显加重，口干，口苦，有异味，大便每日2~3次，素大便偏干，饮水不多。

身偏瘦，面红，额、颧部见散在片状小丘疹，色红，少数有白色脓点，无瘙痒，自感胃区常胀满，有口干、口苦，饮水一般，小便色黄，大便偏干，月经不规律，量多，色红。舌质红绛，苔黄微干燥，脉寸微数关弦尺沉。

六纲辨证：阳明病证。

病机：热邪结聚成痦，燥热津伤，升降失宜。

处方：大黄泻心汤合五味消毒饮加减。大黄20g，黄连10g，黄芩10g，紫花地丁30g，白芷20g，金银花50g，栀子20g，生地黄30g，炙甘草20g。10剂。久煎1次，每日1剂，日3服，大便微溏后改每日2次。嘱忌辛辣，清淡饮食，调情绪。

二诊：症状和舌脉明显好转，中量逍遥散合中量原方继服 15 剂。未再复诊，后随访基本正常。

小结：五个泻心汤主证的共同点是"心下痞"，故共用黄连、黄芩以清热消痞。但因其"痞"的程度不同和兼症不一，用药也有不同。半夏泻心汤证系本为柴胡证而反误下成痞，呕吐较甚，君药是半夏，降逆止呕，开结散痞。生姜泻心汤是胃中虚谷不消，水不化，干噫食臭，腹中雷鸣，下利，君药仍是半夏。甘草泻心汤是因再次误下，胃气重虚，津伤，客气上逆，重用炙甘草资甘缓急、补津和中；君药仍是半夏。大黄黄连泻心汤是热邪壅聚于胃脘成痞，大黄清热散结消痞为君药。附子泻心汤是里虚，热邪聚结成痞，兼表证风寒或湿邪。

总之五个泻心汤宜根据患者体质、证候、病邪特点，辨证使用，方才有很好疗效。

（四）小前胡汤（《千金》方）合苓桂术甘汤治中风

小前胡汤是《千金》方，与《伤寒论》中小柴胡汤的药物和比例相同，功能、主治也极相似。只是柴胡易前胡。本人广泛运用此方，现介绍如下。

胡某，男，71 岁，湖南湘潭县人。

现病史：因打麻将劳累后饮白酒，引发眩晕呕吐，行走不稳急入医院，CT 检查显示为小脑中度出血，住院治疗 20 多天好转出院。回当地继续静脉滴注，中药辅助治疗。效果不佳，经人介绍于 2021 年 4 月 2 日下午就诊。

刻诊：神志清楚，精神一般，卧床，语言通畅，较急躁，面红，在床四肢均能活动，肌力正常，不能急翻身或起床，起则眩晕呕吐，头胀痛，呕吐物为胃内容物、痰涎，痰涎可拉长丝。口不和，纳差，无寒热征，口苦，小便黄少，大便尚可，舌质淡红，舌苔黄滑腻，寸浮弦关弦滑尺沉。

西医诊断：小脑出血。

中医诊断：中风。

病位：太阳、阳明、太阴、少阳。

病机：气滞（气机失调）、血瘀、痰饮。

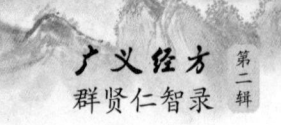

六经辨证：厥阴证，属少阳。

处方：小前胡汤合苓桂术甘汤加减。前胡80g，黄芩30g，生半夏40g，党参30g，生姜30g，葛根40g，红枣12枚，茯苓40g，桂枝30g，天麻30g，川芎20g，炙甘草20g，7剂。水煎服，水煎2次后混合，每日分3次或4次服用。

服药7剂后，家属反映病情明显改善。通过微信视频后，继原方茯苓改为60g，加白术30g，再服5剂。4月16日下午复诊，患者坐位，症状体征明显好转，能独立行走，步态不稳，不呕吐，眩晕，基本不流涎，站起较快，饮食基本正常，舌质淡红，舌苔滑腻微黄，脉寸关滑弦尺弱。继原方小前胡汤合苓桂术甘汤加减。

处方：桂枝40g，茯苓90g，白术30g，泽泻60g，前胡50g，黄芩20g，生姜50g，半夏40g，党参30g，川芎20g，石菖蒲30g，远志20g，炙甘草20g。10剂。水煎服，2次煎好混合，日3服。

半月后家属微信反映，身体基本正常，嘱清淡饮食，劳逸结合，适当锻炼，不再服药。

（五）面神经麻痹症

自2019年1月至2020年7月共治疗面瘫（面神经麻痹）17例，有效率达100%，除其中2例时间太长未完全痊愈外（已有明显好转），其余患者症状体征完全消失，现介绍3例病案如下。

病例1 王某，男，48岁。2019年3月2日初诊。

主诉：左侧面部表情消失，口角歪斜2天。

病史：2天前因朋友约去夜钓，深夜后自感有感冒症状，未做任何处理，今早起床后发现口角已歪，鼻唇处偏移，遂来就诊。

刻诊：体型高大，微胖，精神可，面容淡红，行动方便，说话时口角歪斜，鼓气时鼻唇沟右移，皱眉左侧无额纹，有恶寒，恶风，无汗出，无发热，无头昏呕吐，饮食正常，大小便可，舌质淡红，体稍胖大少许齿痕，苔薄白，脉右寸浮细紧关尺弦。

诊断：面瘫。

六纲辨证：太阳少阴太阴合病。

病机：风寒束表，寒湿阻滞，营卫失调，夹杂水饮。

处方：麻黄附子细辛汤合葛根汤合《千金》口耳僻方加减。麻黄20g，附子30g，细辛20g，葛根40g，桂枝30g，赤芍30g，生姜30g，红枣12枚，羌活30g，防风30g，柏子仁30g，白附子30g，炙甘草20g。10剂。久煎1次，日3服。每日服药后覆被微汗，连续3日。

3月13日复诊：患者诉效果很好，已恢复正常。查看后除鼓气时鼻唇沟微有变化外，余正常，继服桂枝汤加白附子20g，羌活20g。续后调理。后电话告之已痊愈。

病例2 刘某，男，31岁。2019年9月12日初诊。

主诉：右侧面部表情消失，口角歪斜2天。

病史：2天前自感右耳后不适，未在意，第2天自感吸烟漏气，面部不自如，自照镜发现鼻唇沟已歪，遂就诊。

刻诊：体型一般，面容淡红，右侧表情消失，鼓气时鼻唇沟右偏移明显，右侧枕后乳突下轻压疼，怕风怕冷，无汗，无头昏呕吐，口微干，不苦，饮食正常，二便可，舌质淡红微胖大，舌苔微黄腻，右寸关弦滑尺沉。

中医诊断：面瘫。

六纲辨证：太阳阳明太阴合病。

病机：寒邪阻滞，气滞血瘀，营卫失调，夹热夹饮。

处方：葛根汤合《千金》小续命汤加减。麻黄20g，葛根40g，桂枝20g，生姜30g，赤芍20g，防己20g，党参20g，黄芩20g，川芎20g，杏仁20g，防风30g，穿山龙30g，白附子30g，炙甘草20g，10剂。久煎1次，日3服。

9月24日复诊：症状基本好转，吃饭仍有塞物感，查仍有轻微鼻唇沟右偏，额纹正常，舌苔微黄，脉微弦，继服原方7剂，未再续诊，后微信随访已愈。

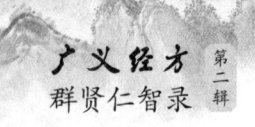

病例3 陈某，男，2岁2个月。2020年1月13日初诊。

主诉：其母代诉，左侧面部表情消失，口歪斜1天。

病史：患儿早晨起床后，其母发现其左侧口角鼻唇沟歪斜，哭时更明显，遂去湖南省儿童医院就诊，仪器检查后无明显阳性征，诊断为面瘫，要求住院治疗，家属不愿意，经别人介绍后，来我处就诊。

刻诊：患儿活泼好动，左侧表情消失，流口水，鼻唇沟右偏，眼睑不能全闭，汗出少，饮食二便可，舌质正常，舌苔薄白，指纹不明显。

诊断：面瘫。

病机：感受风寒，营卫失衡，经络阻滞。

处方：葛根汤合《千金》口耳僻方加减。麻黄10g，桂枝10g，赤芍10g，生姜15g，红枣5枚，杏仁10g，羌活10g，防风15g，柏子仁15g，葛根15g，白附子10g，炙甘草10g。5剂。久煎1次，日3服。

1月18日复诊：症状明显好转，无流口水，鼻唇沟偏移减轻，继用原方加僵蚕10g，蝉蜕10g，白蒺藜15g。10剂。

2月3日，患儿父亲用微信视频交谈与拍摄，见已恢复正常，建议服小剂量桂枝汤加羌活、防风，5剂善后。

七、金雪峰医案

金雪峰，吉林省磐石市人，任乡医三十年，自学中医二十载，善用经方体系诊疗疾病。

（一）苓桂术甘汤合泽泻汤治眩晕

谷某，女，39岁，2020年7月23日初诊。

病史：7月22日晚突然眩晕，头疼，恶心，吐涎，走路需扶墙。每年夏季时都会发作两三次，均按胃肠感冒治疗，口服藿香正气水及输液治疗，疗效不佳。现二便正常，舌红薄大略有齿痕，少苔，脉沉细。

六经辨证：太阴病（胃肠感冒）。

处方：苓桂术甘汤合泽泻汤。桂枝40g，炙甘草30g，茯苓60g，白术

30g，泽泻20g，3剂，颗粒剂。开水冲服。每日1剂，分2次温服。

第2日骑自行车带6岁孩子来我处治疗，反馈服药当天症状缓解，服药1次休息了1个多小时起来就好多了，未曾想到这次能恢复得这么迅速。

（二）桂枝加龙骨牡蛎汤加附子、茯苓、补骨脂治腰痛

康某，男，45岁，2020年5月11日初诊。

病史：腰痛，腰酸，乏力，蹲起时眼前发黑多年。自服补肾药无效。大便溏，每日1~2次，唇暗黑，舌淡白苔润略腻，脉浮空尺甚。

六经辨证：太阴病。

处方：桂枝加龙骨牡蛎汤加附子、茯苓、补骨脂。桂枝30g，赤芍10g，煅龙骨30g，煅牡蛎60g，炙甘草15g，红枣10g，生姜15g，茯苓30g，附片10g，补骨脂10g，5剂，颗粒剂。开水冲服。每日1剂，分2次温服。

二诊：症状大为减轻，效不更方，5剂，颗粒剂，开水冲服。每日1剂，分2次温服。共服20剂中药后，其妻子来调理胃病时告知腰已不痛，体力也强壮许多。

（三）麻黄附子细辛汤、附子汤合吴茱萸汤治经行感冒头痛多年

梁某，女，48岁，2020年10月12日初诊。

病史：经行感冒头痛多年。每次月经期间都会出现感冒症状，自服感冒药及清热药等，不见好转。微信诊治，患者诉偏头痛，昏蒙混沌，恶寒，不易汗，鼻塞，先流清涕后黄涕，咽部火辣辣的干痛，饮温水不多，大便溏，日1次。舌淡红略齿痕，根部略白腻苔，自述舌前中部常年无苔或少苔，无脉诊。

六经辨证：少阴太阴合病。

处方：麻黄附子细辛汤、附子汤合吴茱萸汤。麻黄5g，附子10g，细辛6g，干姜6g，党参10g，茯苓10g，制吴茱萸3g，赤芍10g，炙甘草10g，红枣10g，3剂，颗粒剂。每日1剂，分2次，沸水冲服。

10月16日微信告知疗效很好，头脑特别清晰，如拨云见日般，咽部干痛几乎痊愈，恶寒减轻，要求多开几剂药，以求根治。守方5剂。

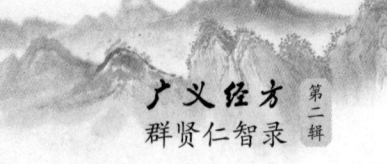

（四）甘草干姜汤治老年遗尿

刘某，男，84岁，2020年10月7日初诊。

主诉：遗尿1年多，穿纸尿裤近10个月。

病史：高血压病史20多年，靠服多种降压药物维持。1年前出现遗尿，自知但不能控制，多方求治，补肾药吃遍，近3个月来颜面及双下肢浮肿。眼看进入冬季了，很是担忧。只求治遗尿一症。

症状：热，口干不敢喝水，心烦，眠差，大便干，4～5日1行，脉浮细数。

六经辨证：太阴病。

处方：甘草干姜汤。炮姜60g，炙甘草30g。3剂，颗粒剂。每日1剂，分2次，沸水冲服。

二诊：白天已不再遗尿，能控制尿意，昨晚遗尿2次。颜面浮肿消退，双下肢肿早晨消失，晚上复肿。

处方：甘草干姜汤。干姜30g，炙甘草30g。3剂，颗粒剂。

后电话随访遗尿症状消失，双下肢浮肿减轻。自诉80多岁没有老伴，症状能缓解已经很满意了。

（五）桂枝汤合半夏厚朴汤、三仁汤治咳嗽

吴某，25岁，2019年8月11日初诊。

病史：咳嗽、咳痰，2天前晚上开窗睡觉着凉感冒。

症状：汗出，恶风，鼻塞，流清涕，咳嗽，咳白痰，痰鸣，略喘憋，口中和，小便正常，大便溏日1～2次。舌淡苔白厚腻，脉沉略紧。

六经辨证：太阳太阴合病。

处方：桂枝汤合半夏厚朴汤合三仁汤。桂枝20g，赤芍10g，姜半夏10g，厚朴24g，紫苏梗20g，茯苓20g，苍术10g，豆蔻6g，苦杏仁（燀）20g，薏苡仁30g，红枣10g，生姜15g，炙甘草6g。3剂，颗粒剂。开水冲服，每日1剂，分2次温服。

几天后，其母亲也因感冒来诊治时，告知服药3剂后，仅白天偶有咳嗽，

他症基本痊愈。

（六）桂枝加龙骨牡蛎汤去姜枣合封髓丹治颈动脉斑块

安某，男，53岁，2020年5月11日初诊。

病史：头晕，犯困几个月，经检查颈动脉斑块形成。大小约0.5cm×0.8cm，自服三七粉等无效。

症状：头晕、头脑不清醒，犯困，睡后仍不清醒，早晨起不来，乏力，不解乏，汗出多，无恶寒恶风，吃饭不香，渴饮热，二便可。舌小，淡，薄白苔，脉关弱，双尺浮。

六经辨证：太阴病。

处方：桂枝加龙骨牡蛎汤去姜枣合封髓丹。桂枝30g，赤芍10g，黄柏6g，砂仁10g，煅龙骨30g，煅牡蛎60g，甘草10g，焦山楂30g。5剂，颗粒剂。开水冲服，每日1剂，分2次温服。

二诊：诸症略有改善，加地龙10g，偶有间断共服百余剂，基本痊愈，后到医院复查B超，颈动脉斑块消失。

（七）桂枝加桂汤合苓桂术甘汤、附子理中丸治耳鸣多年

郭某，男，29岁，2020年10月3日初诊。

病史：耳鸣多年，乏力，便溏日1～2次，余无他症。舌淡红苔薄白，略齿痕，脉弱。

六经辨证：太阴病。

处方：桂枝加桂汤、苓桂术甘汤合附子理中丸。桂枝30g，赤芍10g，附子20g，干姜6g，白术10g，茯苓10g，党参10g，炙甘草15g，红枣10g，生姜10g。5剂，颗粒剂。

二诊：耳鸣有缓解，效不更方。5剂，颗粒剂。

三诊：已基本听不到耳鸣，即使偶而有，但很快消失，便溏改善。自认再服5剂痊愈，继续5剂颗粒剂。

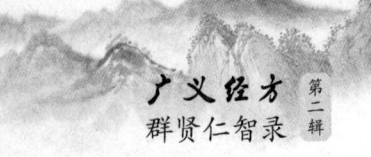

（八）外台茯苓饮加减治胃灼热

冯某，女，74岁，2020年10月5日初诊。

病史：胃灼热多年，不是反酸。高血压病史10多年，3年前行心脏支架术2处。每日服降高血压药、保养心脏支架药、胃药及1片镇痛药以缓解浑身难受。

症状：颜面浮肿，胸闷，短气，心下痞，胃灼热，不是反酸。恶寒，双足进风。食欲可，不渴，小便可，大便3～5日1行，不干，不痛快。血压140/90mmHg。舌略大，少许白腻苔，脉弱。

六经辨证：太阴病。

处方：外台茯苓饮加减。茯苓20g，白术30g，枳壳15g，陈皮30g，党参10g，姜半夏10g，紫苏梗10g，豆蔻6g，五灵脂10g，生姜20g。5剂，颗粒剂。每日1剂，分2次，沸水冲服。

二诊：颜面浮肿略消，胃灼热缓解，心下痞缓解后，心脏闷、短气症状也有所缓解，恶寒、双足进风等症缓解，服药四五日后，大便日行1次，有便意。镇痛药减至半片，舌脉如前，效不更方，5剂。

三诊：诸症大减，只是在服心血管药物后有一阵胃灼热，大便基本每日1行，身体轻松，血压120/84mmHg。嘱先把降高血压药减量观察，无异常后再停服镇痛片。要求开10剂巩固。

（九）附子理中汤去芍药合吴茱萸汤加大黄、大腹皮、厚朴、苦杏仁治便秘多年

孙某，女，72岁，2020年5月11日初诊。

病史：便秘多年，粪球状，通便药几乎吃遍，无效，不吃通便药无便意。几天前服通便果后，腹痛，腹泻，泻后腹胀难忍，流涎，早上起床时枕巾沾满黄臭口水。脑梗病史10余年，心绞痛病史。

症状：痛苦面容，诉满腹胀满，大便4日未解，流涎加重。腹部触诊：腹大胖，腹肌不紧张，无肠型，重按有痛感，无反跳痛，喜按喜温，有气排不多。饮食如常，不渴，喜热饮。舌淡，苔润薄白，舌体胖大，脉寸关沉实有

力，尺伏。

六经辨证：太阴病。

处方：附子理中汤去芍药合吴茱萸汤加大黄、大腹皮、厚朴、苦杏仁。制附子30g，干姜15g，白术50g，吴茱萸10g，生姜15g，党参10g，苦杏仁（燀）20g，大黄10g，大腹皮10g，厚朴24g。2剂，颗粒剂。每日1剂，分2次，沸水冲服。

二诊：诉服药后第2日解出香蕉便1次，诸症大减，流涎减少。第3天睡眠良好，早上枕巾没有口水，解出2次溏便。排便前后均无腹痛，偶腹胀，调整处方：制附子50g，白术30g，大黄5g，余如前。2剂。

三诊：便溏2次，腹胀，流涎已无，调整处方：制附子60g，白术30g，去大黄，余如前。2剂。1个月后随访，大便日1次不干不溏，偶尔流口水。

（十）四逆汤合当归芍药散，泽泻易泽兰治便秘、痛经

曹某，17岁，2020年9月5日初诊。

病史：从小便秘，5~7日一次，便干，偶粪球状，无所苦。痛经，整个经期小腹都隐痛，经血暗有血块，体态瘦弱，面暗，身重，乏力，懒言，上课犯困，夜晚睡不实，纳差，腹部凉，双下肢轻度瘀肿，舌红苔薄白，略有齿痕，脉浮弱。

六经辨证：太阴病夹血虚。

处方：四逆汤合当归芍药散，泽泻易泽兰。制附子15g，干姜6g，白术30g，茯苓10g，当归10g，川芎6g，赤芍10g，泽兰10g，炙甘草15g。5剂，颗粒剂。每日1剂，分2次，沸水冲服。

二诊：其母亲代诉，服药第4日开始大便每日1次，守方如前，10剂。

三诊：其母亲代诉，服药第12日月经期，痛经2天，疼痛较前减轻，经血颜色正常，其他症状都大大减轻。孩子活泼多了，上课注意力已集中，可以解以前解不了的题了，达到深睡眠，已基本恢复到年轻人该有的朝气。原方加五灵脂10g，10剂。

四诊：服药后学习劲头十足，心情特别好，怕冷大为减轻，面色变白且有光泽，要求继续服药（高三学生，一诊时是不想喝中药的）。双下肢轻度瘀肿

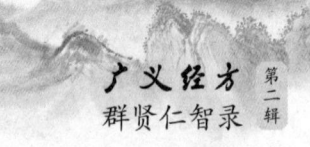

消退，脉略弱。

处方：白术 10g，制附子 15g，干姜 6g，茯苓 10g，当归 10g，川芎 6g，赤芍 10g，泽兰 10g，炙甘草 15g，（醋）五灵脂 10g。10 剂。嘱咐这次可以 2 日服 1 剂，即每日晚上服药 1 次即可。

五诊：其母亲代诉，原来以为孩子高三学习压力大，因火导致便秘加重，脸色不好，没想到是由于寒引起的，所以吃清火药不见效，吃完还肚子痛。经过这 1 个多月的治疗，所有的毛病都好了，这次月经一点也没痛，最主要的是孩子说这次月考成绩提高 30 多分，原来是下降的，还要继续服药。守四诊方 10 剂，2 日服 1 剂，即每日晚上服药 1 次即可。

八、曹本贵医案

曹本贵，执业中医师，全科医师，毕业于湖北中医药大学，师从名医大家，系统学习经方体系，深研国医经典，容纳百家之长为其所用，擅长使用经方调理体质，结合辨证辨病治疗各种疑难杂症，尤其是内科、妇科、儿科病，以及肿瘤的术后调理和癌症的中医药治疗。对不孕不育、失眠、痤疮、肝胆胃肠病、妇科、皮肤病、失眠、月经不调、女性体质调理、备孕、高血压、糖尿病、痛风，以及肿瘤术后调理等其他疑难杂症有显著的疗效。

（一）半夏泻心汤合小陷胸汤加味治胃痛

王某，14 岁，2020 年 11 月 1 日初诊。

主诉：上腹部疼痛 3 天。

病史：患者 3 天前无明显诱因出现上腹部疼痛，病后未行检查治疗。上症呈间断性发作，进食生冷、辛辣、干硬食物后加重；因其在学校上课，为求缓解症状在其母亲的陪同下前来就诊。

症状：患者形体瘦弱纤细，肤色黄；嗜食辛辣，食用甜品不多；腹型正常，腹肌紧，肌力 3 级，剑突下、左上腹压痛，以剑突下为甚；舌红少苔脉弦数。

六经辨证：胃痛，半夏泻心汤证，小陷胸汤证。

处方：半夏泻心汤合小陷胸汤加味。清半夏10g，黄连5g，黄芩10g，党参10g，甘草10g，红枣20g，生姜10g，瓜蒌15g，麦冬20g。3剂。日1剂，分3次温服。后随访中得知，病情好转。

按：《金匮要略·呕吐哕下利病脉证治》载："呕而肠鸣，心下痞者，半夏泻心汤主之。"《伤寒论·辨太阳病脉证并治》载："小结胸病，正在心下，按之则痛，脉浮滑者，小陷胸汤主之。"《金匮要略·肺痿肺痈咳嗽上气病脉证治》载："火逆上气，咽喉不利，止逆下气者，麦门冬汤主之。"因考虑王姑娘年纪尚小，故剂量稍做调整，麦门冬汤去掉粳米。弘扬中华文化，振兴中医中药。传承精华，守正创新！把中医药传承好，发展好，利用好是我辈的责任和使命！跟着何庆勇老师"类方-方证-主证"思路学习经方抓独法，收获匪浅，感谢何老师解读医圣张仲景、药王孙思邈两位中医界至圣先师的不传之秘！

（二）柴胡桂枝干姜汤合潜阳封髓汤治口腔溃疡

胡先生，53岁，2020年11月1日初诊。

主诉：口腔溃疡3月余伴纳差半月。

病史：患者诉3个多月前食用辛辣刺激食物后出现口腔溃疡，历经中西医治疗，花费三四千元，疗效欠佳。于半月前出现纳差，不想吃饭。经人介绍于11月1日前来就诊。

症状：舌两侧可见红白色浅显小破溃面，伴有口干、纳差、泛酸水；其他尚有胸闷，尿频尿不尽，小便黄，大便稀，手凉，舌淡苔薄白，脉弦弱。

六经辨证：柴胡桂枝干姜汤，潜阳封髓汤证。

处方：柴胡桂枝干姜汤合潜阳封髓汤。柴胡24g，桂枝10g，黄芩10g，天花粉12g，干姜6g，甘草6g，牡蛎10g，龟甲20g，黄柏10g，砂仁6g，制附子10g。7剂，水煎服。日1剂，分3次服用。

上周三因其他疾病来诊时诉口腔溃疡已愈。

按：《金匮要略·疟病脉证并治》附（《外台秘要》）方记载："治虐寒多微有热，或但寒不热。服一剂如神。"郑钦安在《医理真传》中说到："真龙即真火，或上或下，皆能令人病"。故用潜阳封髓汤引火归元，导龙入海，得收

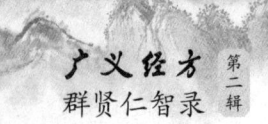

良效。

笔者临床体会到柴胡桂枝干姜汤的方证是口干、胸闷、大便稀，脉弦弱等症状。封髓潜阳汤的方证是虚火上炎导致的口腔溃疡、小便黄等症状。

（三）干姜黄芩黄连人参汤合当归四逆汤、四逆散、小陷胸汤加味治糖尿病

鲁某，女，55岁，2020年11月17日初诊。

主诉：口干、口渴伴夜尿多9个月余，加重1个月。

病史：患者诉于9个月前出现口干伴随夜尿增多，夜间需喝水解渴，夜尿5～6次，严重影响睡眠；前往医院就诊查血糖7.8mmol/L，给予口服降糖药（具体不详），口干、夜尿增多无改善；于1个月前进一步加重，为求诊治于今日前来就诊。

症状：口干、口渴、夜尿多，查血糖7.3mmol/L；一天到晚心慌、乏力；伴有心烦、汗出，咽中有痰，手凉，容易麻木；形体适中，肤色黄白；剑突下、右上腹压痛，无反跳痛，腹部肌力3级；无其他特殊不适，舌暗淡苔微腻，脉弦滑数。

六经辨证：消渴（脾瘅），干姜黄芩黄连人参汤证，当归四逆汤证，四逆散证，小陷胸汤证。

处方：干姜黄芩黄连人参汤合当归四逆汤、四逆散、小陷胸汤加味。干姜10g，黄芩10g，黄连10g，党参10g，五味子15g，红景天10g，桂枝12g，赤芍20g，当归12g，细辛8g，鸡血藤15g，木通10g，姜半夏10g，瓜蒌20g，柴胡12g，枳壳15g，甘草6g，藿香20g，翻白草20g。3剂，水煎服。日1剂，分3次服用。

11月23日二诊：诉口干口渴、夜尿多较前好转，夜间饮水、小便次数均减少1次，复查血糖5.5mmol/L。患者希望坚持一段时间可以把血糖降到正常范围，我也愿意竭尽全力让她的身体得到康复。心慌乏力、心烦汗出，手凉、容易麻木等症状都有好转；仍感咽中有痰，剑突下压痛，无其他特殊不适；舌暗淡苔微腻，脉弦滑数。

处方：干姜黄芩黄连人参汤合小陷胸汤、瓜蒌牡蛎散、半夏厚朴汤、桂枝

甘草汤。天竺黄15g，芡实15g，红景天10g，五味子15g，翻白草20g，藿香20g。继观。

按：《伤寒论·辨厥阴病脉证并治》载：伤寒，本自寒下，医复吐下之，寒格，更逆吐下，若食入口即吐，干姜黄芩黄连人参汤主之。

《伤寒论·辨厥阴病脉证并治》载：手足厥寒，脉细欲绝者，当归四逆汤主之。

《伤寒论·辨少阴病脉证并治》载：少阴病，四逆，其人或咳，或悸，或小便不利，或腹中痛，或泄利下重者，四逆散主之。

《伤寒论·辨太阳病脉证并治》载：小结胸病，正在心下，按之则痛，脉浮滑者，小陷胸汤主之。

《金匮要略·百合狐惑阴阳毒病脉证并治》载：百合病渴不差者，栝蒌牡蛎散主之。

《金匮要略·妇人杂病脉证并治》载：妇人咽中如有炙脔，半夏厚朴汤主之。

《伤寒论·辨太阳病脉证并治》载：发汗过多，其人叉手自冒心，心下悸，欲得按者，桂枝甘草汤主之。

（四）柴胡加龙骨牡蛎汤合当归补血汤治眠差

熊某，女，31岁，老师，2020年11月7日初诊。

主诉：睡眠差半年，加重半个月。

病史：诉睡眠质量差，严重的时候一夜只能睡2小时；在学校工作琐事特别多，容易心烦，气短乏力，经常便秘，于11月7日前来就诊。

症状：形体适中，面色黄；腹肌软，肌力2级，无压痛及反跳痛；月经量少，无其他特殊不适，舌淡苔薄白，脉弦数。

六经辨证：眠差，四逆散证，柴胡加龙骨牡蛎汤证，当归补血汤证。

处方：柴胡加龙骨牡蛎汤合当归补血汤。柴胡3包，茯神2包，黄芩2包，桂枝2包，炙甘草2包，大黄2包，姜半夏2包，人参2包，生姜6g，红枣20g，龙骨20g，牡蛎20g，磁石2包，当归2包，黄芪4包。10剂，免煎颗粒，开水冲服。日1剂，分2次服用。随访中得知眠差明显好转。

按：《伤寒论·辨太阳病脉证并治》记载：伤寒八九日，下之，胸满烦惊，小便不利，谵语，一身尽重，不可转侧者，柴胡加龙骨牡蛎汤主之。

当归补血汤为补气生血之基础方，也是体现李东垣"甘温除热"治法的代表方。《内外伤辨惑论》记载："治肌热，燥热，困渴引饮，目赤面红，昼夜不息，其脉洪大而虚，重按全无。《内经》曰脉虚血虚，又云血虚发热证象白虎，惟脉不长实有辨耳，误服白虎汤必死。此病得之于饥困劳役。"方证要点：肌热，口渴喜热饮、面红，以脉大而虚、重按无力。

（五）退热汤合小承气汤、半夏厚朴汤治发热、咳嗽、腹胀

马某，男，4岁，2020年11月24日初诊。

主诉：咳嗽3天伴腹胀、发热1天。

病史：患儿奶奶代诉，患儿于3天前受凉后出现咳嗽，不会吐痰；11月23日吃鸡肉，24日未排大便，患儿精神萎靡遂来就诊。

症状：患儿精神萎靡，体温38.3℃，咳嗽，2天未排大便，手心热，腹部叩诊呈鼓音，余无异常。指纹紫滞，舌淡苔薄黄，脉滑数。

六经辨证：三阳合病。

处方：退热汤合小承气汤、半夏厚朴汤。柴胡2包，连翘1包，黄芩1包，甘草1包，大黄1包，杏仁1包，枳壳1包，茯苓1包，生姜1包，姜半夏1包，厚朴1包，苏叶1包。3剂。免煎颗粒。日1剂，分2次服用。

11月30日随访中得知该患儿服药1剂后好转；家长把剩余的2剂药给该患儿7岁的哥哥服用后，哥哥的咳嗽也好了。

按：退热汤是黄煌教授治疗发热的经验方，临床应用中确实可以收到好的效果。

《伤寒论·辨阳明病脉证并治》载：得病二三日，脉弱，无太阳柴胡证，烦躁，心下硬，至四五日，虽能食，以小承气汤少少与微和之。太阳病，若吐，若下、若发汗后，微烦，小便数，大便因硬者，与小承气汤和之愈。

《金匮要略·妇人杂病脉证并治》载：妇人咽中如有炙脔，半夏厚朴汤主之。

九、宫文医案

宫文，主治中医医师。17岁随祖母学习简单中医相关知识（祖母属赤脚医生，亦医亦农，会用草药、针灸之法为乡邻治疗些常见病，不收取费用），后考入长春中医学院（现长春中医药大学），在校期间先后跟随国医大师任继学、妇科圣手杨忠孟、疑难病专家胡永盛、国家名中医刘铁军教授侍诊抄方学习，苦学八载，取得中西医结合硕士研究生学位。毕业后一直在基层从事中医临床工作，近年响应国家号召，转岗儿科。2015年拜师学习儿科，先后跟随中医儿科国医大师王烈教授，吉林省儿科名中医许继增教授、冯晓纯教授学习，业满三载，以优异成绩毕业。参编著作2部，发表学术论文10余篇。现于吉林省梅河口市中心医院从事儿科临床工作。

（一）发热

王某，男，13岁，吉林省柳河县人，2018年11月24日初诊。

主诉：发热1个月。

病史：患儿于1个月前无明显诱因出现发热，呈低热，体温37.6～37.8℃，口服"小儿氨酚黄那敏、头孢菌素、阿奇霉素"多日未效，就诊于当地三甲医院，血尿常规检查、影像学检查均未见异常。经人介绍就诊于我处。

症状：身材偏瘦，面色㿠白，测体温38.0℃，手足凉，舌质淡，薄苔，脉沉，尺脉弱。

六经辨证：少阳病兼气虚。

处方：生麻黄8g，荆芥12g，防风3g，生黄芪15g，党参12g，炙甘草6g，干姜8g，茯苓12g，羌活6g，细辛3g，紫苏梗12g。上药为中药颗粒，5剂。每日1剂，早晚热水冲服。

二诊：患者诉上方药尽，未再发热，近几日，纳差乏味，偶有腰痛，自汗，咽红，舌质淡，苔薄，脉浮。

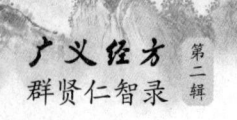

六经辨证：太阳，少阳，太阴同病。

处方：桂枝 9g，白芍 9g，柴胡 12g，银柴胡 12g，蝉蜕 8g，茯苓 12g，防风 3g，青蒿 10g，炒白术 12g，鸡内金 3g，紫苏叶 12g，龙骨 6g，桑寄生 5g。上药为中药颗粒，7 剂。每日 1 剂，早晚热水冲服。

后微信回访，药后无明显不适，因上学课程忙未再复诊。

（二）内痈

赵某，女，35 岁，2020 年 4 月 15 日初诊。

主诉：经期延长 2 年，每次月经期 12 天左右，无明显不适症状。

病史：剖宫产切口憩室，盆底静脉曲张。医院主张二次手术，患者因不想手术故就诊于我处。

症状：身材高挑，偏瘦，面白，两颧处少许色斑，无明显不适症状，舌质淡红，苔薄，脉平有力。

诊断：内痈。

处方：生黄芪 30g，金银花 20g，当归 25g，炙甘草 15g，霜桑叶 30g，益母草 20g，荆芥炭 20g，玄参 15g，川牛膝 10g，陈皮 20g。7 剂，水煎服。每次月经前 7～10 天服药，每月经前 7 天为 1 个周期。

患者用药 2 个周期，月经经期都是 8 天，3 周后经期 7 天，嘱停药。

（三）尿白浊

丛某，女，14 岁，吉林省柳河县人，2020 年 8 月 12 日初诊。

主诉：无症状蛋白尿 2 年。

病史：患儿 4 年前诊断过敏性紫癜，在省级三甲医院，中西医结合治疗后痊愈。出院后定期检查尿常规，2 年前出现蛋白尿，初起尿蛋白（+）或（±），未予治疗，定期监测。近 1 年，多次尿蛋白（+++），其亲属为我院肾内科医师，给予"百令胶囊、阿魏酸哌嗪片、福辛普利"治疗，治疗后无好转，故来我处就诊。

症状：体型与同龄相仿，面色灰有光泽，无明显不适，舌质淡，苔薄黄，脉缓，剑突下胀满，压痛（+）。

六经辨证：厥阴病（半夏泻心汤证）。

处方：半夏9g，黄芩10g，黄连6g，干姜8g，生甘草6g，太子参10g，芡实12g，金樱子12g，瓜蒌10g，土茯苓15g。15剂，水煎服。

自行回当地药店抓药，药后复查尿分析尿蛋白（++），因疫情当地交通管制不能复诊，故电话沟通原方再服15剂。

二诊：我院尿分析尿蛋白（±），24小时尿蛋白定量，其中总蛋白定量0.15g/L，尿微量白蛋白定量123mg/L，24小时尿量2.90L，24小时尿微量白蛋白定量357mg，24小时尿液总蛋白0.44g，α_1微球蛋白0.7mg/L，无明显不适，舌质淡，苔白厚，脉缓，剑突下胀满，压痛（-）。

处方：半夏9g，黄芩10g，黄连6g，干姜8g，生甘草6g，藿香12g，佩兰10g，茵陈10g，石菖蒲12g，薏苡仁20g，滑石10g。自行回当地药店抓药，15剂，水煎服。

三诊：无不适，舌质淡，苔薄白，脉缓，剑突下胀满，压痛（-）。

处方：半夏9g，黄芩10g，黄连6g，干姜8g，生甘草6g，土茯苓15g，升麻10g，白茅根15g。15剂，水煎服。

自行回当地药店抓药，药后当地复查尿分析，24小时尿蛋白定量均正常，停药。

（四）咳嗽

汪某，男，6岁1个月，2019年2月10日初诊。

主诉：咳嗽1个月。

病史：1个月前感冒后出现咳嗽，干咳，无痰，就诊于省三甲医院，诊断为过敏性咳嗽，给予"布地奈德、吸入用复方异丙托溴铵溶液"雾化，"氨溴索口服液"口服，效果不显，家长又给予"头孢菌素、阿奇霉素、止咳类糖浆"口服，仍不见效，经熟人介绍来我处就诊。

症状：面白，咳嗽，无痰，咳前咽痒，无恶寒，无咽痛，舌质淡，苔白，脉细无力。

六经辨证：太阳，太阴合病（心咳）。

处方：桂枝12g，炙甘草10g，薤白8g，麦冬10g，丹参6g，茯苓12g，

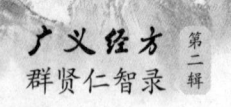

龙骨 10g，牡蛎 10g。上药为中药颗粒，7剂。每日1剂，早晚热水冲服。

二诊：无咳嗽，偶有干呕，舌脉同前。上方加旋覆花 12g，鸡内金 6g，水红花子 10g。上药为中药颗粒，7剂。每日1剂。

（五）治嗜睡

李某，女，40岁，长春市人。

主诉：嗜睡半个月。

病史：患者半个月前出现嗜睡，伴有胃部不适，四肢无力，就诊于医院，给予胃乐新颗粒口服，效果不显，逐渐加重，已经严重影响工作，故就诊于我处。

症状：体型微胖，面黄，精神不振，饮食乏味，脘腹胀满，舌淡苔白厚腻，关脉略弦，尺脉沉缓。

六经辨证：太阴、少阳合病（嗜睡症）。

处方：柴胡 15g，黄芩 10g，党参 12g，陈皮 10g，苍术 15g，厚朴 12g，干姜 6g，甘草 10g，升麻 10g，酸枣仁（生、炒）各 15g，草果 9g，槟榔 10g。7剂，水煎服。日3次温服。忌冷饮，辛辣，平素可饮红茶。

10日后微信回访，无明显不适，故停药未复诊。

（六）头痒

姜某，男，83岁，柳河县姜家店人，2015年10月25日初诊。

病史：患者因冠心病-心绞痛于心内科住院治疗，经治疗后稳定，会诊要求解决头痒，在我之前，皮肤科已会诊，未效。详询患者，头痒已经有3年，头痒不止，多方求医无效，最近半年寻一偏方可止痒2～3小时（偏方为白矾、陈米醋，洗头）。

症状：平素嗜酒（15岁饮酒至今从未间断，每日饮酒1斤左右，住院期间，亦在饮酒，病床下放15斤散装白酒），精神状态佳，思维敏捷，满头银发，头皮多处抓痕结痂，舌质淡红，少苔，脉弦有力。诊无头绪，忽然脑里闪现，嗜酒之人多肝胆湿热，出现阴囊瘙痒，而此患者为头，同为肝胆经所过之处。

六经辨证：少阳病（龙胆泻肝汤证）。

处方：北京同仁堂龙胆泻肝丸（水丸），每日3次。每次2袋。

3日后主治医师电话告知，头痒大减，已经不用偏方洗头，患者要求出院，问后续如何治疗，告之继续服药，头痒痊愈，停药。后此患者又因肿瘤住院头痒易未发作。

十、许俊祥医案

许俊祥，男，85年生人，2008年毕业于福建中医学院（现福建中医药大学）中医临床专业。在基层中医院工作十二载光阴，虽愚钝却素仰华夏文化，倾慕岐黄医术，时常游学各地，幸得南京中医药大学黄煌先生等名师教诲，于仲景先师所著之伤寒论开始着力，渐对黄煌先生所提倡之方、病、人相应有较深之认识。曾于《经方》杂志微信版发表"心慌慌的女孩"等小文10多篇，2015年获选地区"青年五四奖章"，2016年创建"祥子中医药微信群"及"许大夫说"个人公众号，2019年获选为福建中医药大学"基层就业典型"。一路走来，虽遭遇荆棘坎坷之艰辛，却始终初心未改，秉承医圣"上疗君亲之疾，下救贫贱之厄"之念，坚持至今，渐得旁人所识，幸甚至哉。迄今为止为基层百姓提供纯中医诊疗服务已达数万人次，在当地颇受好评。现为中医副主任医师，黄煌经方论坛资深会员，安徽灸法研究会化脓灸分会会员，顺昌县医学会中医药分会会员，南平市中医药学会理事。

自编小传一首，博诸君一笑。

一枚小医，长相无奇；并非家传，学院业毕；初心未改，跟师学艺；

钟爱经方，或持针技；纵难皆效，唯本心矣；有缘人至，闲谈医轶。

（一）小青龙汤治银屑病早期

患者，女，10岁。

症状：以"双下肢密布粟米样皮疹半年"来诊，疹色淡红，瘙痒明显，夜里瘙痒尤甚，在地区医院诊断为银屑病早期，使用多种西药外涂内服未见显效，幼时体弱常打针挂瓶，大小便常，饮食尚可，查舌淡红略胖，苔润。

处方：小青龙汤。麻黄9g，桂枝9g，白芍9g，干姜6g，细辛6g，五味子 6g，法半夏 9g，甘草 3g，茯苓 9g。6 剂。

告知药后注意防寒避风，药后可能皮疹从下肢而泛于全身，不要紧张，继续服药即可。果然药尽而皮疹遍布全身瘙痒难忍，下肢皮疹变得稀疏而色暗淡，鼓励继续服药透发，可用药渣泡脚以助汗出而疹消。如此继续服药 10 多剂。

二诊：皮疹渐消，下肢皮肤肌肤甲错。

处方：桂枝茯苓丸。桂枝 9g，茯苓 9g，牡丹皮 9g，桃仁 9g，赤芍 9g。6 剂。

复诊反馈，药后夜里遗尿 2 次，考虑其人身体气虚湿盛，不耐活血药攻伐，桂枝茯苓丸加黄芪 24g，继续服药，前后服药 21 剂，皮疹尽消，且肌肤甲错的下肢也变得光滑。

按：此例阳性体征较少，但特殊在皮疹仅仅在双下肢处，肚脐以上位置未见任何皮疹，结合其舌象判断为阴证，加之其年幼之时常挂水，舌润，内饮必存，故使用小青龙汤发之透之。此法也是受张英栋先生治疗银屑病思路的启发，而在以往的所阅案例中，大部分医者仍执着于以凉血活血清热法治疗银屑病这类皮肤病。

（二）防己黄芪汤合真武汤治糖尿病、肾病、肾衰竭

患者，男，年过 5 旬。

病史：糖尿病多年，家族糖尿病病史，血糖控制不佳，常熬夜打牌喝酒，某日突发神昏伴身体浮肿，本地县医院以病危而转院至上级医院 ICU，经抢救结合多学科会诊后，患者苏醒但浮肿未见明显消退，建议返回当地继续治疗。

症状：头面浮肿，下肢高度水肿，按之如泥，血糖控制不稳，血红蛋白低，血压血糖控制不稳，因为肾功能极度衰竭几乎不能小便，目前口服降血压药及降糖药等。本地医院以病危而拒收入院，家人以病危而转求中医诊治，查其人神清，舌淡白胖大明显，脉大无力。

处方：防己黄芪汤合真武汤。黄芪 30g，防己 15g，干姜 10g，制附片 9g，白芍 9g，生白术 30g，茯苓 20g，甘草 3g，红枣 3 枚。6 剂。

结合针灸治疗，在阴陵泉、三阴交、漏谷、足三里、上下巨虚、关元、气海、水分、太渊、太溪等穴进行针刺，在足三里、阴陵泉、三阴交等穴加温针灸。

针药当晚小便增至600ml，后连续几天，家属告知昼夜尿量皆在900～1200ml。1周后浮肿明显减退，下肢皮屑如大片雪花飘落，医者震撼针药并举之效，患者及家属欣喜浮肿退去。断续针药并用2月，浮肿退尽，至今未发，后患者2年前中风无法行走，现以轮椅出行，仍在血透室进行每周2～3次透析。

按：此案例可谓针药并治之经典案例，患者病危，医院辞而不治，家属转而求诊中医，谓之死马当活马医，抱定生的愿望，做好死的打算，态度诚恳，谓医者尽管勉力治之。此案阳气衰败而水饮泛滥，病势垂危，既往有熬夜伤伐身体阳气，又有家族糖尿病病史，脉太即为劳证，以真武北方水神镇之，再合防己黄芪汤补中气而调小便不利，每日午时阳气旺盛之时，给予针灸刺激发脾肾阳气，所幸能力挽狂澜，救大厦于将倾。

（三）柴胡桂枝汤治恙虫病头痛

患者，男，55岁。

病史：秋日河边钓鱼被恙虫咬伤后出现寒热交替、头痛等症，当地医院诊断为恙虫病，挂氯霉素数日后寒热交替的症状明显缓解，头痛未见减轻。既往有慢性支气管炎病、胃炎病史，喜酒。

症状：每日傍晚头痛欲裂，以后项部为主，口苦，畏风，食欲减退，心烦，脾气急躁，好发火。

处方：柴胡桂枝汤加葛根、延胡索。柴胡12g，桂枝12g，白芍12g，甘草6g，延胡索12g，葛根12g，法半夏10g，黄芩8g，党参8g，生姜3片，红枣3枚。3剂。

复诊：未见明显效果，头痛如旧，加延胡索为15g，葛根24g，再服3剂，头痛豁然而愈。

按：此案患者为本人父亲，现在想来仍历历在目，恰当时刚刚接触黄煌老师的经方论坛不久，对于方证对应早就跃跃欲试，恰遇此案。口苦，之前有

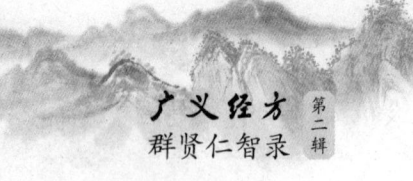

寒热交替为少阳，后头痛、畏风为太阳，很自然的柴胡桂枝汤呼之欲出，加葛根，延胡索为头痛局部用药，此案先不效而后效，也说明中医中药量效关系还是要讲究的。此案曾发在黄煌经方论坛上，黄煌老师评语为："这么好的案例，以前错过了，最近在琢磨柴胡桂枝汤证，读此案很有启发，谢谢。"黄煌老师为经方大家，末学能得此赞，幸甚之至。

（四）枳实薤白桂枝汤合四逆汤治胸痹

患者，为本人。

病史：因大学二年级期间调换宿舍后，与舍友相处不和睦，加之性格内向，久之渐渐出现左侧胸闷、心悸感，面色青黄，不喜交流，默默貌，常口苦，口腔溃疡，大便干稀不调，常叹气，心烦，畏风寒，心情低落，脉结代，过敏性鼻炎病史，多次就诊省城国医堂，服药数月未见缓解，无奈之下，虽不懂辨证论治，仍试着服用中医内科学胸痹、心悸篇各个证型之方剂，均不见效，这般持续了年余。一直到本人机缘巧合看到卢崇汉先生《扶阳论坛》中关于阳气的种种论述，大受启发。此胸痹乃阳气被郁，当以温法化痰散寒理气以解阳气之困局，仲景先师之枳实薤白桂枝汤正合此病机，加四逆汤加强温阳之力，是以离日当空，阴霾自散。

处方：枳实薤白桂枝汤合四逆汤。枳实10g，薤白30g，桂枝15g，制附片10g，干姜10g，甘草10g，茯苓30g，白术20g，厚朴30g，瓜蒌30g。3剂。

自觉胸痹略微好转，加制附子20g（先煎1小时），余药同前，再服3剂。胸痹心悸减轻明显，再加附子至30g（先煎2小时），舍友知附子毒性，皆劝我慎重，我抱定心念的同时，也准备好绿豆甘草汤以备不时之需，再服3剂，胸痹心悸大愈，结代脉消除，胸口好像拿掉了一块大石头，非常轻松。药后1个月发现体质改善，口腔溃疡发作的频率也明显减少。

按：此案为亲身经历，让我深刻地认识到阳气重要性的同时，也明白了四逆汤的作用。确切地说四逆汤不是温补，而是温通以展阳气之郁，而脉结代并非只有炙甘草一方可疗。药后反复口腔溃疡发作消停了，也充分说明阳火不再郁于某处，身体能量的四处周流已经恢复正常。反复年余的胸痹心悸案被10剂温阳散寒化痰理气剂画上了休止符。此案让我第一次生出对中医经方的由衷的敬畏之心，仲景诚不欺我也。

（五）茯苓四逆汤治烦躁失眠

患者，中年男性。

病史：怕冷异常 10 多年，运动后常口吐白色泡沫样痰液，病起于 10 多年夏日睡卧潮湿 1 楼而起，尤其下肢冰冷异常，舌淡偏白，脉无力。

处方：吴茱萸汤加味。吴茱萸 15g，干姜 15g，党参 15g，红枣 30g。5 剂。

二诊：未见显效，转从脾阳论治。

处方：附子理中汤。制附片 10g，干姜 10g，白术 30g，党参 30g，甘草 5g。7 剂。

十诊：此后也陆续用过当归四逆汤，当归四逆汤加吴茱萸、生姜汤，四逆汤等均未见怕冷等上症减轻。此案百思不得其解，明明虚寒体质，为何上方皆无效，而颇令人搓手。再细问其人失眠日久，查体型瘦小，下眼睑色淡，下肢无力感，手足有时麻木，不容易开心，考虑内伤为主，心脾气血两虚，给予归脾汤加味。

处方：当归 20g，黄芪 20g，白术 20g，甘草 10g，茯神 20g，远志 5g，酸枣仁 15g，木香 10g，龙眼肉 20g，干姜 5g，红参 10g，红枣 30g。7 剂。

十一诊：药后自觉怕冷缓解明显，补益气血获效，击鼓再进，上方给予 14 剂。反馈周身温暖，舒适，怕冷持续改善，唯有烦躁，失眠仍在，明明很累想去睡就是睡不下去，脉仍无力感。

处方：茯苓四逆汤加龙骨、牡蛎。茯苓 20g，红参 15g，干姜 15g，甘草 15g，龙骨、牡蛎各 20g，白术 20g，制附片 15g。5 剂。

药后欣喜来告，问之为何不早开此方，烦躁、失眠顿除，要求继服此方，谓之烦躁失眠困扰 10 多年，此方服之异常舒适。

按：此案波折，十诊后方改归脾汤后开始显效，后以茯苓四逆汤收全功。前用附子理中汤，吴茱萸汤，当归四逆汤、当归四逆汤加吴茱萸、生姜汤皆未见寸效，为何？皆通阳故而无效。以服归脾丸之方测之，其人为气血两亏之体，归脾丸气血双补，补足之前亏耗之气血，心脾气血充沛，四肢自然回暖，

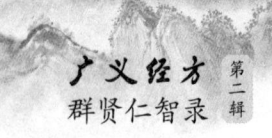

最后再以茯苓四逆汤温通阳气，烦躁失眠顿除，前后十七诊，10余年怕冷烦躁失眠方除，医患皆幸。

（六）柴胡桂枝汤治莫名腹痛

患者，老年女性。

病史：腹痛迁延1月余来诊，前后在多地就诊，未见显效，诊断不明。患者体瘦，腹痛时发时止，口苦，怕冷，有鼻炎病史，自诉容易感冒，大便不畅，面容表情僵硬感，默默貌。

处方：柴胡桂枝汤。柴胡12g，桂枝12g，白芍24g，甘草6g，半夏12g，黄芩6g，干姜6g，党参12g，红枣15g。3剂。

药毕后痛缓，再服3剂巩固，腹痛未作，随访1个月未发。

按：此案取效，一是方证对应，二是体质对应。患者为柴胡桂枝合体，既有柴胡之默默貌，口苦；又有桂枝之怕冷，鼻鸣，面白，加之腹痛时发，柴胡桂枝汤跃然纸上。

（七）温胆汤治心悸迁延

患者，女，青年，本院护士。

病史：心悸反复发作，外地游玩后出现莫名心悸，心电图查为正常，心内科医生诊断心脏神经官能症，不需要服药，观察即可。但观察期间心悸仍有越演越烈之态，故求诊中医。查其人体丰，描述病情时眉飞色舞，再问其人胆子大不大？其人羞而答之，怕黑，如值夜班去如厕定需同事陪同。

处方：温胆汤加龙骨、牡蛎。半夏15g，竹茹15g，枳壳15g，陈皮20g，干姜5g，红枣20g，龙骨、牡蛎各30g。5剂。

1周后复诊，面带微笑，自谓药后心情轻松，心悸未作。

按：此案关键在识人，此即黄煌老师所说的半夏体质，典型的温胆汤证。其人圆脸，体丰，胆小，怕黑，检查未见器质性改变，描述问题多具主观感情色彩，故用温胆汤壮其胆。黄煌老师说，温胆汤像一块橡皮擦，它能擦去内心的恐惧，也可以看作是治疗当今常见的创伤后应激障碍的专方，余再加龙骨、牡蛎镇静安神，自然疗效可期。

（八）五积散治月经异常

陈某，年轻女性。

病史：未婚，月经过期不至来诊。体丰，但皮肤不粗糙，营养状态良好，平时胃口好，大小便常，疫情期间多吃少动，体重长而月经逾期一月未来，平素饮食多有生冷水果，腹诊小腹冰冷感，舌脉未见明显异常。

处方：五积散。麻黄9g，桂枝9g，甘草3g，苍术、白术各9g，厚朴9g，当归9g，白芍9g，川芎9g，茯苓9g，法半夏9g，陈皮18g，枳壳9g，干姜9g，生姜9g，桔梗9g，白芷9g。5剂，水煎服。白天服药。

药后月经即来，月经期停药，之后以原方7剂巩固。

按：此即五积散体质，营养状况良好，又常食生冷，体内寒湿痰浊堆积，血道不通，故而月经难至，服五积散调体即安。

（九）温胆汤加麻黄治遗尿

病史：患儿遗尿2年，几乎都在夜里发生，每隔1~2天发生1次，家长说患儿夜里睡眠太沉，叫不醒，直接就尿在床上了，营养状态良好，圆脸，头发虽不算粗，但色泽好而密，下肢有腿毛，胆子比较小，舌脉未见明显异常。

处方：温胆汤加麻黄。法半夏12g，竹茹12g，茯苓15g，麻黄6g，陈皮15g，红枣3g，枳壳12g。3剂。

5天后来复诊，断续服药期间未见遗尿发生。复诊继续给前方5剂。

按：此半夏、麻黄符合体质，营养状态同样良好，但胆怯易惊，故用温胆汤合麻黄。我猜测麻黄治遗尿可能是同时兴奋大脑、膀胱，即中医学所说之醒神，而温胆汤偏向安神化痰，温胆汤和麻黄两者相合，对大脑的兴奋程度进行双向调节，这样大脑通过对膀胱的控制恢复正常，遗尿即不再发作。

（十）麻黄升麻汤治水痘

患者，男，本院同事。

病史：感冒发热后出现全身疹子2天，之前有鼻塞、流鼻涕等外感症状，自服桂枝汤发汗后，出现全身疹子，痒为主，皮肤科怀疑为水痘。口干，气

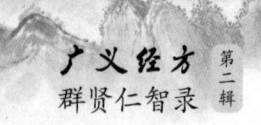

短, 乏力, 便溏, 手脚心烦热感, 舌淡红苔薄黄腻, 齿痕明显。

处方：麻黄升麻汤。麻黄 10g, 升麻 20g, 葛根 20g, 石膏 20g, 桂枝 10g, 麦冬 10g, 玉竹 10g, 当归 10g, 白芍 10g, 黄芩 10g, 白术 10g, 干姜 5g, 茯苓 10g, 甘草 10g, 知母 10g。3 剂。

二诊：药后反馈水痘明显消退，上症减轻，补充大便长期便溏，乏力明显。

处方：升阳益胃汤加味。黄芪 20g, 白术 10g, 半夏 10g, 陈皮 10g, 党参 10g, 干姜 6g, 甘草 6g, 泽泻 10g, 羌活 6g, 独活 6g, 防风 6g, 柴胡 6g。5 剂。

药后患者精神明显好转，舌黄腻退去，清淡饮食善后。

按：患者属脾虚体质，本为表证，先用汗法，形成上热下寒之状态，故初用麻黄升麻汤内外同调，水痘消退后，正气虚而邪毒尚存，故以升阳益胃汤去寒凉之黄连，全方健脾益气，除风湿之毒调理善后。

十一、黄开雄医案

医案 1

本人，男，四旬余。

病史：左手腕尺侧疼痛 2 天。患者因于 2 天前戴湿润手套诱发疼痛，疼痛不甚，于当天贴膏药，效不佳。第 2 天下午疼痛稍加重，第 3 天凌晨 5 点醒来左手腕疼痛加重，不能屈伸，触之疼剧。速嘱枕边夫人微信记下处方。

处方：桂枝 60g, 生姜 45g, 红枣 12 枚, 炙甘草 30g, 生白术 45g, 制附子（先煎）45g。速煎 1 剂（煎 2 遍混匀分 3 次温热服）。

早上 7 点多开始服药，当天上午患手仍不能屈伸，不能握笔，不能持针，服 1 剂 3 次尽，晚上患手疼痛减轻五六成，可屈伸，但触之仍疼痛；第 2 天再服 1 剂，到晚上疼痛减轻八九成；第 3 天晨起疼痛若失（平素虚寒体质，口中和，舌淡红稍胖大，前少苔兼中根部薄白浊苔）。

医案 2

右某，女，五旬五，近五旬断经。

病史：右肩颈上肢外展时疼痛，患处及后背怕冷，遇寒疼僵加重，爬楼或走路稍快会气喘，口不干，纳可，寐可，二便可，手凉足踝凉，平时很少出汗，夏天出汗少，时感心跳感（有期前收缩），稍胸闷，舌淡红薄白苔有齿痕，左偏浮，尺沉弱，右寸无力，关浮弦，尺沉弱。

辨证：营气不足表证，肾虚。

治法：解表补虚。

处方：桂枝30g，赤芍40g，生姜40g，炙甘草20g，红枣8枚，山茱萸60g，黄芪60g，白参20g，制附子（先煎）30g，鸡血藤30g，威灵仙30g，葛根（先煎）40g。6剂。日1剂。

6剂服完，患者以中药难服为由，没再继续服中药，后随访爬楼气喘消失。疼痛结合理疗，基本康复。

医案3

张氏，男，七旬余。

病史：左臀部及大小腿后侧麻木4月余，走长路胀痛4个月，患者手凉，小腿肌肉痛，面浮肿，不怕冷，干活汗多，右手掌干燥脱皮，右肩痛双手麻，平时稍有疲劳感，无头晕痛，纳可，二便可，夜寐4小时，舌淡苔薄白，双脉浮软尺沉弱。

辨证：太阴外证。

治法：解表通络。

处方：黄芪120g，桂枝30g，赤芍30g，生姜30g，红枣8枚，鸡血藤30g，威灵仙30g，乌梢蛇15g。10剂。

诸症减轻，夜寐亦好转，但增左侧股骨大转子僵，原方加葛根（先煎）30g，10剂，诸症进一步减轻，劝其再巩固10剂。随访如常，精神倍增。

十二、刘云鹏医案

刘云鹏，男，30岁，毕业于河北医科大学，执业中医师。临床擅长运用经方治疗内外妇儿各科常见病，疗效显著。

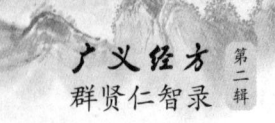

（一）慢性肠炎

白某，男，51岁，2021年1月6日初诊。

病史：大便不成形，腹泻，每日2～3次，腹部怕冷，受冷则腹痛，已2年余，伴夜尿频多。舌淡红，苔润滑，脉沉细。

辨证：脾肾虚寒。

处方：参苓白术散合四神丸、四逆汤、缩泉丸加减。党参15g，炒白术15g，茯苓10g，炙甘草10g，干姜15g，附子10g，五味子10g，肉豆蔻10g，补骨脂20g，吴茱萸6g，益智仁20g，乌药10g，炒山药30g，红枣30g，莲子15g，芡实30g。7剂。

1月12日二诊：服药后，腹部怕冷好转，大便略成形。原方干姜改20g，续进7剂。

1月19日三诊：服药后，腹部不怕冷，大便已成形。每日2次，原方续进7剂。

1月27日四诊：服药后，大便成形，每日1次。原方续进7剂。后随访，已愈。

按：脾胃运化无权，大便不成形，病久及肾，夜尿频多。病属脾虚，水湿不化，苔则润滑。病程日久，病位在里，脉则沉弱。

（二）慢性支气管炎

李某，女，62岁，2015年11月16日初诊。

病史：患慢性支气管炎20余年，天气变冷时加重。现咳嗽半月余，痰多，痰稀色白，夜间咳嗽咳痰加重，伴咳喘，咳嗽剧烈则脸部发热，纳可，小便多，大便正常。舌淡红，苔薄润，脉沉弦。

辨证：寒饮停肺。

处方：苓甘五味姜辛夏杏汤合真武汤。茯苓15g，甘草10g，五味子10g，干姜6g，细辛6g，半夏10g，杏仁10g，附子10g，炒白术10g，白芍10g，生姜10g。5剂。

11月21日二诊：咳嗽减轻，咳痰减少，原方续进5剂。随访咳嗽病愈。

（三）慢性胃炎

朱某，女，70岁，2019年5月17日初诊。

病史：近日来胃部不舒服，反酸胃灼热，打嗝嗳气，胃脘胀满，饭后加重，食量减少，食欲不振，不敢吃凉东西，口干，饮水一般，二便可，寐可。舌红苔薄白，脉弦。

辨证：痞证，中焦寒热错杂，气机升降失常。

处方：半夏泻心汤加旋覆代赭汤加减。法半夏10g，黄连6g，黄芩6g，北沙参30g，红枣15g，炙甘草3g，木香6g，枳实10g，干姜3g，旋覆花10g，代赭石15g，焦三仙（焦麦芽、焦山楂、焦神曲）各15g。3剂。

5月20日二诊：服药后，胃脘胀满减轻，打嗝减轻，胃灼热反酸减轻，原方续进3剂。

5月23日三诊：服药后，诸症减轻，原方续进3剂。后随访病愈。

（四）顽固性失眠

钟某，男，65岁，2018年9月5日初诊。

病史：失眠月余，整宿不睡，白天精神不减，大便干燥，两日1行，小便黄，面色红，脾气急躁，舌红苔薄黄，舌中裂纹，脉弦有力。

辨证：阳明火热内盛，上扰心神，心神不宁。

处方：大黄6g，黄连6g，黄芩9g。3剂，开水冲泡5分钟，睡前顿服。

9月7日二诊：服药后，已能入睡4小时。原方续进3剂。

9月10日三诊：服药后，每日睡眠4小时多，大便每日1行，已不干。原方续进3剂。

9月13日四诊：每日已能睡5小时，遂停药观察。

（五）慢性阑尾炎

李某，女，34岁，2015年11月4日初诊。

病史：右下腹疼痛半年余，时疼时止，经医院检查诊断为慢性阑尾炎，治疗药物不详，效果不佳。患者来诊时腹部疼痛，面部有黑斑，脾气急躁，易

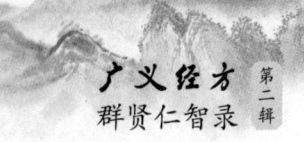

怒，月经色暗，有血块。二便正常。舌淡紫红，苔薄白，脉弦。

辨证：气滞血瘀。

处方：四逆散合桂枝茯苓丸。柴胡15g，白芍15g，枳实15g，炙甘草10g，桂枝15g，茯苓15g，桃仁15g，牡丹皮15g，赤芍15g。3剂。

11月7日二诊：服药后，腹痛消失。遂停药观察。后随访，病愈。

（六）慢性腹痛

哈某，女，24岁。2016年9月7日初诊。

病史：腹部隐痛，喜温喜按，得热则舒，遇寒则重，时痛时止，反复发作，已3个月余。面色黄，体质瘦弱，月经量少，四肢易冷。舌红，苔薄白，脉沉细。

辨证：中脏虚寒。

处方：小建中汤。桂枝15g，白芍20g，生姜15g，红枣15g，炙甘草10g，蜂蜜（代替饴糖）50g。5剂。

9月12日二诊：服药后，腹痛消失，续服5剂以巩固之。后随访病愈。

（七）月经不调

陈某，女，31岁，2018年4月8日初诊。

病史：月经不调半年余，每月月经来2次，日期不准。患者半年前因痛经在一老中医处调理，后痛经愈，出现月经不调，月经色暗红，有血块。就诊时月经淋漓不止，怕冷，手足凉，腰酸，二便可，纳可，寐可。舌淡红，苔薄白，脉沉细。

辨证：血虚宫寒。

处方：胶艾汤。阿胶15g，当归18g，川芎18g，白芍18g，艾叶12g，生地黄18g，炙甘草12g，黄酒450ml与水同煎，4剂。

4月13日二诊：四剂药服完后，月经已止。遂停药观察。后随访，月经已恢复正常。

按：经方之神效，非运用而莫知。若辨证准确，用药精当，则效如桴鼓。

（八）下肢酸软无力

贾某，女，48岁，2016年11月9日初诊。

病史：双下肢酸软无力4个月余，影响工作。曾在一老中医处服中药治疗，处方不详，未愈，后就诊于余。腿酸软无力伴腰酸，手足欠温，二便可，纳可，寐可，舌淡胖苔白，脉沉弱。

辨证：肾气亏虚。

处方：熟地黄20g，山药15g，山茱萸20g，茯苓10g，泽泻10g，牡丹皮10g，附子15g，肉桂10g，仙茅10g，淫羊藿15g，杜仲15g，续断15g。5剂。

11月15日二诊：服药后，下肢酸软无力好转，原方续进5剂。后随访，病愈，已正常上班。

（九）低血压嗜睡

余某，男，70岁，2015年10月6日初诊。

病史：嗜睡乏力精神不振1月余，伴随食欲不振，血压偏低，90/60mmHg。下肢无力，舌淡红，苔薄白。脉浮大，重按无力。

辨证：少阴病，真武汤证。

处方：茯苓15g，附子15g，白术15g，白芍15g，生姜15g。7剂。

二诊：诸症好转，食欲增加，嗜睡乏力精神不振好转，下肢无力好转，测量血压110/70mmHg。原方续服7剂。后随访，病愈。

（十）不明原因发热

张某，男，48岁，2014年4月22日初诊。

病史：反复发热1年余，经医院检查，未查出病因，发热时则口服布洛芬或者激素类退热药，未能治愈。来诊时，表情淡漠，手足冰凉，舌淡苔白润，脉沉弦，发热时体温不超过38℃，身体疼痛，颈腰背部疼痛，关节疼痛，二便可，纳可，寐可。

辨证：少阴病，阳虚发热证。

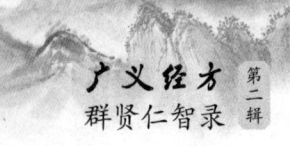

处方：麻黄 10g，附子 15g，细辛 10g，干姜 15g，炙甘草 10g，肉桂 10g。5 剂。

4月27日二诊：服药后，未发热，身体有发麻之感，此为阳药运行之作用，非附子、细辛之中毒反应，嘱其不用紧张，续服前方 5 剂。

5月1日三诊：服药后，已无身体发麻之感，未再发热。遂停药观察。后随访，病愈。

十三、唐明华医案

唐明华，男，53 岁，中西医结合专业。跟随 3 名当地中医老师，县医院进修学习 2 次，在苍溪县工作 15 年，黄猫乡工作 16 年，2015 年辞职，2019 年在广元市出诊。

（一）慢性胃窦炎伴糜烂

向某，男，56 岁。

病史：胃胀胃痛，夜间尤甚，胃灼热反酸，食管至舌边偶尔出现刺痛，大便稀溏每天 2～3 次，夜里口干口苦甚，不欲饮，阳痿、早泄，无性欲 5 年，多次在各大医院检查，示慢性胃炎、胃窦炎伴糜烂。2019 年在成都某医院治疗 3 月好转，但始终夜里有痛感，2020 年 1 月在某医院治疗 3 个月效果不理想，经人介绍来我诊所治疗。

症状：面色晦暗无光泽，颜面、颈部老年斑十分明显，舌质紫色暗，舌苔白滑，舌边齿痕，舌下静脉怒张，根部有瘀斑。

病机：寒湿瘀阻，中焦虚寒，脾肾阳虚。

治疗：温中健脾助阳。

处方：制附子 75g，肉桂 15g，炙甘草 10g，炒白术 25g，干姜 75g，砂仁 15g，党参 25g，海螵蛸 30g，枳实 10g。3 剂。医嘱不吃生冷硬剩、太辛太辣太油腻，不吃水果。

二诊：胃胀反酸胃灼热，食道舌边刺痛明显好转。

处方：制附子 125g，炮姜 125g，炒白术 25g，党参 25g，肉桂 15g，炙甘草 10g，白豆蔻 15g，生地黄 60g。3 剂。

三诊：患者面色好转有光泽，老年斑有所淡化，胃疼胃胀胃灼热很少出现，夜间胃痛、口干、口苦消除，大便基本成形，每天 1 次。上方不变，再开 7 剂，打药粉带走。

随访未复发。

（二）尿神经痛

左某，女，42 岁，利州区人。

病史：6 年前出现不明原因右下腹疼痛，时而隐痛时而加重，加重时随时意识性大小便，骶骨有所不适，在几家医院做过几次全面检查，生化全套、彩超、CT、MRI、肠镜、妇科检查等均没找到原因，通过中西医治疗都不见效。去年 3 月因为病情加重又到医院做了除开肠镜外的其他检查，仍未找到原因，医院要求做肠镜，路过我诊所而就诊。

症状：患者面色灰暗憔悴，右下腹痛，随时想解大小便，去了又没有，骶骨有不适感觉，自小怕冷，手脚冰凉，胃疼遇凉隐痛胀满少腹冷痛，痛经舌质暗淡，舌苔白腻水滑。

中医辨证：寒湿瘀阻，脉络受阻。

西医诊断：尿神经痛。

治疗：温经散寒降逆，疏通止痛。

处方：制附子 75g，干姜 75g，代赭石 25g，旋覆花 20g，姜半夏 15g，陈皮 15g，紫苏梗 15g，红枣 6 枚，砂仁 15g，炙甘草 5g。

当时患者询问此方效果，我答先吃 3 剂观察情况。因患者之前多次治疗均无明显改善，故要求先取 1 剂观察，后再复诊。故仅开了 1 剂，服用 3 天。嘱不吃生冷油腻。

未料到患者 1 剂药治愈，随访 10 个月从未复发。

（三）重舌

蹇某，男，52 岁。

病史：患者就诊时不便言语，用手指向口腔，检查后发现舌下有一类似舌

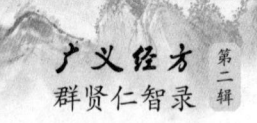

头的多余肉体，厚度约半 cm，长度约 2cm。因患者不便言语，无法交流，未脉诊及问诊，直接开方给药。

辨证：心脾有热。

处方：当归尾 15g，连翘 15g，白芷 15g，炒大黄 10g，炙甘草 5g。

复诊：次日早晨患者又来了，看到我便说，唐医生快把昨天的药方找出来取 1 剂。这时，患者言语较清楚，10 多天前不明原因出现舌下不适，一天比一天加重，到医院静脉滴注治疗 7 天，效果不明显，还找了中医看，亦无效。越来越严重时才到我处。最初可以吃饭说话，后舌下肿胀加重，舌体动不了且疼痛。我真没想到这次的方子效果这么神。后又原方取了 1 剂，隔了几天来告诉我痊愈了。我还专门问吃没吃其他药，说没有。

（四）激光治疗后颌骨不适

说来奇怪，我在广元市遇到一个怪病，我还是用了上案方子，大家可以参考。

患者，女性，46 岁。因为咽喉不适，有息肉，在某医院做了激光治疗后，出院不久后出现下颌骨不适，有说不出的胀感，难受，一痛就心烦，到医院后馈情况，告之与手术无关，手术没问题。一年多内找了许多中医西医治疗均无效。离我诊所不远，到我处说明原因，因看不出缘由，按照常规治疗几次无效，后来我就灵机一动又用上了上方：当归尾 15g，连翘 15g，白芷 15g，炒大黄 10g，炙甘草 5g。3 剂。让其泡开水服用。当时不确定此方的效果，患者隔了许久来说第一剂药服用后，舌下一侧掉了一个软硬像葫芦籽一样的东西，然后就可以吃饭说话，药后神奇的痊愈了，直到现在回访没发过病。

（五）腹泻

谭某，男，48 岁，广元市昭化区人，2020 年 2 月 21 日初诊。

主诉：大便稀溏每日 4~5 次，5 年。

病史：5 年前因感冒后出现不明原因腹泻，经过西医治疗好转。随后虽大便次数增多，但无腹痛故未在意。一月后自觉没见好转，大便稀溏，粘马桶，多处中医西医治疗无效，自己感到担心，每年在医院做胃肠镜无其他

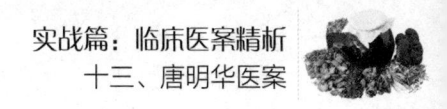

变化。

现症：体型偏胖，面色黝黑粗糙，舌体胖大，舌边齿痕明显，舌质暗淡，舌苔黄腻水滑，脉沉迟，口干夜甚不欲饮，背心发凉，每年冬天贴暖宝宝，肩颈不适全身怕冷困重，手脚冰凉，小便正常。

辨证：寒湿瘀堵，中焦虚寒，脾肾阳虚。

处方：桂附理中丸加味。制附子75g，干姜75g，炒白术25g，党参25g，肉桂15g，炙甘草10g，桂枝25g，葛根30g，白芍50g，3剂。水煎服，每剂2日，每次200ml左右。

2020年2月28日二诊：全身困重消失，怕冷好转，便溏有所改变。

处方：桂附理中丸。制附子125g，炮姜125g，党参25g，炒白术25g，肉桂10g，炙甘草10g，7剂，服用方法同上。

2020年3月15日三诊：大便每日1次畅通，舌质黄腻水滑退2/3。

处方：桂附理中丸。制附子100g，肉桂100g，炙甘草300g，炒白术300g，炮姜300g，党参300g。打末，以蜂蜜做药丸，每丸10g，早晚各1丸。

2个月后回访，大便正常，颜面掉了一层粗皮，现在很光亮，显得有精神。

（六）三叉神经痛

向某，男，65岁，广元市利州区人，2019年6月15日初诊。

主诉：三叉神经痛6年余。

病史：患者6年前出现不明原因右侧大牙痛至三叉神经痛，当时疼痛难忍，找了牙医检查，牙齿完好。又到市中心医院多次检查治疗，诊断为三叉神经痛，多处中西医治疗效果不理想。随后到华西医院治疗，给出两个方案，手术或者药物治疗。当时患者选择了药物治疗，开了卡马西平、白云山板蓝根颗粒。几年来一直是早晚各1片卡马西平，1包板蓝根。

症状：体型正常，颜面皮肤微红，肩部发凉怕冷，手心发热出汗，双下肢冬天冰凉，怕冷，舌质红润，舌苔薄黄，失眠多梦，大小便正常，脉沉迟。

辨证：寒湿瘀堵，经络受阻，心肾不交。

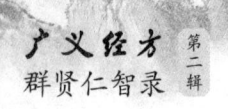

处方：四逆汤加味。

药物：制附子45g，干姜45g，白芍60g，葛根30g，桂枝25g，川芎45g，当归20g，炙甘草10g，首乌藤30g。3剂，水煎服。

医嘱：忌食寒凉冷饮、太辛太辣，西药逐渐减量。

2019年6月22日二诊：服用中药至今，西药每天1次，每次半片卡马西平，板蓝根已停，全身轻松舒服没有痛感，睡眠改善。

处方：白芍60g，川芎20g，丹参20g，白芷10g，甘草10g。7剂。

医嘱：第2剂起改为2天1次，卡马西平每次1/4，不痛，第3剂起停服卡马西平，观察。

2019年8月19日三诊：中药服完后一直没服西药，1个多月没有痛感，这次感冒觉得有点不适，怕反复，上方20剂，打粉，长期吃，短时间巩固治疗，后随访未复发。

（七）面神经瘫痪

何某，男，52岁，教师，2020年10月26日电话远程初诊。

主诉：晨起右侧颜面麻木僵硬，右侧眼睛胀痛，口包不住水。

病史：患者昨晚门卫室值班，睡觉时右侧窗户没关严，早上起床右侧肩部、脸部发凉，出现右侧眼睛耳后胀痛，吃饭掉米。到镇医院检查，诊断为面瘫，要求到上级医院检查、治疗，由于学校有事，不便请假，电话求助就诊。

症状：自诉眼睛看书写字受不了，右侧后脑不适，口眼向一侧歪斜，有高血糖病史，正在吃中药调理，余无不适。

辨证：外感风邪，经络阻滞。

处方：四逆汤加味。制附子75g，干姜75g，炙甘草10g，桂枝20g，葛根20g。1剂。

2020年10月31日二诊：患者症状减轻，原方加味。

处方：制附子75g，干姜75g，炙甘草10g，白芍60g，川芎15g，桂枝20g，葛根20g，当归15g。3剂。

（八）肥胖

左某，男，19岁，利州区人，2020年5月6日就诊。

病史：患者从小不爱运动，爱吃零食，爱喝饮料，饭量很大，超出同龄人很多。肚圆脸大，颜面黝黑，颈部、腋下、肘弯处皮肤黑、粗糙，身体魁梧胖大，身高172cm，体重99kg，无喝水的习惯，睡眠很好，一次饭量除开菜汤三大碗白米饭以上，中途还要吃零食，大便稀溏，粘马桶，1天2次，余无不适。舌体胖大，舌边齿痕，舌苔黄腻，脉沉细。

辨证：中焦虚寒，寒湿困脾。

处方：桂附理中丸加味。制附子100g，炮姜300g，炒白术300g，党参300g，肉桂100g，炙甘草300g，砂仁150g。打粉每天2次，早晚各10g，姜水送服。

医嘱：不食生冷太油太腻，不喝饮料，适当锻炼。

2020年6月15日二诊：肚子明显变小，颜面皮肤有光亮，饭量大减，颈部、腋下、肘部皮肤由黑变白，体重1个多月减了10.5kg。患者及其家人对此结果甚是高兴，其母亲要求再服1个月。原方继续，随后回访3个月后体重一直保持72.5kg左右。

（九）雷洛斯综合征（硬皮病）

姜某，女，67岁，利州区人，2019年12月26日初诊。

主诉：双手指节冰凉疼痛20年。

病史：患者2000年冬天出现两侧肩部发凉，继而逐渐至双手指节，最初以为感冒受风寒，没在意，到医院开了点药物有所缓解，1个月后加重。双手指节皮肤逐渐变白色，僵硬麻木继而疼痛。到医院就诊，抗链"O"高，类风湿因子高，具体诊断不详，开了药吃，效果不理想。后到市医院找了一个老中医，诊断为雷洛斯综合征（中医硬皮病），并告知这个病少见，难治，治疗时间长，开了一年的长效青霉素及针灸治疗，吃药每月一换，每到夏天好转，冬天加重，双手指节苍白发绀，冰凉麻木疼痛，严重时指甲指尖溃烂流黄水，疼痛难忍。后来转院找了专家，吃了几年药，始终解决不了冬天加重的痛苦。抱

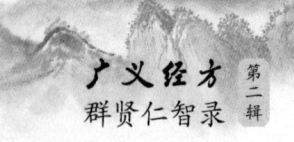

着尝试的心态来我处就诊。

刻诊：消瘦，面色苍白舌质暗淡，舌苔薄黄水滑，舌下瘀斑，双手指节苍白发绀，冰凉麻木疼痛，中指、食指指尖肿胀，破皮流水，指甲溃烂疼痛难忍，夜里睡觉最痛苦。大小便正常，脉沉细。

辨证：阳气不足，寒湿阻络。

治法：温阳除湿，益气活血，通络止痛。

处方：制附子45g，干姜45g，炙甘草10g，制草乌10g，麻黄10g，桂枝20g，白及20g，淫羊藿20g，熟地黄25g，肉桂15g，鹿角胶20g，伸筋草15g，黄芪80g，蜂蜜20g。3剂。

2020年1月9日二诊：疼痛胀痛有所好转，上方不变，3剂。

2020年1月16日三诊：指尖溃烂好转，溃面已干，带上电加热手套不再疼痛。上方去麻黄加当归15g，继服，7剂。

2020年3月21日四诊：指尖溃烂痊愈，指节皮肤变软，苍白发绀好转，指节麻木、疼痛、发凉好转，半夜微有口干，舌质舌苔基本正常，舌下瘀斑淡化，患者要求药丸巩固，另诉觉得太瘦想长点肉。

治法：温中健脾，益气活血通络。

处方一：制附子100g，炮姜300g，炙甘草300g，肉桂100g，党参300g，炒白术300g。打粉，蜂蜜做丸，每丸10g，每天早上1次。

处方二：熟地黄120g，当归120g，淫羊藿200g，鹿衔草120g，黄芪200g，地龙25g，乌梢蛇50g，地鳖虫50g，僵蚕50g，石斛200g，蜣螂虫50g。打粉，每天晚上睡前1次，每次8g。

2021年1月27日五诊：精神尚好，面色红润有光泽，自诉去年后来药丸吃了4个多月，长了4kg，手没痛过。今年冬天怕发病，其老伴让其来开去年的丸药，但由于在绵阳带孙子所以拖到现在，但到现在也没有复发。

（十）甲状腺功能减退伴抑郁

何某，女，40岁，大学教师，广元利州人，2020年7月14日初诊。

主诉：乏力犯困，失眠，脱发5年。

病史：5年前出现脱发、头晕、乏力、怕冷，到医院检查甲状腺功能减退症（简称"甲减"），一直在服用治疗甲减的药物。几年来失眠、脱发、乏力犯困、手脚心发热，全身怕冷、口干、烦躁越来越严重，讲课没精神，出现抑郁症，服用医院开的抗抑郁的药物2年多，每晚睡前1粒。

刻诊：头发稀疏，面色萎黄，口咽干燥不欲饮，舌质淡白，全身怕冷，大便稀溏，脉沉细无力。

辨证：寒湿瘀堵，肝肾阴虚，脾阳虚。

处方：六味地黄丸合四逆汤加味。熟地黄120g，牡丹皮80g，泽泻80g，山茱萸80g，山药80g，茯苓50g，制附子80g，炮姜80g，炙甘草80g，炒白术80g，黄芪200g，炒柏子仁120g，肉桂30g，阿胶80g，炒酸枣仁80g。打粉，蜂蜜做丸，每丸10g，每天2次，早晚各1丸。

（十一）慢性支气管炎（六年）

王某，女，42岁，2020年11月16日初诊。

主诉：秋冬咳嗽，6年之久。

病史：6年前的秋天因受风寒而咳嗽，当时药物加输液治疗痊愈。后来每年冬季或是秋季都会发病1~2次，严重时喘息，夜甚不能平卧。几次发病在医院诊断为慢性支气管炎，几年来每次发病后药物治疗无效，输液7天好转，上次诊所输液9天才好。几年来体重增加了十几斤，这次发病经朋友介绍前来。

现症：咳嗽阵发性加剧，痰白清稀量较多，咳后头晕气短，怕风怕冷，身体困重，夜里不能平卧，眼睑轻度浮肿，舌体胖大边有齿痕，舌根黄腻，舌下瘀斑。

辨证：太阳表证，少阴阳虚寒痰阻肺。

方剂：小青龙汤加减。姜半夏15g，麻黄10g，桂枝25g，白芍15g，细辛5g，干姜45g，炙甘草10g，制附子45g。3剂。

2020年11月22日二诊：咳嗽明显好转，白痰减少，夜里可以入睡，身体困重消除，眼睑浮肿舌苔变化不大。

治疗：温阳化气行水。

方剂：真武汤加减。制附子75g，干姜45g，茯苓25g，白术20g，桂枝

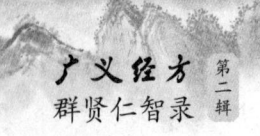

15g，姜半夏 10g，自加生姜 20g，3 剂。

后好转至今未复发。

十四、负修远医案

负修远，男，1992 年生，中医内科学硕士，行医于绍兴，笔名西湖虫二。

理中丸治疗唾液分泌过多

患者，女，23 岁，2020 年 11 月 23 日初诊。

病史：1 个多月前吃冰淇淋后，出现吃饭后口水过多，并日趋加重。后来即使不吃饭也觉得口水满嘴，嘴巴非常难受，晚上睡觉需要一直吐口水，相当影响睡眠。10 天前曾服用中药 1 周，虽然有效，但又因贪吃冰淇淋而复发，且较前更重。

刻诊：自觉口水满嘴，人稍怕冷，口淡不渴，不敢食冷，纳差，稍食则胃胀，大便溏稀，舌质淡，苔白略厚腻，脉细弱。

处方：理中丸加减。干姜 10g，白术 10g，党参 10g，炙甘草 10g，砂仁 6g，益智仁 30g，陈皮 15g，焦山楂 30g，炒神曲 30g，炒鸡内金 30g。7 剂。水煎服。嘱其冬天不要吃冰冷之品。

服用 2 天，口水分泌正常，嘴巴无明显不适。随访半个月一切尚好。

按：一听到患者说，晚上因为吐口水睡不成觉，我就想起张仲景在《伤寒论》中的描述："大病瘥后，喜唾，久不了了，胸上有寒，当以丸药温之，宜理中丸"。仲景原文是喜唾，本案是吐口水。两者症状虽然有别，但病机都是一样的，同为脾胃虚寒。文中患者每次都因吃寒凉冰淇淋而发，且胃胀纳差，皆是明证。

为何胃胀我们也说是寒呢，源自《内经》："脏寒生满病"。因此，面对胃胀，不能单纯应用行气消胀，要明确病因。所以本案只加了陈皮与砂仁行气消胀，未加用过多其他行气药。

本案方中加神曲、山楂、鸡内金，是因为舌苔稍腻，且小姑娘喜欢吃冷饮，难免胃肠有积滞，用此三药开胃化积，服用后胃口大开，食后不会再腹胀。

十五、彭宪章医案

彭继友，男，医学本科，彭氏中医第六代传人，主治医师，执业药师，执业律师。

彭宪章为成都中医药大学教授，我国著名中医学专家，名老中医，一生致力于中医学，悬壶济世 50 余载，活人无数，著作颇丰。我有幸从彭老众多手稿中窥得其精湛的医术，不愿一人独享，现引用彭宪章教授辨证论治治疗疑难病 3 例。以飨读者。

——彭氏中医第六代传人　彭继友

（一）头痛

患者，男，54 岁，农民。

病史：头痛 9 年，自诉每日午后 1—2 时开始前额到头顶疼痛，至夜半时止，口淡乏味不渴，发作时饿极则欲呕，二便调，舌苔薄，脉缓而弱。平素身体较弱，易感冒，头痛已有八九年之久，服中西药不计其数，均未愈。询问病史，患者回忆不起因何而起，无外伤史、无高血压史、无家族史。

诊断：头痛（厥阴头痛，肝寒上逆）。

治法：温中降逆止痛。

处方：吴茱萸汤。黄连 25g，吴茱萸 12g，红枣 4 枚，生姜 6 片。水煎 2 剂，冷水浸泡半小时，开后文火再煎 15 分钟，每日 3 次，每次服 100ml。

第 3 日到患者家探视，患者诉服 1 剂，头痛已止，今日第 2 剂药尚未尽。九年之顽疾，已豁然而愈。

彭老（彭宪章）按：此病症状表现为阳明之经症状，而实际病位则在阳明之腑，数年来，诸医皆从阳明经治，是以不愈，而《灵枢·顺气一日分为四时》第四十云："夕则人气始衰，邪气始生，故加夜半人气入脏，邪气独居于身，故甚也"。此病头痛在午后至夜半之止者，即正虚不能胜邪之故也，因午后人气始衰，夜半人气入脏之时，下焦浊阴之气，趁此上乘于诸阳之会，故头痛；饿即极则欲呕，口淡无味，脉缓而弱者，均是胃中虚寒之象，故每当饿时，下焦与浊阴之气更趁此上乘于胸中清阳之气，而胸中清阳之气又不受浊邪，肝胃

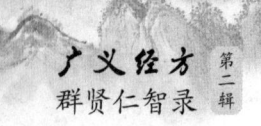

不和是以欲呕也。遂用仲景吴茱萸汤温中降逆止痛，故九年沉疾豁然而愈。

按：肝寒上逆证主证表现为干呕，吐痰涎沫，巅顶疼痛。《素问·举痛论》云："寒气客于肠胃，厥逆上出，故痛而呕也"，所以头痛是表现于外的征象，实质是寒邪内犯厥阴之肝经，浊阴之气上逆所致。由于寒邪内犯厥阴，浊阴之气上逆，痰涎随之上升，故干呕，吐涎沫；厥阴肝经脉上行巅顶，阴寒之气上冲巅顶，故巅顶疼痛。无论是胸膈满闷欲呕、厥阴头痛，还是手足逆冷，烦躁欲死，皆与虚寒内犯、肝胃不和、浊阴上逆有关。此例患者表现以头痛为主，伴发作时饿极欲呕是为正治。

（二）自汗

张某，男，51岁，农民。

主诉：左侧头部及左侧胸部汗出8年。

病史：白天汗出，动则为甚，至傍晚时，汗出稍急，汗出部位仅在头之左侧及左侧胸部，无发热口渴等症状，纳差，二便调，舌淡苔白厚而腻，脉大无力。前医用白虎加苍术汤治疗数月无效。

诊断：自汗（阴虚阳亢）。

治法：补气舒肝滋养镇摄法。

处方：当归补血汤合小柴胡汤加减。柴胡18g，黄芩9g，南沙参50g，黄芪24g，当归9g，龙骨12g，牡蛎12g，红枣3枚，甘草6g，生姜4g。2剂，水煎服。患者服2剂后，八年之疾豁然而愈。

彭老（彭宪章）按：《素问·生气通天论》云："故阳气者，一日主外，平旦人气生，日中而阳气隆，日西而阳气已虚，气门乃闭"，又云："阳者，藏精而起亟也；阳者，卫外而为固也。故阳强不能密，阴气乃绝"，从此可以悟出白天汗出多，傍晚则汗止者，乃阴虚阳亢，即谓阳强不能，又阳不能卫外为固也。前医白虎加苍术汤不愈者，即所谓"寒之不寒，是无水也"。因此《素问·生气通天论》"阴平阳秘，精神乃治"立舒肝气滋肝血镇摄法，柴胡、黄芩以和肝，姜、枣、草调和营卫，南沙参以补气生津，黄芪以固卫气，当归以补血养血，加龙、牡镇静敛汗，十药对症，故效如桴鼓。

按：《素问·宣明五气》云："五脏为液，心为汗"心主血脉，"汗血同源"，汗为心之液，故汗与心关系最为密切。宋·陈无择《三因极一病证方论·自汗证治》对自汗、盗汗做了鉴别："无问昏醒，浸浸自出者，名曰自汗；或睡着汗出，即名盗汗，或云寝汗。"元·朱丹溪认为自汗可由气虚、血虚、阳虚、痰湿所致；盗汗可由血虚、阴虚所致。明·张机《景岳全书·汗证》认为自汗属阳虚，盗汗属阴虚。清·叶天士《临证指南医案·汗》云："阳虚自汗，治宜补气以卫外；阴虚盗汗，治当补阴以营内"，指出自汗重在补气，盗汗重在补阴。故方中重用南沙参、黄芪补气生津。

（三）遗精

甘某，男，74岁，教师。

主诉：遗精13年。

病史：曾服中西药效果均不明显。1个月前出现左胁部疼痛，曾服某中医伐肝破气药后，反致脉沉细，继又服温补脾肾之药后，脉有所好转。最近1周左胁肋部疼痛，无压痛、反跳痛，恶风无汗，每月梦遗2~3次，腰膝酸软，纳呆，尿微黄，大便调，舌淡苔薄，两脉浮缓。

诊断：遗精（心肾不交）。

治法：交通心肾，收摄枢转。

处方：千金磁朱丸合桂枝龙骨牡蛎汤加味。磁石（醋煅碎）9g，朱砂9g，神曲5g，桂枝12g，白芍12g，红枣12g，龙骨12g，牡蛎12g，柴胡9g，防风9g，甘草6g，生姜6g。上12药，以磁石、朱砂调神曲糊为丸，黄豆大小，余药煎汤，冲服磁朱为5~6丸，每日3次。

彭老（彭宪章）按：《金匮要略·心典卷上指示血虚劳病脉证并治》云："故男子失精，女子梦交，沈氏所谓劳伤心气，火浮不敛，则为心肾不交。阳泛于上，精孤于下，火不摄水，不交自泄，故病失精。或精虚心相内浮，扰精而出，则成梦交者是也。"程国彭《医学心悟·遗精》云："其有诵读劳心而得者，更宜补益，不可轻用凉药。"拟交通心肾，收摄枢转法，用千金磁朱丸以交通心肾，用仲景桂枝龙骨牡蛎汤以补虚调阴阳，并收敛浮越，并加柴胡、防风以助其枢转，用磁石、朱砂镇静安神，连服2剂，诸病痊愈。

按：《格致余论·阳有余阴不足论》："主闭藏者，肾也；司疏泄者，肝也。

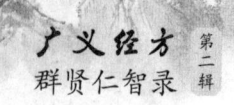

二脏皆有相火，而其系上属于心。心，君火也，为物所感则易动也，心火动则相火亦动，动则精自走，相火翕然而起，虽不交合亦暗流而疏泄矣。"《类证治裁·遗泄诊治》："凡脏腑之精，悉输于肾，而恒扰于火，火动则肾之封藏不固。心为君火，肝肾为相火，君火一动，相火随之，而梦泄焉。"本病例患者病机心肾不交，肾失封藏。

体会：从以上3例病案，可以观彭老扎实的理论基础，丰富的临床经验，对疾病病因认识准确，选方用药滴水不漏，不愧为经方大家。

十六、杨小奇医案

杨小奇，副教授，副主任医师，湖南省中医经典经方专业委员会委员，毕业于南京中医药大学。曾在湖南省中医医药大学第一附属医院、江苏省中医院、南京市脑科医院、南京市中医院、湖南省人民医院康复医学科、宣武医院、301医院、华中科技大学协和深圳医院疼痛科（全国六大疼痛诊疗中心之一）进修学习。跟诊湖南中医名家郭正球教授、王行宽教授、陈新宇教授、陈丑夫教授临证学习。主持省市科研项目3项，参与科研项目5项，发表论文10余篇。擅长运用中医经方治疗各种急慢性疼痛和神经系统疾病，如脑梗死、脑出血、脊髓损伤、面瘫、周围神经损伤等。

（一）小柴胡汤合半夏厚朴汤治疗咳嗽

刘某，女，58岁，郴州市人，2018年12月14日初诊。

主诉：咽痒伴有咳嗽半月余。

病史：半月前因受寒出现咳嗽、咳痰，无发热，在药房自购阿莫西林胶囊和苏黄止咳胶囊服用，症状未见缓解。

现症：夜晚咳嗽少痰，白日基本正常，无发热畏寒，无鼻塞流涕，舌红苔薄白，脉弦，饮食睡眠可，二便正常。

辨证：少阳太阴合病。

处方：小柴胡汤合半夏厚朴汤加减。柴胡15g，黄芩10g，法半夏10g，党参10g，厚朴15g，紫苏子15g，干姜10g，茯苓15g，蝉蜕10g，甘草6g，细辛 5g，五味子 5g，白芍 15g，枳壳 10g。5 剂，水煎服。每日 1 剂，药完病愈。

（二）半夏泻心汤合方治疗胃胀痛

姚某，女，87 岁，郴州市退休教师，2019 年 8 月 22 日初诊。

主诉：胃脘部胀痛 30 余年，加重半个月。

病史：患者慢性胃脘部胀痛 30 余年，形体消瘦，进食量极少，饮食稍大意即出现胃脘部疼痛不适，胀满。曾多次在消化内科住院治疗，服用奥美拉唑等制酸护胃治疗，三联抗 Hp 治疗，症状时轻时重。

现症：上腹部胀痛，剑突下有按压痛，无反跳痛，纳差，形体消瘦，精神极差，无恶心呕吐，无反酸胃灼热，舌淡红，苔黄，脉洪数。

辨证：寒热错杂、中焦枢机不利。

处方：半夏泻心汤合百合乌药汤、枳术丸加减。黄连 6g，黄芩 10g，干姜 10g，法半夏 10g，甘草 10g，党参 15g，百合 30g，乌药 15g，陈皮 10g，茯苓 15g，白术 15g，枳壳 20g。7 剂，水煎服。每日 1 剂，每日 2 次。

2019 年 8 月 30 日二诊：患者诉胃脘部胀痛完全缓解，要求进一步巩固疗效，另外诉喉中有痰，色黄，无发热畏寒，无鼻塞流涕，无身体疼痛，舌淡红，苔黄，脉洪数。

处方：黄连 6g，黄芩 10g，干姜 10g，法半夏 10g，甘草 10g，党参 15g，百合 30g，乌药 15g，陈皮 10g，茯苓 15g，白术 15g，枳壳 15g，厚朴 10g，紫苏子 15g。7 剂。痊愈而返。

（三）大柴胡汤合桂枝茯苓丸加减治疗偏瘫

刘某，男，76 岁，2019 年 8 月 12 日初诊。

主诉：右侧肢体偏瘫、言语不利 1 个月。

病史：1 月前在长沙突然发病，当时出现右侧肢体不能活动，口角歪斜，不能言语，轻度昏迷，被家属急送往长沙市第一人民医院神经内科，诊断为脑梗死。经护脑、抗血小板聚集、降压等治疗后病情逐渐稳定。因是郴州医保，遂转回郴州治疗。

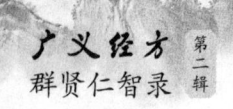

现症：右侧肢体乏力，不能独立行走，言语不流利，小便正常，大便干，2日未解，苔黄腻，脉弦滑。

辨证：少阳阳明合病兼瘀血。

处方：大柴胡汤合桂枝茯苓丸加减。柴胡15g，黄芩15g，枳实15g，法半夏15g，赤芍30g，大黄8g，桂枝10g，茯苓15g，桃仁15g，全蝎6g，水蛭10g，牡丹皮15g。5剂，水煎服。每日1剂，每日2次。

2019年8月19日二诊：诸症减，大便通，言语较前有力，效不更方，原方继服5剂。

（四）虎潜丸合猪苓汤治疗膝痹

李某，男，68岁，郴州人，2019年8月7日初诊。

主诉：左侧膝关节肿胀疼痛3天。

病史：患者因腰椎间盘脱出，先后在医院行两次腰椎手术，术后出现双侧下肢乏力，不能站立行走，以左下肢为甚，左下肢麻木肿胀，足下垂。3天前无明显诱因出现左侧膝关节肿胀疼痛，关节积液。

现症：左膝肿胀，屈伸不利，浮髌试验阳性，大腿肌肉萎缩无力，左足下垂，舌红少苔，脉弦细数，多食后大便次数增多，小便正常。

病机：肝肾亏虚，阴液不足导致气化不利。

处方：虎潜丸合猪苓汤加减。熟地黄30g，猪苓15g，茯苓15g，阿胶（烊化）10g，泽泻10g，锁阳15g，干姜10g，焦白术15g，龟甲15g，当归10g，黄柏10g，鹿角霜10g，知母15g，白芍30g，陈皮10g。5剂而愈。

（五）桂枝茯苓丸合方治疗下肢痛

李某，男，29岁，资兴市人，2019年7月15日初诊。

主诉：右下肢放射痛伴跛行10余天。

病史：患者7月初劳累后突然出现右下肢放射痛，从大腿一直放射到小腿前缘，伴有跛行，骨盆倾斜，行走20米后需要休息才能继续步行。在医院经CT检查诊断为$L_{4\sim5}$椎间盘脱出。经针灸理疗未见明显减轻。

现症：右下肢放射痛、跛行，骨盆一边高一边低，舌淡红，苔白厚，脉滑，大小便正常，睡眠可。

病机：风、寒、湿、瘀堵塞经络。

处方：麻杏薏甘汤合桂枝茯苓丸加减。桂枝15g，茯苓15g，赤芍30g，牡丹皮10g，桃仁10g，牛膝30g，大黄10g，薏苡仁30g，杏仁15g，麻黄10g，细辛5g，苍术15g，甘草10g。5剂，水煎服。每日1剂，每剂2次。

2019年7月22日二诊：右下肢放射痛明显减轻，步行30米才会出现跛行，舌红水滑，苔薄黄，脉沉弦。

辨证：少阴证夹湿夹瘀。

处方：麻黄附子细辛汤合桂枝茯苓丸加减。桂枝15g，茯苓20g，赤芍30g，牡丹皮10g，桃仁10g，牛膝30g，大黄10g，薏苡仁30g，附子10g，麻黄10g，细辛5g，苍术15g，琥珀10g，甘草10g，忍冬藤30g。5剂，水煎服。每日1剂，每剂2次。

2019年7月31日三诊：症状进一步好转，可步行2小时，舌红苔黄腻，脉沉弦。

处方：桂枝15g，茯苓20g，赤芍30g，牡丹皮10g，桃仁10g，牛膝30g，大黄10g，薏苡仁30g，附子12g，麻黄10g，细辛6g，苍术15g，琥珀10g，甘草10g，黄柏10g，忍冬藤30g。5剂，水煎服。每日1剂，每剂2次。

2019年8月15日四诊：症状好转，舌红苔黄腻，脉滑（较前偏弱）。

辨证：湿热夹瘀。

处方：桂枝茯苓丸合三妙散加减。桂枝15g，茯苓15g，桃仁10g，赤芍30g，琥珀10g，姜黄10g，黄柏10g，川牛膝10g，牡丹皮10g，薏苡仁30g，苦杏仁10g，忍冬藤30g。5剂，水煎服。每日1剂。治疗1个月余尽愈。

（六）当归六黄汤合"桂龙牡"治疗汗证

陈某，男，46岁，桂阳县人，2019年7月5日初诊。

主诉：自汗盗汗半年余。

病史：1个月前鼻骨骨折，在某医院行手术治疗，术后出现自汗盗汗，精神较差，容易疲劳。

现症：疲惫面容，精神差，脉细，舌红，苔薄黄，大小便正常。

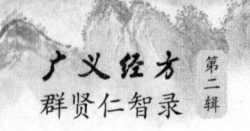

辨证：虚劳兼阴虚火旺。

处方：当归六黄汤合桂枝加龙骨牡蛎汤加减。当归3.0g×2包，黄芪2.0g×4包，熟地黄2.5g×2包，黄柏0.5g×2包，黄连0.5g×2包，龙骨0.5g×2包，牡蛎0.5g×2包，白芍1.0g×2包，桂枝6.0g×2包，丹参1.8g×2包，甘草0.5g×2包，大枣2.5g×2包。5剂，水泡服。每日2次。半个月后随访，已痊愈。

（七）温经汤治疗口干

徐某，女，58岁，郴州人，2020年9月26日初诊。

主诉：口干8年。

病史：患者50岁绝经，之后出现口干，水杯不离身，喜饮温水，同时伴有怕冷，夏日需穿着厚衣服，手足冰凉，出汗较多，以头颈为甚。

现症：口唇干燥，舌面干燥，怕冷，易出汗，苔白，脉沉弦，大便溏不成形，小便尚可。

辨证：寒热错杂，血瘀津少。

处方：温经汤加减。吴茱萸10g，桂枝10g，党参15g，法半夏10g，麦冬70g，牡丹皮10g，阿胶（烊化）10g，川芎10g，甘草6g，干姜10g，黄芪30g，附片10g，赤芍10g，当归15g。7剂，水煎服。每日1剂。

2020年10月9日二诊：口干明显减轻，仅夜晚自觉口干，夜尿1次，大便溏，怕冷减轻，舌胖大，苔白燥，少津，脉弦沉细，治疗有效，效不更方，原方再服7剂而愈。

（八）甘草泻心汤合方治疗反复口腔溃疡

刘某，男，62岁，永州新田县人，2020年10月26日初诊。

主诉：反复口腔溃疡半年余。

病史：半年前无明显诱因开始反复出现口腔溃疡，经多家医院治疗，症状时好时差，一直没有痊愈。曾经服用过维生素B_2和牛黄解毒片，未见明显疗效。

现症：左侧舌下可见一黄豆大溃疡，周围轻度充血，口苦，大便正常，夜尿多。舌红苔黄腻，脉洪。

辨证：寒热错杂，心脾火旺。

处方：甘草泻心汤合三物黄芩汤、导赤散加减。黄连10g，黄芩15g，法半夏10g，党参10g，干姜10g，柴胡15g，桂枝10g，当归10g，生地黄15g，赤芍15g，苦参10g，泽泻15g，淡竹叶15g，木通6g，甘草20g。10剂，水煎服。每日1剂。

1个月后患者女儿告知，其父口腔溃疡已完全愈合，且介绍另一位口腔溃疡患者过来就诊。

（九）"柴龙牡"合方治疗面瘫

石某，女，52岁，郴州人，2020年5月5日初诊。

主诉：右侧面瘫后，面部不适半年余。

病史：患者半年前受寒后出现右侧面瘫，口角歪斜，在某中医院住院治疗，经静脉滴注及针灸理疗，症状好转，但未痊愈，自觉右侧面部肿胀，有不适感，遂来门诊就诊。

现症：右侧鼻唇沟稍微变浅，口角歪斜不明显，焦虑面容，自觉右侧面部浮肿，气从小腹上冲两侧颈部，脉弦细，舌淡红，苔白腻，大小便正常，口苦口干，睡眠差。

辨证：少阳火逆，伤及津液。

处方：柴胡加龙骨牡蛎汤合百合地黄汤加减。柴胡10g，法半夏15g，黄芩15g，党参10g，桂枝15g，白芍30g，龙骨30g，牡蛎30g，天花粉15g，大黄10g，磁石0.5g，甘草10g，百合30g，生地黄15g。7剂，水煎服。每日1剂。

2020年5月12日二诊：患者冲逆明显减轻，睡眠改善，右侧面部不适好转，颈部有轻度胀痛，脉弦细，口干减轻，口苦好转，舌淡红，苔白腻，大小便正常。治疗有效，原方加减，再服7剂。

处方：柴胡10g，法半夏15g，黄芩15g，党参10g，桂枝20g，白芍15g，龙骨30g，牡蛎30g，茯苓20g，大黄6g，葛根60g，苍术15g，甘草10g，百合30g，生地黄15g，干姜10g。7剂，水煎服。每日1剂。

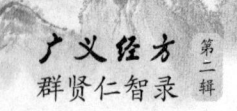

（十）防己地黄汤合方治疗便秘

王某，女，62岁，郴州桂阳县人，2019年6月24日初诊。

主诉：便秘10余年。

病史：10年前患糖尿病，之后出现便秘，呈羊粪状，3～5日1行，长期使用开塞露通便治疗，使用胰岛素注射治疗，同时伴有双下肢麻木疼痛。

现症：5日未大便，轻度腹胀腹痛，无矢气，小腿以下麻木胀痛，舌淡红，苔黄厚，有裂纹，脉弦滑。

辨证：阴虚生燥。

处方：防己地黄汤合济川煎加减。牛膝30g，泽泻15g，当归15g，赤芍30g，升麻10g，枳壳15g，防风10g，桂枝10g，生地黄50g，防己10g，甘草10g，首乌藤30g，肉苁蓉15g，鬼箭羽10g。7剂，水煎服。每日1剂。

2019年7月5日二诊：诸症减，大便变软，2日未大便，双下肢麻木痛明显减轻，因做眼底荧光造影出现造影剂过敏，出现皮肤瘙痒，起红色斑疹，在皮肤科已经使用抗过敏药物治疗。舌红苔黄腻，有裂纹，脉弦滑。证型基础方同前，加何首乌、荆芥养血祛风。

处方：牛膝30g，泽泻15g，当归15g，肉苁蓉15g，升麻10g，枳壳15g，防风10g，首乌藤30g，生地黄50g，防己10g，荆芥10g，鬼箭羽10g，桂枝10g，赤芍30g，何首乌15g，甘草10g，5剂。水煎服，每日1剂，调理而愈。

十七、李响医案

李响，男，副主任中医师，2006年毕业于安徽中医药大学（原安徽中医学院）中医学本科专业。在校期间跟随新安医学发掘人张玉才教授学习，毕业后一直在宿州市从事临床工作，先后跟随多名国家级和省级名老中医进行系统学习。2011年在首都医科大学附属北京佑安医院进修学习。2015年开始负责整理安徽省名老中医朱守华的诊疗经验。2016年加入北京中医药大学中医高级人才进修班学习，同年成为唐长金全国名老中医工作室成员、安徽省名中医郭伟安工作室项目负责人。2019年当选为中华中医药学会肝胆病分会青年委员和安徽省健康产业发展促进会中医典籍研究会常务理事。2020年当选为中国中医药研究促进会中医肝胆病分会理事，并被中国科学技术普及部、吴阶平医学基金会和人民日报人民网、健康报社联合主办的"健康中国－肝胆病防治行动"聘为"全国肝胆病咨询专家"。热爱中医，中医基础较好，喜爱读书，善于思考，治学严谨。擅长在历史和环境的背景下去理解中医古籍原文，并结合现代医学的成果加以运用；擅长在经方的基础上结合各家学说，对疾病加以辨证分析；对内科杂病的治疗有自己独到的认识和疗效。

（一）桂枝加厚朴杏子汤治疗哮喘

桂枝加厚朴杏子汤出自《伤寒论·辨发汗吐下后脉证并治》，原文是"于桂枝汤方内，加厚朴二两，杏仁五十个，去尖皮，余依前法。"后世医家常用来治疗哮喘，效前世先贤之法，我遇哮喘患者常在方中伍用，每获良效。现选择一则特殊的病案来加以说明。

患者情况：李某，男，66岁，已婚，农民。既往无肝炎病毒感染史，有长期饮酒史和吸烟史。2018年1月在徐州二院查出肝癌伴左肺转移，行化疗1次。2018年5月于外感后出现发热、咳嗽表现，在当地乡镇卫生院静脉滴注治疗1周，发热症状消失，咳嗽转成哮喘，痰白黏，成块难咯，出现肝区痛，至我科进一步诊治。

就诊主诉：右胁痛伴哮喘、胸闷3天。

主要阳性体征：面色晦暗，全身皮肤黏膜及巩膜无明显黄染，双肺呼吸音粗，左肺底可闻及干性啰音，腹软稍膨，肝上界于右锁骨中线第五肋间，肝区叩之不适，肝右肋下2F、剑突下2F$^+$质硬表面凹凸不平触之不适，脾左肋下2F$^+$质中无触痛，移动性浊音（+），双下肢轻度凹陷性水肿，肝掌（+），蜘蛛痣（-），舌暗，苔白厚少津，脉沉弦细涩。门诊查生化：谷氨酰转移酶和碱性磷酸酶偏高，谷丙转氨酶、谷草转氨酶、白蛋白、总胆红素基本正常；血常规：白细胞3.21×10^9/L，中性粒细胞百分比81.3%，红细胞3.46×10^{12}/L，血红蛋白107g/L，血小板76×10^9/L；彩超提示：1.肝硬化腹水，2.肝内占位，考虑肝癌；全胸片提示：左下肺占位影，考虑肿瘤可能，肺纹理增粗；心电图未见异常。门诊中医诊断：肝积之气滞血瘀型；西医诊断：1.原发性肝癌伴左

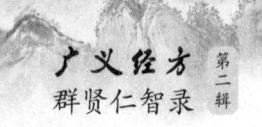

肺转移；2.酒精性肝硬化（失代偿期）伴腹腔积液。

病因病机：该患者长期抽烟，灼伤肺络，久伤肺气，损耗肺阴；长期饮酒，酿生痰湿，厚脾碍胃，阻滞脾运，久伤脾气；脾气不足，肝气横逆犯脾；肺气不足，肺金不足以平抑肝木之性，出现木亢侮金的现象；直接导致肝失疏泄，气血运行失常，出现气滞血瘀，日久引发肝积（即肝部肿瘤），见有右胁痛、舌质暗苔白厚脉弦涩等标实的表现；患者年老久病，本元已亏，加之行西医化疗后，耗伤气阴，肺气更伤，复感外邪，耗气伤阴，故有咳嗽不瘥，转发哮喘，痰白黏，成块难咯，伴见胸闷且舌苔少津、脉沉细等肺之气阴两虚表现。其病性属本虚标实，病位在肝、肺、脾三脏，治疗以佐金平木，疏肝健脾为主。

处方：南沙参15g，生黄芪30g，五味子10g，麻黄10g，制半夏10g，陈皮10g，全瓜蒌30g，杏仁10g，川厚朴10g，桂枝10g，黄芩10g，细辛5g，丹参15g，当归15g，浙贝母10g，枇杷叶15g，炙甘草10g。7剂。每日1剂，早晚分服。另：全蝎2g。7剂。每日1剂，研细末，分2次，早晚冲服。

二诊：一周后自诉右胁痛、哮喘及胸闷症状明显减轻，咳痰转黄，已不再难咯，无乏力纳差感，舌稍暗，苔白不腻，脉沉弦涩。

前方尽剂，主诉症状明显改善，舌质脉象亦有所恢复，提示气血运行渐趋正常，体内正气亦逐渐充盈；此时咳痰转黄，综合四诊信息，考虑一非郁而化火，二非虚而生火，乃正气渐复，有余力抗邪，正邪相争所生之火，亦为实火，可清之，故去用前方中五味子和麻黄，改用鱼腥草和金荞麦以清肺热。

处方：南沙参15g，生黄芪30g，鱼腥草15g，金荞麦15g，制半夏10g，陈皮10g，全瓜蒌30g，杏仁10g，川厚朴10g，桂枝10g，黄芩10g，细辛5g，丹参15g，当归15g，浙贝母10g，枇杷叶15g，炙甘草10g。7剂。每日1剂，早晚分服。另：全蝎2g。7剂。每日1剂，研细末，分2次，早晚冲服。

三诊：患者自诉已无右胁痛、喘嗽及胸闷的感觉，略有白痰，已不明显，舌淡红，苔白，脉沉弦。予中成药益肝灵片77mg，口服每日3次。另：全蝎2g。每日1剂，研细末，分2次，早晚冲服以维持疗效，嘱其注意复查，门诊随诊。

方解：方中药用南沙参、黄芪以益气养阴，固其本虚为君药；药用五味子、麻黄（二诊改用鱼腥草和金荞麦以清肺热）一收一散，敛肺止咳为臣之一者；药用半夏、陈皮以行气疏肝，化痰降逆为臣之二者；药用杏仁、瓜蒌、厚朴、桂枝以宽胸理气，下气定喘为佐之一者；药用黄芩、细辛一寒一热，辛开苦降为佐之二者；药用丹参、当归以养血和血，化瘀止痛为佐之三者；药用浙贝母、枇杷叶以佐金平木，润肺化痰为佐之四者；药用全蝎以通络散结止痛为佐之五者；用炙甘草以补中益气，调和诸药为使药。全方补肺健脾疏肝，体现佐金平木、辛开苦降等治法，使气血运行得以通畅。

按：该患者年老久病，病势复杂，小制力不足，大制身不耐，故予以中制之方。患者入院时最突出的症状就是哮喘以及哮喘引起的胸闷，所以我尝试在益气养阴的基础上加入"桂枝加厚朴杏子汤"以及宽胸理气的瓜蒌来止咳平喘，调畅气机。气机通畅则百病随消，所以对于疾病的治疗，需要明辨气机是否通畅。而其中的桂枝可以温阳化气，调和营卫；厚朴理气，促气下行；杏仁宣肺，促气向上、向外运行；这样就把阻滞的气机调畅开了，哮喘、胸闷的症状自然就会减轻。

（二）半夏泻心汤治疗肝功能重度损伤

半夏泻心汤出自《伤寒论·辨太阳病脉证并治》，原文是："但满而不痛者，此为痞，柴胡不中与之，宜半夏泻心汤"。此方为和解剂，具有调和肝脾，寒热平调，消痞散结之功效；主治寒热错杂之痞证。何为痞证？即中医学中的痞满，又称为"心下痞"，以但满而不痛、呕吐、肠鸣下利等症状为主要表现。肝功能损伤患者最常见的症状就来自于消化道，损伤越重消化道症状越明显。按照中医学"急则治其标"的原则，我在临床实践中遇见此类患者，均以缓解症状为首要任务。消化道症状缓解后，肝功能指标亦可随之恢复。现选择一则病案详述如下。

患者情况：田某，女，32岁。既往有长期乙型肝炎病毒感染史，系"纳呆呕恶、乏力一周"为主诉，查体见面色晦暗，全身皮肤黏膜及巩膜轻度黄染，肝区叩之不适，墨菲征（+），肝掌（+），舌淡红，苔白腻，脉弦滑。入院后查

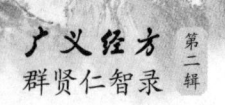

肝功能：谷丙转氨酶787.1U/L，谷草转氨酶1041.9U/L，谷氨酰转肽酶217.1U/L，碱性磷酸酶134U/L，总胆红素35.8μmol/L，直接胆红素19.7μmol/L；CT检查示胆囊壁增厚，脾稍大。于2021年1月7日前来就诊。

中医辨证：肝着，肝郁脾虚证。

治则：疏肝健脾，化湿和胃。

处方：半夏泻心汤合小柴胡汤加减。姜半夏10g，黄芩10g，党参15g，黄连10g，干姜8g，白术15g，茯苓15g，当归10g，白芍15g，柴胡10g，陈皮10g，厚朴10g，海螵蛸30g，竹茹10g，生甘草5g，5剂。每日1剂，早晚分服。

二诊：患者首料尽剂后，呕恶感大减，纳呆症状消失，自诉看啥都想吃，然食后脘腹胀满并有恶心感，无呕吐感。考虑脾气渐复，尚未恢复至正常，故仍有纳减脘痞及少许恶心感。查体见黄疸无明显消退，白腻苔变为薄腻苔，色白如前。复查肝功能：谷丙转氨酶247.5U/L，谷草转氨酶142.1U/L，谷氨酰转肽酶258.9U/L，碱性磷酸酶122.2U/L，总胆红素24.8μmol/L，直接胆红素14.1μmol/L。二诊在前方基础上加茵陈一味30g，再投5剂。

三诊：自诉脘痞、纳减、呕恶已基本消失，仍有乏力感；近两日夜眠差，入睡困难，牙痛。查体见：黄疸已不明显，右下第三白齿处见溃疡面，周边红晕，薄腻苔已转为薄白苔。复查肝功能：谷丙转氨酶94.5U/L，谷草转氨酶73.5U/L，谷氨酰转肽酶272.8U/L，碱性磷酸酶138.7U/L，总胆红素17.4μmol/L，直接胆红素9.6μmol/L。第三白齿靠近腮腺，为少阳胆经循行路线，考虑肝胆之火循经上传所致；入睡困难为阴不入阳，肝气郁滞，疏泄失司时亦可影响睡眠。仍以半夏泻心汤为基础辛开苦降，调畅气机；方中加入黄精、酸枣仁、远志等养阴安神之品，同时伍用玄参以清热凉血，治其牙痛。

处方：姜半夏10g，黄芩10g，党参15g，黄连10g，生黄芪30g，白术15g，茯苓15g，当归10g，柴胡10g，制远志10g，黄精30g，酸枣仁15g，陈皮10g，厚朴10g，玄参15g，生甘草5g。5剂。每日1剂，早晚分服。

四诊：自诉乏力减轻，稍有入睡困难及牙痛，守方再投5剂。

五诊：自诉未觉不适，复查肝功能：谷丙转氨酶、谷草转氨酶、总胆红素未见异常，谷氨酰转肽酶121.1U/L，碱性磷酸酶72.6U/L。予以中成药益肝灵片善后。

（三）萆薢分清饮治疗泄泻

萆薢分清饮出自《丹溪心法·赤白浊》，原文是"治真元不足，下焦虚寒，小便白浊，频数无度，漩白如油，光彩不定，漩脚澄下，凝如膏糊。"后世医家多用于治疗"白浊""癃闭"等病证，较少用于治疗"泄泻"病。中医学认为泄泻的病因病机是脾虚湿蕴，健脾化湿多用参苓白术散、三仁汤等方为基础，较少用萆薢分清饮为基础。我在临床实践中曾运用该方加减治疗泄泻，疗效尚佳。

患者情况：范某，男，52岁。大便稀溏经年，每日1~2行，尤晨起小腹痛，痛则急泻，平素四肢不温，遇热则颈后汗出，舌淡红稍暗苔白腻脉沉滑。于2017年8月14日前来就诊。

中医诊断：泄泻，脾虚湿盛证。

治则：健脾利湿。

处方：萆薢分清饮合二妙散加减。益智仁10g，石菖蒲10g，乌药10g，石韦10g，黄柏10g，苍术10g，木瓜10g，茜草15g，白芷10g，防风15g，白芍15g，猪苓15g，生黄芪30g，鸡内金10g，生甘草5g，10剂。每日1剂，早晚分服。

患者首料尽剂后，大便已成形，但仍是每日1~2行，晨起小腹疼痛亦不明显。前方建功，二诊守方再投10剂后，诸症尽消，予以中成药参苓白术丸善后。

方解：本案患者每日大便次数正常，但粪质稀薄，亦归属中医学"泄泻"病的范畴。病机为脾虚不运，湿邪壅盛，病位在中焦脾胃。方中以萆薢分清饮中的益智仁、石菖蒲、乌药，并用石韦替换萆薢以减其苦寒之性，此为君药；用黄柏、苍术以清热燥湿，且伍用木瓜，取其酸温化湿之性，一助二妙化湿之功，二减黄柏苦寒之性，此为臣药，君臣合力使湿邪自下焦而出；用茜草、白芷以化湿祛瘀为佐药；用防风、白芍取二药收敛之性以渗湿止泻，亦为佐药；用黄芪、猪苓以益气利水，猪苓走水道，有"利小便而实大便"之功，黄芪补

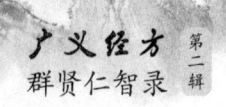

中益气伍于大队化湿药中,有"化湿而不伤正"之意,同为佐药;用鸡内金、生甘草以调和诸药为佐使药。

按:本案患者病在中焦脾胃,以湿邪壅盛,脾虚不运为基本病机。然湿性重浊,久可流注下焦,而有泄泻表现,故本方用草薢分清饮、二妙散为班底,顺其重浊之性,使湿邪自下焦排出。为防湿邪黏腻之性,留滞中焦,不尽全功,故伍用木瓜、白芷,二药性温化湿,一可加强中焦化湿之力,二可反佐方中苦寒药物之性。患者有大便稀溏、晨起小腹痛、痛则急泻的表现,属"泄泻"病范畴,未出现腰膝酸软,病未及肾,故暂未予温补脾肾之法,仍以渗湿止泻为要。方中猪苓有利水渗湿之功,湿邪自中焦流注下焦时,途经小肠,用猪苓增强小肠分清泌浊之功,使湿邪自小便排出,正合中医学"利小便而实大便"之法,且猪苓较同效之车前子又有利湿而不伤正之功。

(四)独活寄生汤加减治疗脱疽

独活寄生汤出自唐代孙思邈的《备急千金要方》,原文是"夫腰背痛者,皆由肾气虚弱、卧冷湿地当风得之,不时速治,喜流入脚膝为偏枯冷痹,缓弱疼重,或腰痛挛脚重痹,宜急服此方。"脱疽是中医外科学中一种疾病,大致相当于西医学的血栓闭塞性脉管炎和动脉粥样硬化闭塞症,指四肢末端坏死,严重时趾(指)节坏疽脱落的一种慢性周围血管疾病,又称脱骨疽。其临床特点是好发于四肢末端,以下肢多见,初起趾(指)间怕冷,苍白,麻木,间歇性跛行,继则疼痛剧烈,日久患趾(指)坏死变黑,甚至趾(指)节脱落。在《灵枢·痈疽》中即有关于本病的记载,云:"发于足趾,名脱痈,其状赤黑,死之治;不赤黑,不死。治之不衰,急斩之,不则死矣。"我在临床实践中曾遇到一位脱疽患者,以独活寄生汤为基础治疗后,疗效尚佳。

患者情况:梁某,男,62岁。患脱疽经年,左足小指周围皮色变黑数月,现有左下肢痹痛、左足板直不屈症状,舌边红,苔白腻,脉弦滑。于2017年7月19日前来就诊。

中医辨证:脱疽,肝肾不足证。

治则:滋补肝肾,化瘀祛湿。

处方:独活寄生汤加减。生黄芪30g,葛根15g,秦艽10g,当归10g,川芎10g，赤芍15g，桑寄生15g，薏苡仁30g，苍术15g，黄柏10g，制香附10g，茯苓15g，威灵仙15g，鸡内金10g，生甘草5g，10剂。每日1剂，早晚分服。

患者首料尽剂后左下肢痹痛、左足板直不屈症状明显减轻，前方建功，守方再投10剂。三诊见左足脱疽处皮色已明显变浅，守方再投15剂，未再来诊。约1年后在我市火车站相遇，问及病情，自诉已无明显不适感。

方解：本案患者脱疽日久，病机为肝肾不足、脾虚湿蕴，病位在肝、脾、肾三脏。方以独活寄生汤中的桑寄生、秦艽、当归、川芎为班底以补肝肾、强筋骨、祛湿浊、化瘀滞为君药；取生黄芪益气固表之意为臣药；用薏苡仁、苍术、黄柏合前药桑寄生取四妙丸治湿热下注之痿证之意为佐药，亦有引药下行，直达病所之意；用葛根解肌力强之效，和黄芪益气固表、收口生肌之效以祛脱疽坏死之旧肌，以生新肤；用威灵仙、茯苓以化湿健脾同为佐药；用鸡内金、甘草以调和诸药为佐使药。

按：独活寄生汤出自唐·孙思邈的《备急千金要方》，本为主治肝肾两虚，气血不足之痹证日久者。本案患者病脱疽经年，左足小指周围皮色变黑，左足部分功能丧失，影响行走。按中医学理论言：肝主筋、肾主骨，久病损及肝肾，耗伤精血，当以补肝肾为治本之要。其舌边红苔白腻，提示体内湿热蕴结，此为标症，应兼以清热祛湿之法治其标。同时脾胃为后天之本，湿热之邪，易蕴结于中、下二焦，当顾护脾胃之枢机，即为助化湿之力。此案药证相和，调治数月而左足小指皮色渐复，诸症渐除。

（五）黄芪桂枝五物汤合沙参麦冬汤加减治疗肺胀

患者情况：陈某，女，81岁。既往有长期阻塞性肺气肿及冠心病病史，平素服用药物（具体药名不详），病情尚平稳。三四天前感受风邪，出现咳嗽、咳痰色白，质稠难咯，稍感胸闷，乏力，皮肤瘙痒。查体见：双肺呼吸音粗，可闻及少许啰音，舌暗红苔薄白少津脉沉细弦滑。于2021年1月8日前来就诊，自行拄杖步入诊室。

中医辨证：肺胀，气阴两虚证。

治则：益气养阴，宣肺止咳。

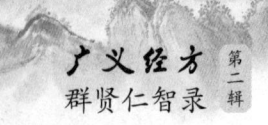

处方：黄芪桂枝五物汤合沙参麦冬汤加减。生黄芪30g，桂枝10g，白芍15g，当归10g，防风10g，白术15g，茯苓15g，北沙参15g，麦冬10g，桔梗10g，百部10g，百合10g，枳壳10g，蝉蜕5g，生甘草6g，5剂。每日1剂，早晚分服。

《金匮要略·血痹虚劳病脉证并治》中记载："血痹阴阳俱微，寸口关上微，尺中小紧，外证身体不仁，如风痹状，黄芪桂枝五物汤主之。""血痹"不单单是血瘀，由各种病因引起的痹阻影响到血分都是一种"血痹"。该患者年老久病，元气不足，已出现明显的气阴亏虚的表现，复感外邪，痹阻更甚。故用桂枝壮气行阳，芍药和阴，调和营卫；用黄芪除了益气外，还可引阳，进而开痹。用沙参、麦冬、百部、百合以养阴润肺，阴分得养，肺金得润，才能稀释稠痰，易于咯出，排出储痰之器中的痰；用白术、茯苓健脾，修复生痰之源；用防风、蝉蜕，以祛风解表，调整肺卫，配伍养阴润肺之品也可以缓解皮肤瘙痒；用桔梗、枳壳以宣肺化痰，宽胸理气。

二诊：患者由家人扶入诊室，精神萎靡，倦怠少言。家人代诉，首料服至第3剂时咳嗽减少，痰已易于咯出，皮肤瘙痒感亦明显缓解。昨日洗澡后再受风寒，咳嗽加重，咳痰转黄，夜间发热，测体温38.0℃。患者自诉：胸闷如堵，反胃不食。查体见双肺呼吸音粗，可闻及明显啰音，舌偏红，苔黄，脉弦滑略数。

处方：麻黄10g，苦杏仁10g，生石膏（包煎）30g，金银花15g，连翘15g，芦根10g，柴胡10g，黄芩10g，党参15g，白术15g，茯苓15g，桔梗10g，浙贝母15g，海螵蛸30g，生甘草6g。5剂。每日1剂，早晚分服。

患者外邪未解，再感外邪，出现发热，因老年人机体免疫功能低下，难以引发高热，不可以常人度之，体温至38.0℃即已属高热。因咳嗽、胸闷加重，咳黄痰，说明肺部感染加重，如果不直挫病势，恐急转直下，不可收拾，故用麻杏石甘汤合金银花、连翘、芦根以直挫病势；用柴胡、黄芩稳住少阳，防病传变入里，先安未受邪之地；用四君子汤顾护后天之本；用桔梗、浙贝母以宣肺化痰；用浙贝母、海螵蛸以和胃开胃。

三诊：患者自行拄杖步入诊室。自诉咳嗽咳痰明显缓解，胸闷已不明显；目前饮食夜眠欠佳，稍有乏力，动辄汗出，自觉后背痛。患者现已处于外感后恢复期，脾气未复，而有饮食不佳，乏力自汗，"胃不和则卧不安"，而有夜眠不佳。故健脾和胃为现阶段第一要务。

处方：党参15g，白术15g，茯苓15g，生黄芪30g，防风15g，陈皮10g，10g，桂枝10g，葛根30g，当归10g，白芍15g，浮小麦30g，柴胡10g，浙贝母15g，炙甘草10g。5剂。每日1剂，早晚分服。

四诊：患者自诉饮食量增加，夜眠转安，仍有自汗，守方再投10剂。

（六）膈下逐瘀汤加减治疗痛经

痛经病为妇科常见病症。凡在经期或经行前后，出现周期性小腹疼痛，或痛引腰骶，甚至剧痛晕厥者，称为"痛经"，亦称"经行腹痛"。中医学认为有肾气不足、气血虚弱、气滞血瘀、寒凝血瘀、湿热蕴结等证型。在我个人的临床实践中发现，现今社会，人们的生活水平逐步提高，虚证引起的痛经较为少见；而由于生活、工作压力的增加，以及生活饮食习惯的改变，气滞血瘀型的痛经越来越多见，用膈下逐瘀汤加减治疗，效果颇佳。下面选择一则病案加以说明。

患者情况：陈某，女，24岁。月经不调数年，经行腹痛，乳房胀痛，量少色黑，夹有瘀块，满面痤疮，大便秘结，3天1行，舌暗有瘀点，苔白稍腻，脉弦滑。西医诊断为多囊卵巢综合征。于2017年7月22日前来就诊，末次月经时间为2017年7月3日。

中医辨证：痛经，气滞血瘀证。

治则：行气活血，化瘀止痛。

处方：膈下逐瘀汤加减。生黄芪30g，肉苁蓉15g，川芎10g，赤芍15g，桃仁10g，牡丹皮10g，桂枝10g，白芍15g，墨旱莲15g，制香附10g，漏芦15g，蚕沙15g，益母草30g，鸡内金10g，生甘草5g，10剂。每日1剂，早晚分服。

患者首料尽剂后即来月经，仍有疼痛，但痛势大减，乳房胀痛亦明显减轻，经量增加，颜色转红，瘀块减少，前方建功。二诊于2017年8月20日来诊，守方再投15剂，告知其来月经时亦可继续服用。三诊于2017年9月20日来诊，自诉上剂服至第6剂时来月经，仅小腹稍有隐痛感，乳房胀痛已不明

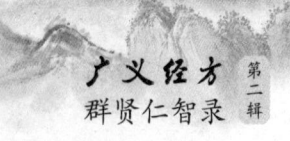

显，经期已增至5天，未见瘀块，守方再投15剂。四诊于2017年10月22日来诊，自诉上剂服至第8剂时来月经，未觉明显不适，经量、经期、经色均已正常，予以中成药当归丸、逍遥丸善后。

方解：本案患者月经来潮前均有腹痛及乳房胀痛数年，病机为气滞血瘀，不通则痛，病位在肝肾、胞宫。方用膈下逐瘀汤中的川芎、赤芍、桃仁、香附、牡丹皮为班底以行气活血，化瘀止痛为君药；用黄芪、肉苁蓉以补肾气、壮肾阳，固先天之本，肉苁蓉兼能润肠通便共为臣药；用桂枝、白芍以调和营卫，解肌宣肺为佐药；用漏芦、蚕沙以和血利湿为佐药；用墨旱莲、益母草以滋阴养血为佐药；用鸡内金、甘草以调和诸药为佐使药。

按：膈下逐瘀汤出自清·王清任的《医林改错》，在血府逐瘀汤的基础上增强了行气止痛的功效，主治瘀血结于膈下，腹部胀痛有痞块者，符合患者气滞血瘀，经前腹痛之征象。西医诊断患者为多囊卵巢综合征，该类疾病在中医学的表现多有瘀、湿、热之邪互结，结合本案患者有明显瘀和湿的病理表现，未见明显热象，尤以瘀为主，故方中用川芎、赤芍、桃仁、桂枝、香附、益母草等大量活血化瘀行气之品，以直达病所。见其痤疮满面，知其湿之所生，并非来自中焦脾胃，而是来自肺失宣肃、营卫不和，故方中用桂枝、白芍以调和营卫，用黄芪、漏芦、蚕沙以和血利湿，调补肺气，进而恢复肺宣发肃降的功能，则湿邪自去，痤疮自消；方中黄芪、桂枝、白芍为仲景之黄芪桂枝五物汤的班底，有益气和血通痹之功，内可通九窍之气血，外可解肌表之痹阻；气血通畅则诸症消除，切不可一见痤疮便予以大量清热凉血药，当仔细辨证，缓投其药。

（七）小柴胡汤合沙参麦冬汤治疗咳嗽

患者情况：魏某，男，51岁。既往有长期HBV感染史，自诉2天前干活时，汗出觉热，遂敞开外套系于腰间，不慎感受风寒，出现咳嗽、咳痰黄白相间、质稠成块、难以咯出，伴有颈肩僵直疼痛。查体见面色晦暗，两肺呼吸音稍粗，未闻及明显干湿性啰音，肝区叩之不适，墨菲征（±），肝掌（+），舌淡红，苔白腻，脉弦滑。于2021年1月17日前来就诊，门诊查肝功能、乙肝病毒定量、血常规未见异常，彩超提示慢性肝炎。

中医辨证：咳嗽，肝火犯肺证。

治则：止咳化痰，宣肺疏肝。

处方：小柴胡汤合沙参麦冬汤加减。柴胡10g，黄芩10g，白术15g，茯苓15g，当归10g，白芍15g，陈皮10g，姜半夏10g，紫苏子10g，厚朴10g，桂枝10g，葛根20g，桔梗10g，南沙参15g，麦冬10g，生甘草6g，5剂。每日1剂，早晚分服。

患者有长期乙肝病史，素有肝区不适等肝气不疏的基础。此次外感风寒后，风寒侵袭于外，肝气郁而化火于内，肺失宣肃，而有咳嗽，所咳之痰黄白相杂。故用小柴胡汤疏肝于内，桂枝、桔梗宣肺于外；陈皮、半夏化痰之源，南沙参、麦冬润痰之器；再用紫苏子、厚朴降气止咳，使肺气有宣有降，气机调畅则营卫调和，正气才可抵邪不入。

首料尽剂后，咳嗽、咳痰已明显减少，稍有颈肩不适；自诉近2天出现左侧牙痛，不可触碰食物。二诊在前方基础上加生石膏30g，川牛膝15g，再投7剂。

三诊时自诉已无咳嗽咳痰及颈肩不适，牙痛症状已消失，无任何不适感。嘱其返家多饮水，注意休息，未予开药。

（八）黄芪建中汤治疗门静脉高压性胃病

黄芪建中汤出自《金匮要略·血痹虚劳病脉证并治》，原文是"虚劳里急，诸不足，黄芪建中汤主之。"后世医家多用来治疗在里虚基础上出现拘急疼痛症状者。我也东施效颦，每每仿效，均获良效。现选择一则病案来加以说明。

患者情况：张某，女，72岁，已婚，农民。既往有长期肝硬化病史（具体自诉不详），有长期胃脘不适表现，多次在当地卫生院按"胃病"治疗，症状改善欠佳。此次以"胃脘胁肋痛4天"为主诉，于2016年4月20日求诊我科，门诊拟"胃脘痛"收住入院。患者入院后完善检查发现感染HBV。查体见体瘦，面色晦暗不泽，声低语怯，上腹部压痛（+）、反跳痛（+），墨菲征（-），肝区叩击痛不明显，手足不温，舌淡红，苔白厚少津，脉沉细弦短。B超提示肝硬化腹水、胆囊炎（轻度）、门静脉增宽。胃镜下见食道胃底静脉曲张伴蛇

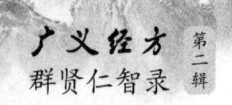

皮征。追问病史：长期胃脘胀痛不适，清晨痛甚，嗳气得舒，纳食偏少，喜温热饮，大便3天1行。中医综合四诊，辨其病位在脾胃，涉及肝、大肠；辨其病性为本虚标实；辨病为"胃脘痛"；辨证为"脾胃虚寒"型。治疗以温中健脾，和胃止痛为主，佐以疏肝理气之品。西医诊断：1.肝炎，肝硬化，乙型（失代偿期）伴腹腔积液；2.门静脉高压性胃病。

处方：生黄芪30g，桂枝10g，益智仁10g，乌药10g，当归15g，白芍30g，柴胡10g，陈皮10g，制半夏10g，党参15g，白术15g，茯苓15g，草豆蔻10g，乌梅10g，生地黄10g，麻子仁10g，炙甘草6g，5剂。水煎服，每日1剂，早晚分服。

此方服3天后，胃脘痛大为缓解、稍觉隐痛，仍有声低语怯、乏力、口干、喜嗳气的表现，舌淡红，苔薄腻而白，脉弦。考虑患者脾气有所充盈，但仍有不足，且脾升胃降之枢机运转尚未恢复正常；舌苔显示中焦湿浊之邪，大部已祛，可减用温化之品。故前方减去乌药、草豆蔻，加用蒲公英30g，白及10g；可反佐方中大量温化药，防其过于温燥，且二药均有很好的和胃之功。再续5剂。二诊方服用3天后，患者自觉胃脘处仅偶有不适，仍有声低语怯，舌淡红偏暗，苔薄白，根部稍腻，脉弦。患者要求出院，现其主症已复，恐其湿浊之邪反复，故将二诊方中蒲公英改为虎杖15g，以清热祛湿，兼以活血。予带药10剂出院。后门诊复诊诉胃脘痛症状已消失，复查胃镜提示蛇皮征消失。

按：门静脉高压性胃病是指当门静脉高压患者显微镜下胃黏膜出现病变并伴有黏膜和黏膜下血管扩张，而组织学上并无明显炎症表现的一种病变。以门静脉高压患者伴发的胃黏膜病变，内镜下表现为各种形态的充血性红斑（尤其是"蛇皮征"或Mosaic征、樱桃红斑）和糜烂，伴有或不伴有炎性细胞浸润。门静脉高压性胃病是肝硬化门静脉高压的一种常见并发症，在门静脉高压患者中的发生率超过50%，其中引起上消化道出血达10%～60%。西医诊断需依赖内镜和组织学所见。根据该病的症状表现，对应于中医学的"痞满""胃脘痛"等范畴。病因为外邪、饮食、情志、脾胃虚弱、药物损害等。分为外邪客胃、饮食伤胃、肝胃不和、湿热中阻、瘀血停胃、脾胃虚寒、胃阴不足等型。治疗多以理气和胃、消痞止痛为大法。

综合患者四诊所察：其声低语怯，是为气虚；喜温热饮，手足不温，是为阳虚有寒。上腹部压痛反跳痛，纳少，辨其病位在脾胃；脾胃受损，运化失健，精微失布，四末失养，气血生化乏源则见体瘦；胃失受纳，则见纳少愈剧；脾升胃降之枢机不利，导致脘腹痞满，嗳气得舒；运化失司，气血不足，中阳不振，失于温煦，故喜热饮。气虚致大肠传导失司，故有便秘；且腹痛为卯时痛甚。患者舌淡红提示正气尚存；舌苔白厚提示内有湿浊，停滞脾胃；舌苔少津提示阴液已伤。脉沉提示久病入里；脉细考虑气阴两虚，湿邪为病；脉弦考虑肝气郁滞；脉短考虑气虚而滞。故辨为"胃脘痛"之"脾胃虚寒"型。方中生黄芪、桂枝为"黄芪建中汤"之精髓，用以益气健脾，温建中阳，直取病根，当为君药。因患者脾胃久伤，枢机不利，运化不健，所以"建中汤证"中饴糖、红枣恐有滋腻之嫌，弃而不用；转取益智仁、乌药，效"杨氏萆薢分清饮"中温脾暖肾、澄清水之源流之意，以温煦脾阳（脾阳得旺→运化得健→湿浊得化）为臣药；脾土不足，肝木乘侮，致肝气郁滞，疏泄失司，故用"小柴胡汤"中诸品以疏肝理气，调和肝脾亦为臣药。方中用"四君子汤"诸品以助黄芪益气健脾之功，兼以化湿为佐药；方中用"二陈汤"诸品以燥湿化痰、理气和胃，用"苓桂术甘汤"以温阳化浊、健脾利湿，亦为佐药。患者舌苔白厚少津，考虑其虽有湿浊停聚中焦，然久病年高，营阴已伤，胃阴不足，方中大量化湿之品，难免伤阴更甚，故用乌梅、生地黄、白芍以养阴生津，顾护胃阴为反佐之品。草豆蔻为加强温中和胃、祛湿化浊之功，共为佐药。麻仁一味功在润下，患者平素大便3天1行，为大肠气虚，传导乏力，兼久病津液不足，水涸舟坐；方中前有益气之品，再续养阴之味，末以麻仁润下，共奏气盈水涨舟行之效。炙甘草取其补脾益气，调和诸药之功，二者共为使药。

（九）二陈汤合四君子汤治疗不寐

不寐是由于情志、饮食内伤，病后及年迈，禀赋不足，心虚胆怯等病因，引起心神失养或心神不安，从而导致经常不能获得正常睡眠为特征的一类病证。多由于心火偏盛、肝郁化火、痰热内扰、胃气失和、阴虚火旺、心脾两虚、心胆气虚、心肾不交等原因引起。我在临证实践中遇见过一则由于脾虚湿蕴引起的不寐病例，通过运用健脾化湿法，佐以健脾安神之品治疗，收效甚佳。

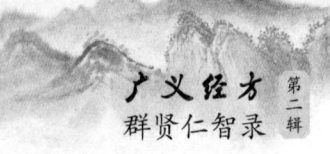

患者情况：潘某，男，42岁。近年不寐，腹泻频频，头晕昏沉，泛酸嗳气，纳差乏力，舌淡红嫩，苔白腻花剥，中有裂纹，脉沉细。于2017年7月19日前来就诊。

中医辨证：不寐，脾虚湿蕴证。

治则：健脾安神，化湿和胃。

处方：二陈汤合四君子汤加减。陈皮10g，制半夏10g，党参10g，白术10g，茯苓10g，黄连10g，吴茱萸3g，白芷10g，防风10g，白芍15g，郁金10g，石菖蒲8g，炒酸枣仁15g，首乌藤15g，生甘草5g，7剂。每日1剂，早晚分服。

患者首料尽剂后症状基本改善，自诉每夜可睡6、7个小时，见白腻苔已大减，花剥亦不甚明显。前方建功，守方不替，再续10剂。诸症消失。

方解：本案患者不寐日久，病机为脾胃虚弱、湿浊困脾，病位在脾胃。方中以二陈汤中陈皮、制半夏为君药，以燥湿化痰、理气和中；用四君子汤之参、术、苓、草以补中益气，健脾化湿为臣药；用左金丸之黄连、吴茱萸以清肝泻火，降逆止呕合辛温之白芷，一助吴茱萸减黄连之寒凉，二助黄连祛中焦湿浊亦为臣药；用防风、白芍合前药中之陈皮、白术为痛泻要方，以补脾柔肝、祛湿止泻为佐药；用郁金、石菖蒲化中焦湿浊，兼能开窍醒神益智为佐药；用炒酸枣仁、首乌藤以养心安神亦为佐药；用甘草调和诸药为佐使药。

按：本案患者的舌象较为特殊，可见舌淡红嫩，苔白腻花剥，中有裂纹，此种舌象按照中医学望诊的理论提示脾胃衰弱日久之象，多为幼年起病，迁延几十年者。长期的脾胃虚弱，第一，引起运化失司，精微失布，四末失养，而有纳差乏力；第二，脾气亏虚，运化无力，易生湿邪，蕴聚中焦，困厄脾胃，下注肠道，而有腹泻频频；第三，湿邪郁久作痰，蒙蔽清窍，而有头晕昏沉，进而不寐；第四，土虚木乘，脾虚日久，可引起其所不胜之肝气克伐太过，导致肝胃不和，而有泛酸嗳气。故该患者为脾胃久虚所引起的一系列症状，治疗上当以健脾胃，化湿浊为主。不可一见不寐即予以大量安神之品，如此反而疗效不佳。

（十）竹叶石膏汤治疗慢性支气管炎

竹叶石膏汤出自《伤寒论·辨阴阳易瘥后劳复病脉证并治》，原文是"伤寒解后，虚羸少气，气逆欲吐，竹叶石膏汤主之。"新安医家汪昂在《医方集解·泻火之剂》中记载："此手太阴、足阳明药也。竹叶、石膏辛寒以散余热；人参、甘草、麦冬、粳米之甘平以益肺安胃，补虚生津；半夏之辛温以豁痰止呕，故去热而不损其真，导逆而能益其气也。"故此方具有清热生津，益气和胃的作用。慢性支气管炎在中医学属于"梅核气"范畴，多使用化湿行气、疏肝解郁的半夏厚朴汤等方来治疗。我在临床实践中发现用半夏厚朴汤疗效欠佳时，根据具体四诊信息，但凡没有明显阳虚有寒者，使用竹叶石膏汤均可获效。

患者情况：潘某，男，43岁，农民。既往有乙肝后肝硬化病史、有长期慢性支气管炎病史，自觉咽部不适，如鲠在喉，咽之不下，咳之不出，近3天有右胁隐痛及胃脘不适感，舌稍红，边齿印，苔黄腻，脉弦数。于2020年6月5日前来就诊，入院前门诊查肝功能轻度异常。

中医辨证：积聚，肝郁脾虚。

治则：疏肝清热，健脾化湿。

选方：竹叶石膏汤加减。生黄芪30g，白芍15g，淡竹叶10g，麦冬10g，石膏（包煎）30g，制半夏10g，生地黄10g，知母10g，怀牛膝15g，牡丹皮10g，茜草15g，海螵蛸30g，全瓜蒌30g，陈皮10g，生甘草6g，5剂。每日1剂，早晚分服。

患者首剂服用至第三剂时，自觉咽部明显通顺很多，胃脘不适感亦明显减轻。前方建功，二诊守方再投5剂后，诸症尽消，肝功能恢复出院。

方解：方中用黄芪、白芍以健脾益气，柔肝和营此为君药；用石膏、知母以清热凉血，生津止渴此为臣之一者；用半夏、陈皮、全瓜蒌以行气化湿，降逆和胃此为臣之二者；用麦冬、生地黄以养阴清热此为佐之一者；用竹叶、牡丹皮以清热凉血此为佐之二者；用茜草、海螵蛸宗"四乌贼骨一芦茹丸"之意，以清热和胃，调和肝胃此为佐之三者；用生甘草以调和诸药为使药。

按：本案患者长期感染毒邪（HBV），久致气机不利，肝气郁滞，疏泄失

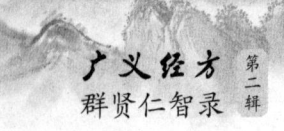

司，痹阻肝络，不通则痛，见胁痛脉弦；"气有余便是火"，肝气郁久化火，横逆犯脾（"见肝之病，知肝传脾，当先实脾"），致脾失健运，脾气不足，湿邪乘脾，蕴聚中焦，酿生湿热，上乘于口，见胃脘不适，且舌稍红，边齿印，苔黄腻，脉数；四诊合参，辨其病位在肝脾，病性属虚实夹杂。竹叶石膏汤清胃热，健脾气的功用正合病机，故可收效。

十八、廖冬阳医案

廖冬阳，男，1978年生，湖南省益阳市人，中医主治医师，毕业于湖南中医药大学。汉传中医创始人刘志杰先生嫡传弟子，北京汉传中医研究院讲师团成员。

从小酷爱中医，2001年毕业后一直从事基层临床医疗。2003年取得中医执业医师资格，2011年取得中医全科主治医师职称。2014年5月，拜入汉传中医导师刘志杰门下潜心学习汉传中医。先后参加了第三期到第七期临床讲坛的学习，并在第七期临床讲坛中担任讲师。参加了汉传中医首期辨治班，金匮要略临床班，医经班的学习。参与了汉传中医研究院举办的伤寒论网络公益教学课程《类方讲伤寒》《张仲景方证化裁全解》《六神类方解伤寒》的部分讲课任务。2018年7月，获得汉传中医研究院收徒资格。

2016年起在各医学论坛连续发表"醉里伤寒医案"50余例，得到同行人士的肯定。临床擅长用经方与针灸治疗内科呼吸、消化、心脑血管系统疾病，中风偏瘫；小儿外感发热，紫癜，咳喘，食积，体弱；妇科崩漏带下，乳腺疾病；急慢性腰腿痛，急腹症，带状疱疹及后遗痛等。

漫谈半夏

2011年10月，我在某论坛写过一篇《漫谈半夏》的文章。当时对半夏的用法，用量还没有这么娴熟，随着对经方的逐步深入了解，对半夏这味药的使用也开始更加熟悉了起来。首先要肯定的是，经方中的半夏，皆为旱半夏，而不是现在用得很广且便宜的水半夏。很多临床中医生，并不知有水半夏与旱半夏这一说，我们先做个简单的了解。

十八、廖冬阳医案

半夏的原植物为天南星科半夏属。水半夏的原植物为天南星科犁头尖属鞭檐犁头尖。这两样东西与天南星、白附子（注意：不是附子，也不是白附片）还有我们吃的芋头同属于一科，但不同属。

半夏：我们习称的半夏，应该是旱半夏，水半夏是后来货源紧缺时的替代品。说得不好听一点就是个"假药"。

《神农本草经》记载，半夏：平、辛。主治伤寒寒热，心下坚，下气，喉咽肿痛，头眩胸胀，咳逆肠鸣，止汗。一名地文，一名水玉。

水半夏：味辛性温，有毒；燥湿化痰，解毒消肿，止血。主咳嗽痰多，痈疮疖肿，无名肿毒，毒虫螫伤，外伤出血。此药在中医药古籍中很少记载，应该算是旱半夏的一个山寨货。

白附子：白附子为天南星科植物独角莲的根块。具有祛风痰，定惊搐，解毒散结，止痛的功效。用于中风痰壅，口眼歪斜，语言謇涩，惊风癫痫，破伤风，痰厥头痛，偏正头痛，瘰疬痰核，毒蛇咬伤。

天南星：天南星为天南星科天南星、异叶天南星或东北天南星的干燥块茎。有祛风止痉、化痰散结之功效。《神农本草经》记载：苦，温，主治心痛，寒热，结气，积聚伏梁，伤筋痿拘缓，利水道。生山谷。又名：虎掌。

芋头：芋头为天南星科植物的地下球茎，唐·孙思邈《千金食治》果实第二（二十九条）："芋：味辛、平、滑、有毒。宽肠胃，充肌肤，滑中。一名土芝，不可多食，冻宿冷。"无疑，芋头也应该是一味药，有毒。

我们农村老人说得了"羊毛疔"这种病的人，可以生嚼鲜芋头，对证者，不会麻口。这个就和我们用的半夏有异曲同工之妙了。

"羊毛疔"相当于我们现在讲的胃肠道感冒或急性的肠胃炎。多有全身乏力，不适，头晕，恶心，呕吐，类似藿香正气散证的患者。芋头、半夏同属一科，推测的话，应该一样能祛水饮，除痞证。当然没有半夏用芋头代替可不可以，我也没试用过。但理论上应该是可以的。毕竟这东西能当食物，那就说明不伤中，能益肠胃。

前几天在论坛发的医案中，有人对半夏生用提出了质疑，说会中毒。我只能表示很多人不了解中医的真正内涵。有些临床医生甚至有可能半夏都没见过，药房都去得少。

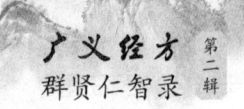

学医中医必须识药，必须亲自尝药。

有人说半夏有毒，那是吃生的，生的麻口，古书中说半夏戟喉。那芋头生的也戟喉，天南星、白附子等天南星科的植物块茎应该都戟喉。

大家都知道把芋头煮熟了就不麻口，不戟喉了，那么半夏、天南星、生附子也是一样的。只要煎的时间久了，一样不麻口，不戟喉。就像用生附子，久煎几个小时，拿着附片嚼一口，不麻口就安全了。有人说中医不能治重病，中医治重病离不了这些所谓的毒药。但这些毒药往往由于一些后世医书的不当说辞，导致后学者不敢用。例如细辛，被误传了这么多年，"用辛不过钱"，这个"不过钱"是限于散剂。因为唐代以后的方药多使用散剂或煮散，用散剂服是不能过钱的。如果入煎剂，3～12g，辨证准确的情况下，久煎60～90分钟，煎时敞一下盖，是相当安全的。风湿、痛风、类风湿等虚寒性的急证是少不了使用此类药物的。

半夏，《伤寒杂病论》里使用的频率比较高，如小半夏汤、小半夏加茯苓汤、半夏泻心汤、小柴胡汤、半夏厚朴汤、半夏散及汤、苦酒汤、葛根加半夏汤、小青龙汤、黄芩加半夏生姜汤等。

这些方子无一例外地在炮制方面标注了"洗"这也提示我们这个半夏是生用，或是用开水烫洗去黏液。

清代名医张锡纯在《医学衷中参西录》的"半夏解"一节中，也提到了后世半夏不合理的制法。另外明代王肯堂的《女科证治准绳》中的半夏应用频率也很高，没有提到过用明矾炮制的方法。多是注"汤洗七次"或是"汤洗，姜制""汤洗，去滑"等字样。

梁代陶弘景：半夏，用之皆先汤洗十许过，令滑尽，不尔戟人咽喉。

现代常用的三种半夏的炮制工序如下。

1. 法半夏　取净半夏，用凉水浸漂，避免日晒，根据其产地质量及其颗粒大小，斟酌调整浸泡数日。泡至10日后，如起白沫时，每半夏100斤加白矾2斤，泡1日后再进行换水，至口尝稍有麻辣感为度，取出略晾。另取甘草碾成粗块，加水煎汤，用甘草汤泡石灰块，再加水混合，除去石灰渣，倒入半夏缸中浸泡，每日搅拌，使其颜色均匀，至黄色已浸透，内无白心为度。捞出，阴干（每100斤半夏，用白矾2斤，甘草16斤，石灰块20斤）。

2. 姜半夏　取拣净的半夏，照上述法半夏其下的方法浸泡至口尝稍有麻辣感后，另取生姜切片煎汤，加白矾与半夏共煎透，取出，晾至六成干，闷润后切片，晾干（每100斤半夏，用生姜25斤，白矾12斤8两，夏季用14斤8两）。

3. 清半夏　取拣净的半夏，照上述法半夏其下的方法浸泡至口尝稍有麻辣感后，加白矾与水共煎透，取出，晾至六成干，闷润后切片，晾干（每半夏100斤，用白矾12斤8两，夏季用14斤8两）。

以上是我们临床经常会用到的制旱半夏工序，严格来讲，制半夏的有效成分会有很大流失，加入性寒凉的白矾，服之易致人呕吐。

我们再来看看清代张锡纯在《医学衷中参西录》药物篇第三卷里的半夏解是怎么说的。

"惟药房因其有毒，皆用白矾水煎之，相制太过，毫无辛味，转多矾味，令人呕吐……愚治此等证，必用微温之水淘汤洗数次，然后用之。然屡次淘之则力减，故须将分量加重也。"

"愚因药房半夏制皆失宜，每于仲春，季秋之时，用生半夏数斤，浸以热汤，日换一次，至旬日。将半夏剖为两瓣，再入锅中，多添凉水，煮一沸，速边汤取出，盛盆中，候水凉，净晒干备用。"后面列举几个使用半夏的成功病案。

也就是说先用热水烫，每天换一次热水，连续十天，再切开，入锅中煎一沸，再快速捞起来，不能煎得太久，也是怕制得太过，导致有效成分损失。

按照这个炮制法，个人认为还是比较靠谱的，也比较接近于生用了。

张锡纯是一位经验丰富的中医临床实战家，他的处方是比较可靠的，半夏用量一般为三钱，八钱或一两。清代一两约等于35g，也就是不少于30g。按这种算法，他认为的安全量就应该在10g到40g之间。

回到《伤寒杂病论》，以上用到半夏的方剂中，除了半夏散是等量生用，苦酒汤是十四枚生用入苦酒中煮沸外，其他都是半升到一升入汤剂。汉代的半升半夏，按现代考证，40～60g，一升相当于80～120g。这个量看上去很大，但是经方的煎服法是很严格的，水量及药物量会有明确的配比，然后分成三次或是四次服用。这里提示我们，药要久煎，且要分次服用，不能煎一次服一

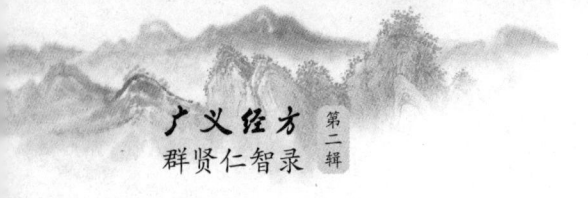

次。现在老人们说的"一次泡，二次熬"是肯定不安全的。

如小柴胡汤的煎服法：右七味，以水一斗二升，煮取六升，去滓，再煎取三升。温服一升，日三服（半夏用的半升）。

先煎至挥发一半，去滓再煎，大家可以试验一下，这个过程大约要多久时间。汉代一升约等于200ml。汉代的燃料应该是草木，所以火力不大，不能用我们现代的煤气灶煎，这样煎煮的时间太短。

再如半夏厚朴汤：上五味，以水七升，煎取四升，分温四服，日三夜一服（半夏一升）。很多时候我们用方对了，但效果达不到预期，并不是我们辨证的问题，而是药物本身质量问题及用量的问题。

前人用生旱半夏的经验还是很多的。比如论坛中王幸福老师说重用半夏治疗失眠，还有李可老先生也是按古代剂量用生旱半夏。

之前我也有畏惧，但后来按师父及前辈们所讲之经验，自己在临床中不断的实践，发现只要久煎一个小时以上，都很安全，偶有患者因煎时间不够，会出现有麻口的情况。所以，千万要交代患者久煎或是在诊所煎好以后再发药。

经方中用得多的含有毒性的药物并不多，如半夏、细辛、附子、麻黄等，只要掌握好剂量，煎法，在辨证正确的前提下，是都能做到安全驾驭的。

针灸在急腹症中的临床心得

在现代医学高速发展的今天，我们在急腹症的处理中，往往用解痉止痛剂来缓解疼痛，已然忘记针灸治疗此类病证的独特风采。在治疗此类病证时我们小小的几根针往往能起到立竿见影的疗效，无解痉止痛剂之不良反应，且其止痛起效时间远较解痉止痛剂迅速。

本人从1997年开始对针灸产生浓厚兴趣，在校期间就经常用针灸方法去处理一些急症患者，往往能针入病减。1998年实习期间，一日放假，突接一女性邻居，40余岁言其胀痛剧烈，伴呕吐。当时诊断为急性阑尾炎，使用氨苄西林、左氧氟沙星等抗生素静滴，效果不明显，处于无奈，便试试用针刺方法使其痛止。急于右足三里与右下巨虚附近寻找敏感点，针下提插捻转强刺激。约10秒，患者诉针感沿大腿内侧达右下腹，约5分钟患者疼痛大减，已能耐受。留针约1小时，出针，至次日疼痛未作，后以庆大霉素8万单位加生理盐水进行足三里、上巨虚穴位注射，每日1次，3日而愈。至2006年患者因肺癌去世，期间一直未复发此症。

通过此病例，我对针灸处理急腹症产生了信心，故在以后的临床中，对于急腹症的处理首先考虑的止痛方法就是针灸治疗。临床针灸治疗多用于阑尾炎、急性胃肠炎、急性胃炎、胃溃疡急性疼痛、肠胀气、肠梗阻等，效果显著。有时配合火罐、艾灸、远红外线灯等治疗方法事半功倍。

现将近两年来治疗的几例病案记录于此，望与同仁分享交流。

患者，女，52岁，体型肥胖。因中午食用前一晚的剩菜，至下午2时许开始腹痛。症见面色苍白，全身汗出如洗，当时化验血象，白细胞17.2×10^9/L。要求马上输液，但由于患者体型太胖，静脉穿刺困难，请我协助治疗。急于右侧足三里、左侧上巨虚针刺强刺激，约2分钟，患者痛止。再于神阙、双天枢火罐。约10分钟脸色转红，汗止。留针40分钟后，患者如常人。速要求化验室人员重新做血常规，化验室人员不解，后来化验结果出来，血细胞9.8×10^9/L。当时在场人员无不感叹针灸之神奇。

患者欧某，女，本院妇科门诊医生，60岁。因服用安化黑茶后出现腹痛，呕吐，腹泻两天。自服藿香正气液、诺氟沙星无缓解。第3天清晨见其抚桌前，冷汗淋漓，面色苍白，双手按其腹部，痛势较剧，便让其试试针灸。此医生曾因几次于我手治疗顽疾，故很是信任，随我去理疗室针灸治疗。速以右阴陵泉、足三里、左侧上巨虚、中脘，并火罐神阙加神灯照，约20分钟后疼痛止，患者开始谈笑风生，赞不绝口。留针1小时后出针，已若常人，无其他不适。后开中药理中汤加减1剂，嘱其泡水当茶饮。次日，问其病情，言已无不适，中药仅喝了1次，嫌味道不好，未再服用。

2010年元旦前2天，本院一护士，20多岁。由于要排练节目，迎接元旦汇演，饮食不及时，排练中突发胃脘疼痛，痛势剧烈，面白肢冷，电话请我处理。速取右公孙、左内关，强刺激，约5分钟，痛减，留针30分钟后疼痛止。后言每次发作服用胃药难以控制，严重时要静脉滴注治疗，如此快速有效的方法，还是第一次尝试。针完后让其服用早餐，次日问其后来是否反复，言其未反复。

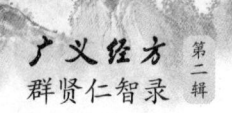

2010年6月，钟某，男，11岁。因腹痛1天余，伴呕吐数次，请本人诊治。患者于学校上课，由老师通知家长接回。家长言昨日下午开始疼痛，于当地卫生室静脉滴注1天，由于要期末考试，考初中，为了不耽误学习，故今日未静脉滴注。刻诊：患者全腹紧张，右下腹压痛，反跳痛明显。言其大便已4日未解。急查血象，白细胞$16.9 \times 10^9/L$，阑尾炎诊断无疑，建议手术，但患者家属因怕耽误患者考试，要求保守治疗。我答应其观察一晚，看明日情况。当下给予针灸治疗，针刺右足三里、上巨虚、双天枢。强刺激，每5分钟运针1次。留针1小时后再火罐神阙、天枢。疼痛减轻，但腹肌仍紧张。以甲硝唑，头孢噻肟钠静脉滴注。中药处以桃核承气汤加减2剂，嘱其少量多次频服，至大便泻下后减少服药次数。晚间，患者家属电话反馈，言服中药约4小时后腹泻1次，便硬，量多，现已泻下3次，稀便，色稍黑而臭。但腹痛明显减轻，腹部松软不少。嘱其中药每2小时1次。早上查房，患者腹肌松软，言还有少许疼痛，要求继续扎针。按右下腹疼痛明显，但无明显反跳痛。针刺右足三里、上巨虚、神阙火罐。针下后右下腹，疼痛已不明显，留针1小时。3日后患者已无疼痛，复查血象正常。5日后带中药出院，至今随访未复发。

2010年7月，张某，女，46岁。我下班回家后，其丈夫要求本人出诊，言其妻腹痛剧烈。我带上针随其至家中，见妇人左右翻滚，或时坐时躺。嘱其平躺，触其腹紧张如板，按之疼痛，无固定痛点。3日未大便，未矢气。既往有结肠炎病史。当时诊断是肠梗阻，建议医院检查。患者要求先止痛，无奈只得针刺试试。予左三里、右上巨虚、中脘、双天枢，针下约10分钟后，疼痛缓解，但腹肌仍紧张，建议患者家属至医院查明病因。患者同意，遂叫救护车。期间留针至车到，出针上车时患者已若常人，有矢气，腹肌紧张缓解，言仅有少许饱胀感，不愿去医院。但因我也想弄清病因，所以还是劝其到医院全面检查，结果显示均正常，X线检查未见液气平面，血象、B超正常。医院要求静脉滴注观察1晚，患者拒绝，要求我开药于家中静脉滴注。左氧氟沙星、头孢曲松1日，并于静脉滴注时针刺足三里、上巨虚，针刺留针至静脉滴注结束，期间肠鸣间频繁，静脉滴注完毕后，患者解大便1次，量多，质前硬后软。嘱其清淡饮食，以流汁为主，维持2~3天。次日早上患者言已无大碍，但第 2 日又出现胀痛，较前轻，问其饮食是否注意，答其多吃了几块爆炒牛肉。只得又给予针刺、静脉滴注，针下不到 2 分钟，痛止，留针至输液完，患者几若常人，后未来治疗，电话随访已愈。

2020 年 6 月，治疗一例胆囊炎患者，疗效确切，也录于此。患者 35 岁，产后 4 日，突发右上腹肋下疼痛，牵制至右背部，既往胆囊炎史多年，要求于家中静脉滴注治疗。并言其处于哺乳期，尽量用对哺乳无影响之药，我告之针灸止痛效果相当好，可以免除止痛药对大人小儿的不良反应，痛止后再静脉滴注，患者欣然答应。急于右侧阳陵泉针刺强刺激，每 5 分钟运针 1 次。针下不到 1 分钟，患者便言疼痛大大减轻，留针 40 分钟后出针，患者未再疼痛。后用头孢他啶静脉滴注。次日言已无大碍，但第 3 日半夜再次发作，要求继续治疗，治疗按上次不变，同样针下痛止。静脉滴注 1 晚，次日未再静脉滴注，8 月因腹泻来诊，言近来胆囊炎未反复。

陈某，女，22 岁。8 月 22 日凌晨 2 时来诊。言其胃痛不适，大便欲解不出，嗳气，腹胀。按其腹肌紧张，剑突明显压痛，无明显反跳痛。问其病史，患者 1 个月前因痤疮于医院治疗，服药至今，19 日开始出现此症状，21 日晚加重，疼痛无法入睡。查其所服药物中有罗红霉素，猜测为此药久服所致胃肠道反应或是菌群失调。急以左内关、右公孙、中脘针刺，下针约 3 分钟，痛止，中脘留针 15 分钟后出针，火罐中脘、神阙、天枢，神灯照中脘。治疗 1 小时后，患者无不适，予温脾汤加减 1 剂嘱其回家服用 1 次。次日来诊疼痛未反复，只是有些嗳气，腹胀，全腹平软。因其怕针刺，只用火罐与神灯治疗 1 小时，并给予厚朴生姜半夏甘草人参汤加减 2 剂。2 日后，患者复诊言已无大碍，服药后有些腹泻，但不感疲乏。大便已通畅，腹部平软，无压痛，拟以附子理中丸 1 瓶以善后。

近 10 年来治疗类似急腹症病例不少，基本上可以抛开解痉镇痛类药物。所以中医的同仁们尽管在临证时多试用。下面将我平常处理这方面病症的一些穴位配伍方法简单介绍如下。

胃脘疼痛多以公孙配内关，多能于 10 分钟内止痛，当然可根据中医辨证适当配合足三里、太冲、中脘、印堂等配穴。

急性胃肠炎取穴多以上巨虚、足三里、阴陵泉，灸罐神阙、天枢。腹泻剧

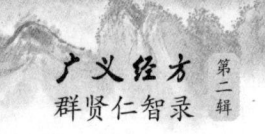

烈者可加申脉穴艾灸，或经中穴皮下平刺，效果甚好。

急性阑尾炎多取右侧阑尾穴（足三里下找痛点）或右侧足三里、上巨虚同刺。较剧时加右天枢、归来。针刺远端穴时最好使针感向上传导，并配合艾灸或神灯，火罐阑尾压痛点。控制后可以用硫酸庆大霉素片或是硫酸小诺霉素片口服，以达到镇痛与抗感染的双重治疗效果。

胆道疾病多取阳陵泉，可配太冲，中脘。严重者可以用维生素 K_1 或维生素 K_3 阳陵泉穴位注射。此方法往往能起到较止痛剂更快的效果，但有时维持时间较短，可长时间留针或加电针刺激。

本人针灸治疗多喜欢先考虑用远端取穴，再考虑病灶区取穴。临床观察中远端取穴疗效远高于病灶附近穴，且患者容易接受，针感较强。另外取穴要精简，对于阑尾炎与胆道疾病，针灸止痛后配合中药辨证能明显提高疗效，所以中药在急腹症中的地位也不容忽视。

众所周知，针灸治疗一些急性痛症，多能立竿见影。比如肩周炎、急性腰扭伤、落枕、关节扭伤等，但在临床中很少有医生能将针灸这一神奇有效的方法应用于急腹症中，从而使中医中这颗璀璨的明珠黯然失色，甚是可惜。很多人，包括我们有些中医临床医师，都认为中医只能治疗慢性病，急性病还是要靠西医治疗，其实这种观点是很片面的，错误的。《灵枢》中就有关于针刺治疗急性病的记载，《伤寒论》就是为急症所创的。本人撰写此小小心得，意在于唤起中医在急诊中的地位，鼓励大家多在临床中用中医的方法去实践，只有实践了才有发言权，不要像某些所谓的专家一样，对一门学科没有一点研究就去抨击打压。作为中国人，作为中医人，我们有义务去继承老祖宗们留给我们的这些宝贵的经验财富！

医案分享

医案 1

王某，男，45岁，2019年3月4日初诊。

主诉：左侧剧烈头痛2天。

刻诊：微恶风，无明显汗出。头晕，左侧头痛厉害，且左侧耳痛，听力减退，左眼胀痛不适，眼红流泪，上、下牙痛伴颊黏膜不适，牙齿、颊黏膜未见明显异常,左侧嘴角有3、4个小丘疹,左侧脸部及耳郭微红,鬓角上头皮处有3、4个丘疹,摸之痛甚。饮食乏味,口苦口渴,无明显身痛,近2晚痛得无法入睡。小便微黄,平素大便有些干结,日1次。舌质淡红,苔微厚而黄,脉弦数。体温38.3℃(腋温)。

诊断:蛇串疮(少阳证)。

处方:大黄附子汤合芍药甘草汤加柴胡、黄芩、连翘、升麻。大黄15g,附子8g,细辛15g,生白芍40g,甘草20g,柴胡60g,连翘30g,黄芩20g,升麻20g,5剂。水煎开后60分钟,每日1剂,分3次服。

3月6日电话询问,言这2晚睡得很好,只偶尔有一点点痛,听力恢复。

3月8日二诊:疹子已结黑痂。疼痛基本消失,眼、耳、齿等无疼痛,体温正常。原方减量巩固,以防反复或留下后遗痛。

处方:北柴胡40g,连翘30g,黄芩20g,升麻20g,大黄15g,附子6g,细辛15g,生白芍30g,甘草20g,5剂。水煎开后60分钟,每日1剂,分3次服。

3月20日回访,已愈,未留后遗痛。

按:患者疱疹疼痛见于一侧,且位于头面,并伴有发热,有明显的口苦、口渴、乏味,故证属少阳或是少阳阳明的合病。方剂上可考虑柴胡剂,如小柴胡汤、柴胡桂枝汤、柴胡芍药枳实甘草汤等为基础方。此处取小柴胡汤之三味主药柴胡、黄芩、甘草,加一味连翘,即黄煌先生所提到的四味退热汤。加一味芍药,取芍药甘草汤以缓急止痛。此症以痛为主,我在临床上针对一侧的顽固性头痛,喜用大黄附子汤或芍药附子甘草汤来止痛,效果甚佳。此患者舌质淡红,苔厚微,说明夹杂有一定的水饮或水湿。故用温热的附子与细辛来温化水湿兼以止痛。另加了一味升麻来清热解毒。《名医别录》记载升麻治"头痛寒热,风肿诸毒",用在这里也是药证相符。方证药证相符,故能取效极佳。

医案2

肖某,男,76岁,2017年1月5日初诊。

主诉:左侧腰腹疼痛10余天。

刻诊:微恶寒,易汗出,口渴微苦,眠差,饮食可,腰部及左侧大腿部疼痛剧烈，呈刺痛或刀割样疼痛，平脐以下左侧腹部，腰部，左腹股沟及大腿前侧，外侧布满红色丘疱疹与结痂，有少许皮肤成片状溃破，局部皮肤伴轻微瘙痒，无明显渗液，疼痛不能触及，小便不黄，大便硬，2~3天1行。舌质淡红，苔厚腻微黄，舌下青筋明显，脉弦微数。

诊断：蛇串疮（少阳证）。

处方：前胡芍药枳实甘草汤合大黄附子汤加党参、干姜。前胡40g，生白芍15g，枳壳20g，大黄20g，制附子（砂炒）10g，细辛10g，干姜20g，党参20g，炙甘草10g。5剂。水煎开后60分钟，每日1剂，分3次服。

1月9日二诊：疼痛明显减轻，眠可，皮损区基本结痂，稍有瘙痒，无明显触痛。但仍感恶寒，口苦，口渴喜饮，大便解1次，微硬，舌质淡红，苔微厚略黄，舌下青筋明显，脉弦。

处方：前胡桂枝干姜汤合前胡芍药枳实甘草汤、大黄附子汤。前胡40g，干姜15g，天花粉20g，桂枝15g，黄芩15g，牡蛎20g，枳壳20g，生白芍15g，大黄20g，制附子（砂炒）10g，细辛10g，炙甘草10g。5剂。每日1剂，煎水内服。

1月14日三诊：偶有针刺样微痛，皮损区微痒，微红，大部分结痂已脱落，无明显触痛，微恶寒，微汗出，口渴明显改善。口微苦，心下微胀，大便日1~2次，不成形。舌淡苔微厚偏白，脉弦细。

处方：前胡桂枝汤加枳壳，当归。前胡40g，党参20g，生旱半夏20g，黄芩15g，桂枝15g，生白芍15g，当归15g，枳壳20g，生姜15g，红枣6枚，炙甘草15g。5剂。水煎开后60分钟，每日1剂，分3次服。

2017年5月回访，问及病情，言疗效非常好，未留下后遗痛。

按：宋本《伤寒论》中的四逆散应该是个错简，在桂林古本证被称之为柴胡芍药枳实甘草汤。另外病案中的所有"柴胡"皆改为了"前胡"，是根据恩师刘志杰先生考证，古之"茈胡"并不能肯定为现在用的柴胡，"茈"通"紫"，为通假字，实际为"紫胡"，经恩师刘志杰先生考证，应当为紫褐色根茎的白花前胡。《外台秘要》中只收到了大小前胡汤，其用量，主治基本与《伤寒论》大小柴胡汤一致，且条文后明确指出："胡洽云：出张仲景"。胡洽为南北朝经方大家，曾著有《胡洽百病方》，已佚。因距仲景时代较近，故可信度高。

一诊同样合大黄附子汤，因口渴加人参，佐以干姜以防大黄寒凉太过，导致泻下。二诊因口苦，口渴明显，故方合以前胡桂枝汤干姜汤。三诊因疼痛基本已除，改在前胡桂枝汤加当归，枳壳善后。

医案3

李某，男，68岁，2021年3月7日初诊。

主诉：左侧胸肋部疼痛半月余。

刻诊：既往有前列腺增生、腰椎间盘突出症病史。平素微寒，头晕，口苦微渴，左侧胸肋疼痛，夜间尤甚。小便频数，夜尿多时4～5次，腰痛腰冷，大便不成形。体温36.2℃，血压150/90mmHg。左侧胸部下有3～4片簇状细丘疹，色微红。舌淡苔白微厚，脉弦细。

诊断：蛇串疮（厥阴证）。

处方：小前胡汤合肾着汤、芍药附子甘草汤。前胡40g，黄芩15g，旱半夏20g，党参15g，茯苓30g，白术20g，白芍30g，生姜15g，干姜15g，制附子15g，桔梗15g，红枣4枚，炙甘草15g。5剂。每日1剂，水煎60分钟，分3次服。

3月29日上午患者来电话帮他人询问病情，告之上次5剂后未再疼痛，现已痊愈。

按：治疗带状疱疹，临床常规的思路多是用龙胆泻肝汤之类的药物，很少有人用附子，但个人临床经验认为，对于一些疼痛严重者，非附子、细辛莫属。此病并非皆热证，临床中也遇到过寒证的，尤其在后遗神经痛中，包括麻黄附子细辛汤都有可能用到，这个是我们临床要值得注意的。抛开病名的束缚，从寒热辨证用方，往往能收到意想不到的疗效。

另外对带状疱疹早期的治疗可以用梅花针敲破后拔罐，加速结痂，减少疼痛。

治疗方剂除柴胡剂（小柴胡汤、柴胡桂枝干姜汤、柴芍枳草汤、大柴胡汤、柴胡桂枝汤等）外，早期疱疹明显，有水湿蕴结者可用五苓散；表证明显，瘙痒、渗液者，可考虑麻黄连翘赤小豆汤。不管何种情况，痛甚者可合大黄附子汤或芍药附子甘草汤达到快速止痛，且少有神经后遗痛出现。

医案 4

杨某，女，27岁，长沙人。2020年6月3日初诊。

主诉：结婚2年未孕。

刻诊：身材瘦小，身高158cm，体重40kg。时精神不振，疲倦易困，畏寒怕冷，热时也怕热，易汗出，多为上半身汗，四肢不温，头晕，有眩晕感，眼睛干涩，口微渴，饮水不多，嘴唇干燥，纳差，心下易胀满，时恶心欲吐，口气较重，胸闷气短，眠差多梦，健忘易惊，喜叹气，思虑较多，长期熬夜。小便量少偏微黄，大便成形，1~2日1行。月经量多，经期不规律，有痛经，上次月经为5月25日，白带多，舌质淡红少津，苔薄白，舌下青筋明显。脉细欠有力。

超声显示卵巢呈多囊样改变，排卵期测试无排卵，2020年1月开始用药物来曲唑片与绒促性素2个月，偶有排卵，但未受孕，现已停用2个月。

六纲：少阳少阴太阴合病（津血亏虚）。

辨证：阴痞证（厥阴证）。

处方：前胡桂枝汤加生地黄、当归、川芎。前胡40g，旱半夏20g，党参15g，黄芩15g，桂枝15g，白芍15g，当归15g，川芎20g，生地黄20g，生姜15g，红枣15g，炙甘草10g。7剂，水煎60分钟，每日1剂，分3次服。

6月10日二诊：告之近几日试纸测试有排卵，建议增加同房频率。

处方：前胡桂枝汤加生地黄、丹参。前胡40g，旱半夏15g，党参20g，黄芩15g，桂枝15g，白芍15g，丹参40g，生地黄40g，生姜15g，红枣15g，炙甘草10g。7剂，水煎60分钟，每日1剂，分三次服。

6月17日三诊：根据患者症状，调方如下。

处方：前胡桂枝汤加生地黄、丹参。前胡40g，旱半夏15g，党参20g，黄芩15g，桂枝15g，白芍15g，丹参40g，生地黄20g，当归10g，干姜10g，红枣15g，炙甘草15g。7剂，水煎60分钟，每日1剂，分3次服。

6月23日微信告知有来月经的感觉，有些失望，言这个月又没希望怀上了。

6月25日微信告知好像怀上了，验孕棒测试弱阳性。次日再测试两次，均为阳性，建议医院抽血检测。6月27日血检证实已受孕。告之不用服药，注意休息，加强营养。

11月25日回访，胎儿已25周，发育正常。人也胖了5kg左右。

2021年3月7日，产一男婴，3.4kg，体健。

按：治疗不孕一症，后世多喜用一些补益气血或温肾之品。其实经方治疗这一类非器质性的不孕选择方剂比较多，大多从血分入手，但关键在于辨寒热。比较常用的方剂如温经汤、当归四逆汤、桂枝茯苓丸、当归汤、当归芍药散、下瘀血汤、大黄䗪虫丸、当归建中汤等，另外柴胡桂枝汤或是竹叶前胡汤在少阳证比较典型的情况下，效果也是相当理想的。关键在于把握好病机证的寒热。

医案5

廖某，女，80岁，2019年2月24日初诊。

主诉：腹痛呕吐2天。

病史：患者2月22日晚间饱餐后突发腹部胀痛，恶心呕吐。由于当时本人在长沙，电话咨询，建议患者先去医院检查并于当地医院急诊入院。入院诊断报告显示急性水肿型胰腺炎，测量血淀粉酶2000U/L，白细胞、血压、血糖升高。于24日晚回益阳为其看诊。

刻诊：患者消瘦，精神尚可，呻吟不止，频发呕吐。整个腹部广泛性疼痛，胀满不适，腹肌紧张，以心下痛甚，疼痛拒按，有轻微反跳痛。触之皮肤温度略高（体温测量为低热），无明显恶寒，身有微汗，口渴，其医生不让饮水，但以大黄水时时频服之。嘴唇干燥。口苦，3日未大便，且没有排气感。舌淡红无津，少许裂纹，中根部黄腻苔。脉弦紧而细，微数。

诊断：腹痛（少阳病）。

处方：大前胡汤。前胡80g，大黄20g，黄芩30g，枳壳40g，旱半夏40g，赤芍30g，生姜50g，红枣12枚。3剂，浓煎成每袋100ml，共10袋。

25日早上开始送药过去时，患者依然呕吐厉害，阵发性腹痛，痛甚时呻吟不止。大便未下，腹部仍紧张，未矢气。嘱其倒掉大黄水，将中药倒入大黄渣中，每日3次，每次1袋。

26日晚本人去长沙之前至医院探望，言喝药后未再呕吐，疼痛明显减轻，偶尔会痛2～3次，但不重。腹中有肠音，有矢气现象，但未大便。

27日晚回益阳至医院探望，疼痛未频发，有矢气肠鸣。大便解了2次，

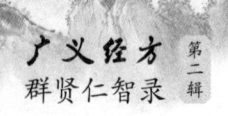

量不多，第1次有些硬，后黏溏。触之腹部没之前紧张，按之心下仍疼痛拒按，但下腹轻压痛，反跳痛不明显。嘱其继续喝药，服完更方。问其主诊医生，言血淀粉酶下降至200U/L（未告知其服用了中药）。继续服汤药，处以小前胡汤合小陷胸汤2剂。

处方：前胡120g，旱半夏60g，党参60g，黄芩45g，赤芍45g，黄连15g，全瓜蒌60g，干姜45g，红枣12枚，炙甘草45g。水煎60分钟，煎成12袋，2日1剂，每日3次。

3月1日上午患者情况稳定要求出院，由于本人要出往长沙，劝其再住院2天。

3月3日下午电话告之已经出院回家。嘱其继续喝药，可进少许流汁及软食。

3月4日上午告之，患者早餐吃了一大碗米豆腐和六七个馄饨后出现腹痛加剧。告之先禁食水，中药继续服用。如果未缓解下午过来看诊。

3月5日电话询问，还是阵发性疼痛，嘱其来诊所亲诊。

刻诊：阵阵腹痛，痛剧呻吟，腹痛部尚软，恶心欲吐，但未呕吐，有矢气，大便每日2～3次，稀溏。口苦，口渴，舌淡红无津，少许裂纹，苔薄微黄，脉弦细。

针刺阳陵泉、足三里、内关后无明显缓解。

处方：小前胡汤合芍药附子甘草汤，生姜易干姜。信前胡120g，党参60g，白芍60g，制附子30g，旱半夏60g，黄芩45g，干姜45g，红枣12枚，炙甘草45g。2剂，水煎开后60分钟，2日1剂，每日3次。

晚上电话询问，服药1次后，一直未再痛，后吐蛔虫1条，问是否可以服用阿苯达唑片。嘱其晚上服用1次中药后，如果腹痛不发作就可以服用阿苯达唑片，如果腹痛，勿服。

3月6日下午电话询问，当晚未腹痛，睡前服用1次阿苯达唑片。嘱其可食少许流汁及软食。

3月9日回访未发生疼痛，正常饮食。嘱其勿食过饱。

3月11日复诊近几日未腹痛，饮食二便正常。仅人精神稍差。舌淡红，有少许裂纹，舌苔白，脉细欠有力。血压正常，血糖6.2mmol/L（出院后未服

实战篇：临床医案精析
十八、廖冬阳医案

其他药物及降糖药）。

前方减量加黄芪、白术 7 剂善后。

处方：前胡 40g，党参 20g，干姜 15g，当归 15g，黄芪 30g，白芍 20g，旱半夏 20g，黄芩 15g，制附子（砂炒）15g，白术 15g，红枣 6 枚，炙甘草 15g。7 剂，代煎，水煎开后 60 分钟，每日 1 剂，分 3 次服。

3 月 24 日电话回访，患者已无不适，返回乡下。至今 2 年，此病未再复发。

按：患者发热，无明显恶寒，身有微汗，表证尚未解除。口渴，口苦，嘴唇干燥，消瘦，精神尚可，呻吟不止，心下痛而拒按，频发呕吐，中、上焦的热盛津亏。大便三日未解，无排气，腹部广泛性疼痛，胀满不适，腹肌紧张，说明下焦里实已成。舌淡红无津，少许裂纹，乃热伤津液之象。中根部黄腻苔，脉弦紧为里的水热互结。故此证为寒热夹杂之热多寒少证。辨治可从少阳阳明病入手。

医案 6

徐某，男，30 岁，2018 年 8 月 27 日初诊。

主诉：右侧腹部，腰部疼痛剧烈。

病史：来诊前已于某卫生院行 B 超检查：右肾中度积水，上输尿管结石。患者不想碎石治疗，要求中药治疗。

刻诊：不发热，微恶寒，右侧腹部及腰部疼痛剧烈，痛甚时汗出较多，无明显恶心呕吐，饮食可。小便微黄，无尿频尿急，无显性血尿，大便稀溏，每日 2～3 次，欲解而解不出来。舌质淡红，苔厚腻，舌根部有少许黄苔。脉弦略数。

诊断：腹痛（太阴阳明合病属厥阴证）。

处方：芍药附子甘草汤合诸癃散。制附子 30g，干姜 30g，瞿麦 30g，滑石 40g，白芍 60g，白术 30g，菟丝子 40g，桂枝 20g，炙甘草 60g。5 剂，水煎开后 60 分钟，每日 1 剂，分 3 次服，嘱其服完后复诊。

至 9 月 6 日未按时复诊，微信回访其妻子，言吃药后一直未痛。劝其行 B 超复查，说一直没时间。

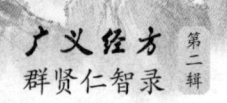

按：患者以腹痛，便溏，舌质淡红，苔厚腻，为水饮，水湿不化之里虚寒证。舌根部有少许黄苔，为下焦有水热互结参与，属寒多热少之寒热夹杂证。

痛甚情况下，立即针刺右侧手的腰痛穴、合谷穴、三阴交。刺下不到半小时痛止。

诸癃散这张方子大家可能不太熟悉。这张方子是甘肃武威旱滩坡古墓出土的《武威汉代医简》中《治百病方》条下的记载：

治诸癃，石癃出石，血癃出血，膏癃出膏，泔癃出泔，此五癃皆同乐治之：术、姜、瞿麦各六分，菟丝子、滑石各七分，桂半分，凡六物皆冶合，以方寸匕酒饮，日六七，病立愈，石即出（原简有残缺，此条文存在补缺可能，但其中用到的六味药记载无误）。

医案 7

廖某，男，6 岁，2017 年 2 月 16 日初诊。

主诉：反复双下肢及臀部皮疹 40 余日。

病史：患儿 2017 年 1 月初开始咳嗽，并出现双下肢皮疹 10 余日后，于 1 月 11 日住入当地妇幼保健院，诊断为支气管肺炎，过敏性紫癜。治疗 1 周后处以泼尼松等药物口服治疗，期间再次出现双下肢紫癜，后转院治疗 10 余日，好转出院，约 1 周再次复发。期间泼尼松每日 6 片，未间断。经介绍来诊。

刻诊：体型偏胖，精神不佳，乏力，汗出明显，稍活动则汗出如雨，皮肤湿润，微恶风寒，鼻塞流涕，清浊皆在，时喷嚏。面部及眼睑水肿，口微渴，偶有咳嗽，不喜饮，纳差，双臀部及双下肢多处点状、片状红色皮疹，伴瘙痒，有少许抓痕与渗液，双小腿较多，小腿微肿。小便微黄，大便偏硬，2～3 日 1 行。舌淡水嫩，苔微黄而厚。

诊断：紫癜（太阴阳明合病属厥阴）。

处方：桂枝加黄芪汤合赤小豆当归散加防风、党参、连翘。黄芪 30g，桂枝 15g，生白芍 15g，生姜 30g，红枣 6 枚，炙甘草 10g，当归 15g，赤小豆 40g，防风 15g，党参 20g，连翘 20g。7 剂，每日 1 剂，水煎分 3 次服。

泼尼松开始减量为每日 3 片，并减少活动量。禁食鱼虾，海鲜，芒果，菠萝及寒凉冷饮等。

2017年3月6日二诊：臀部、双下肢皮疹有所减少，瘙痒减轻，渗液明显减少。脸，睑及下肢微肿，易汗出，口不渴，无明显咳嗽，微恶寒，大便硬，1～2日1次。舌淡水嫩，苔微黄而厚。

处方：桂枝加黄芪汤合防己茯苓汤加防风、紫草、赤小豆、连翘。黄芪30g，桂枝15g，生白芍30g，生姜30g，红枣6枚，炙甘草10g，茯苓30g，防己15g，防风15g，紫草15g，赤小豆40g，连翘20g。7剂，每日1剂，水煎分3次服。泼尼松开始减量为每日2片。减少活动量。禁忌同前。

2017年3月13日三诊：臀部只有散在皮疹，双小腿皮疹明显缩小，无明显瘙痒，未再渗液。脸、睑仍有些水肿，下肢已不肿，汗出明显减轻，精神好转，纳可，微恶寒，大便日1～2次，软便，偶有稀便。舌淡水嫩，苔微黄略厚。处方同前，剂量稍做调整。

处方：黄芪30g，桂枝15g，生白芍30g，生姜30g，红枣6枚，炙甘草10g，茯苓30g，防己10g，防风15g，紫草15g，赤小豆40g，连翘20g。7剂，每日1剂，水煎分3次服。泼尼松开始减量为每日1片，仍减少活动量。

2017年3月20日四诊：臀部及大腿基本皮肤已基本正常，双小腿皮下有散在点状出血点，色红，偶有瘙痒，未再渗液。下肢已不肿，脸、睑水肿减轻。汗出改善，精神好转，口微渴，纳可，大便日1～2次，软便，偶有稀便。舌淡微红，苔薄微黄。

处方：桂枝加黄芪汤加黄芩、枳壳、党参、当归、紫草、防风。黄芪30g，桂枝15g，生白芍20g，生姜30g，红枣6枚，炙甘草10g，党参20g，当归10g，黄芩15g，枳壳20g，防风15g，紫草15g。7剂，每日1剂，水煎分3次服。泼尼松半片维持。

2017年3月27日五诊：小腿皮肤已基本恢复正常，汗出减少，纳可，患者母亲告之泼尼松已停用5日。效不更方。

2017年4月3日六诊：紫癜无反复，汗出已不明显，二便可，舌淡红，苔微白。泼尼松已经停用10余日。

处方：桂枝加黄芪汤合玉屏风散加当归、党参、陈皮、枳壳。黄芪30g，桂枝15g，生白芍20g，生姜30g，红枣6枚，炙甘草10g，防风15g，白术15g，当归10g，党参20，陈皮15g，枳壳20g。7剂，每日1剂，煎水

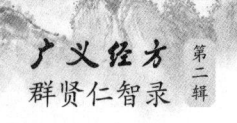

内服。

2017年4月3日七诊：泼尼松已经停用近20日，病证无反复。家属要求巩固。上次处方7剂碎粉，每次6g，每日2次，冲服。

至此3年有余，紫癜未再复发，其间偶有感冒咳嗽，均服中药而愈。

按：此病案抓住体胖、汗出、乏力、鼻塞、流涕等症状，可以断定当以桂枝类方为基础。因有颜面、下肢的微肿，故加以黄芪益气利水。一诊合以赤小豆当归散渗湿利水，并配合黄芪、党参补益气血，防风、连翘清热祛风止痒。二诊明显好转，但肿消不明显，故合以防己茯苓汤加强利水之功。大便难下，故加大芍药用量，以下大便。并加紫草祛风止血。三诊后病情开始迅速好转。直至痊愈仅用1月余。

医案8

贾某，男，5岁，2019年7月28日初诊。

主诉：双下肢皮疹10余日。

病史：2019年7月10日突发双下肢皮疹伴肌肉疼痛，7月15日于医院住院确诊为"过敏性紫癜"，入院给予甲强龙（甲泼尼龙琥珀酸钠）、葡萄糖酸钙、维生素病情好转，4日后出院，出院后不到1周，再次复发。经患儿父亲的战友介绍而来。

刻诊：体型偏瘦，平素易感冒，活动后易汗出，夜间睡前有头颈汗出，易鼻塞，流涕，偶有咳嗽，口不渴，挑食，纳差，偶有腹痛，下肢肌肉疼痛，双膝关节微肿，疼痛。双下肢散在皮疹，色红，大小不一，无明显瘙痒。小便不黄，大便日1次，成形。舌淡红水嫩，舌尖红，苔薄白。既往有慢性荨麻疹病史。

诊断：紫癜（少阳太阳合病之中风证属厥阴）。

处方：前胡桂枝汤加荆芥、防风、连翘、赤小豆。前胡24g，旱半夏12g，党参12g，黄芩9g，桂枝9g，生白芍9g，荆芥（后下）9g，防风9g，赤小豆30g，连翘15g，红枣3枚，生姜9g，炙甘草9g。7剂，水煎开后60分钟，每日1剂，分3次服。

2019年8月4日二诊：下肢皮疹明显消退，肌肉已不疼痛，双膝关节肿消。仍有流涕，易汗，饮食尚可，服药后大便微稀，每日 1~2 次。前方赤小豆 7 剂继续。

2019 年 8 月 11 日三诊：下肢皮疹基本消退，无其他不适，偶有鼻塞流涕，睡前头易汗出，饮食二便可。效不更方，仍原方 7 剂继续。

2019 年 8 月 22 日四诊：病情稳定，要求继续巩固治疗。仍守原方 7 剂。

2020 年 11 月微信回访，紫癜未复发，体重明显增加，经常感冒、流涕、汗出症状减轻，饮食二便正常。

按：此案以汗出，头颈易汗鼻塞，流涕，下肢肌肉疼痛，双膝关节微肿，疼痛，挑食，纳差，偶有腹痛，为切入点，即桂枝汤证与小柴胡汤证，再加荆芥、防风、连翘祛风清热解毒。治疗基本守一方到底。

对于过敏性紫癜的治疗，可以用到的经方还是比较多的，麻黄连翘赤小豆汤、柴胡桂枝汤、桂枝汤、桂枝麻黄各半汤、小建中汤、黄芪建中汤、黄芩汤、黄土汤、柏叶汤等，具体还得遵循《伤寒论》"有是证，用是方"的原则或从病机找切入点。

2014 年以来，本人临床上用到的柴胡类方绝大部分以前胡替代柴胡，临床观察效果无明显差别，甚至在一些用到柴胡类方止咳时，效果更佳。临床中有个别患者，尤其是小儿有发生过敏性皮疹的情况，个人认为用前胡会比柴胡更佳，更安全，当然对于一些发热患者，柴胡会比前胡效果好。

医案 9

廖某，女，75 岁，2017 年 11 月 19 日初诊。

主诉：腹痛，腹部胀满 9 日。

病史：患者于 2017 年 11 月 12 日饮食不洁后出现呕吐、腹痛、腹泻，由于子女不在身边，自行煎清热解毒的草药喝，后呕吐腹泻止，腹痛有所缓解，由于无人照顾，在家 4 日未进食。邻居发现后联系其在长沙的儿子，转至长沙，于当地自行购药服用（具体用药不详）后病情无缓解。17 日下午送往医院，初步诊断为上消化道穿孔并腹膜炎、腹水；阑尾炎；心动过速，频发性房、室性期前收缩。

患者的精神状态不佳，加上心脏不好，血糖又高。医院告之手术风险大，

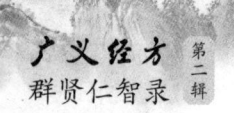

且保守治疗也难收效。由于患者是本人姑母，表哥遂让我想想办法。11月19日中午就诊。

刻诊：患者极度消瘦，精神欠佳，神志尚清，呼吸略快，说话声音细微，四肢冰凉，微恶寒，汗出不断，黏腻而臭，口唇干裂，口渴欲饮，但没有喝，每以棉签浸水润湿嘴唇。全腹紧张，不能触碰，触之疼痛加剧，明显反跳痛，右下腹有拳头大包块，质硬，按之痛甚，无呕吐，大便约6日未解。舌质降红，干裂无苔，舌下青筋明显。脉微弱难以摸到。听诊心率约每分钟160次，律不齐，基本无肠鸣音。血糖19.7mmol/L。

诊断：腹痛（太阴阳明合病，虚寒为本，阳明里实为标，兼宿食阻滞于里）。

处方：三物备急丸合控涎丹（妙用备急丸）。双足三里用生理盐水5ml穴位注射，每日1次。

配合静脉滴注、抗感染、营养支持、护胃等治疗，每日滴注约3000ml液体，其中5%葡萄糖1000ml，250ml氨基酸，其他为生理盐水。抗生素用头孢曲松、阿米卡星、替硝唑三联。未进行任何降糖与抗心律失常治疗。

下午3点许开始服药。第1次8粒妙用备急丸（大小约绿豆的一半大），2小时后第2次服用10粒，第3次服用12粒，夜半时再服用12粒。

11月20日早上，告之想吐，可以听到少许肠鸣音。大概到中午，开始有大便，20~30分钟1次，开始是成形的硬便，后来是黑色的臭味很大的水泻样便，量多。到晚上十点多，泻下20来次，但言轻松。触诊腹部较之前明显松软，不用听诊器能听到明显肠鸣音，频繁矢气，矢气时伴有少许大便。四肢开始回暖，脉已能触及，只是脉律还有些不齐。停服妙用备急丸。

11月21日开始精神明显好转，每日泻下黑水7~8次。

11月22日开始允许喝少量温水。

11月23日就开始喝少量的稀粥、肉汤。

当天去往当地卫生院做复查，能自己慢慢下床走动了。检查结果不错，气体消失了，右下腹包块小了，心率虽然还有些快，但期前收缩不明显，电解质无紊乱。

11月25日处以汤药，方用理中汤合柴胡枳实芍药甘草汤加红藤、金银花、当归、桃仁、薏苡仁、陈皮。

11月26日起减为一联抗生素，每天静脉滴注量1000ml左右。

11月30日停用静脉滴注，继续中药治疗。

12月2日复查各项指标基本正常。

12月4日患者要求明日带药回长沙调养，处以理中汤合阴旦汤加黄芪、当归、陈皮、生地黄，7剂。

3年过去了，患者目前身体健康，每天能做些家务，其病症未再复发。

按：患者极度消瘦，精神欠佳，说话声音细微，四肢冰凉，微恶寒，汗出不断，无肠鸣音，脉微弱难以摸到。这是一派虚寒四逆之象。

口中黏腻而臭，口唇干裂，口渴欲饮，由于之前的吐泻，汗出，还有摄入的水液不足，出现了在里的津液亏损。全腹紧张，不能触碰，触之疼痛加剧，明显反跳痛，右下腹有拳头大包块，质硬，按之痛甚，大便约6日未解，此为系阳明里热之证，当急下之。舌质绛红，干裂无苔，提示津液亏损严重，不能上承于舌。

故此证为明显寒热夹杂之证。虚寒为本，阳明里实为标。由于患者有消化道穿孔，不能进食喝水，故斟酌再三，决定以丸药服之。妙用备急丸为三物备急丸合控涎丹做成的水丸剂。

三物备急丸出自《金匮要略·杂疗方》：心腹诸卒暴百病。三物备急丸方。

大黄（一两），干姜（一两），巴豆（一两，去皮，熬，外研如脂）。

上药各须精新，先捣大黄、干姜为末，研巴豆纳中，合治一千杵，用为散，蜜和丸亦佳，密器中贮之，莫令歇。

若中恶客忤，心腹胀满，卒痛如锥刺，气急口噤，停尸卒死者，以暖水若酒服大豆许三四丸，或不下，捧头起，灌令下咽，须臾当瘥，如未瘥，更与三丸，当腹中鸣，即吐下便瘥。若口噤，亦须折齿灌之。

控涎丹出自宋·陈无择《三因极一病证方论》一书。又名子龙丸、妙应丸。

甘遂、大戟、白芥子各等分。为细末，面糊为丸，梧桐子大，每服5~10丸，临卧姜汤送下。

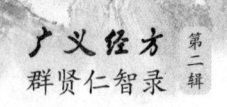

治痰饮伏在膈上下，忽然颈项、胸背、腰胯隐痛不可忍，筋骨牵引作痛，走易不定，或手足冷痹，或头痛不可忍，或神志昏倦多睡，或饮食无味，痰唾稠黏，夜间喉中痰鸣，多流涎唾。

此二丸合用治疗急腹症，如急性肠梗阻、胰腺炎、消化道的穿孔等，得益于恩师刘志杰先生的个人临床经验，其《金匮要略增补》一书有详细介绍。

此医案，还有一个值得注意的是患者病重时的高血糖、严重心律失常等症状，在治疗时未采取任何降血糖、抗心律失常治疗，但病症缓解后，能很快恢复正常。这提醒我们，在经方治疗时，只要方证相应，从一点入手，往往能够得到全方位的治疗效果。经方中的"证"包含了多个"病"，解决了一"证"，其他"病"或是"症"皆可迎刃而解。

医案10

刘某，女，32岁，2021年2月18日初诊。

主诉：右侧乳房疼痛2日。

刻诊：时发热恶寒，无明显汗出，头痛，头晕，恶心不欲食，口不苦而渴，心下不适，右侧乳房疼痛不可触，牵扯至右腋下肋疼痛。二便可。现哺乳期4个月。体温39.2℃。右乳明显红肿，皮肤发烫，外侧触之有硬肿，疼痛明显。舌淡红苔薄黄，脉弦细数。

2017年2月曾于哺乳期出现两侧严重乳痈，服用中药17剂而愈。

诊断：乳痈（少阳病）。

处方：小柴胡汤加天花粉、皂角刺、连翘、蒲公英、桔梗。柴胡40g，旱半夏20g，党参20g，黄芩15g，天花粉20g，皂角刺40g，蒲公英60g，桔梗15g，连翘30g，生姜15g，红枣4枚，炙甘草15g。3剂，水煎开后60分钟，每日1剂，分3次服。嘱其晚上煎1剂，分2次服完。针刺右内关，曲池留针1小时，并加少泽放血。第2日复诊。

2月19日二诊：言服药后，夜间寒战，随之汗出热退，明显感觉舒服。乳房仍有疼痛，但按之较之前软。体温37.2℃，舌淡红苔薄黄，脉弦细数。针刺同前。

2月20日三诊：精神佳，无发热恶寒，口不苦，微渴，纳可，乳腺疼痛明显减轻，右腋下胁肋疼痛已不明显。下颌及鼻翼处有片状细小疱疹，口舌间有小的疮疡，小便可，大便稀。体温36.3℃。右乳腺按之较前软，触痛明显减轻。舌红苔黄微厚。脉细。

处方：小前胡汤去半夏，加连翘、蒲公英、桔梗、皂角刺、天花粉、升麻。前胡40g，党参20g，黄芩15g，天花粉20g，皂角刺30g，蒲公英40g，桔梗15g，连翘30g，生姜15g，红枣4枚，升麻20g，炙甘草15g。7剂，水煎开后60分钟，每日1剂，分3次服。

2月22日电话回访肿块已消，基本不痛，能正常哺乳。

3月25日带其孩子来治疗咳嗽，告之已痊愈。

按：对乳痈（乳腺炎）的治疗，个人经验是采用针刺或放血治疗，效果比较肯定。药多处以柴胡类或前胡类方剂，可依症加蒲公英，皂角刺，桔梗，地榆等药物。

医案11

尹某，男，10岁，2015年3月8日初诊。

刻诊：其母诉孩子经常遗尿，体形肥胖，约40kg，遗尿，基本每夜1次，易汗出，鼻塞流涕，黄浊皆有，偶尔咳嗽，扁桃体Ⅰ度肿大。食欲好，能吃。喜食肥厚之物。二便可，舌红苔薄微黄，脉浮弦。

诊断：遗尿（太阳阳明合病证）。

处方：麻黄石膏杏仁甘草汤。麻黄40g，杏仁30g，生石膏80g，炙甘草20g。3剂，代煎成18袋，每次1袋，每日3次，晚上于睡前1个小时前服用。

后遇其询母问其尿床是否改善，言现在很少尿床，劝其继续喝药巩固，其母言孩子不想喝。

医案12

邢某，女，12岁，2021年3月5日初诊。

主诉：遗尿3～4年。

刻诊：无明显恶寒发热，不汗出，口不渴，偶有皮肤起丘疹。平时喜欢

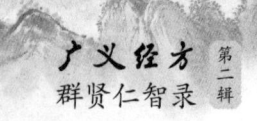

运动，纳可，大便微硬。夜间睡眠较沉，常睡梦中遗尿。曾中西药治疗效果不佳。体温36.3℃。舌淡红苔薄白，脉稍细。

诊断：遗尿（太阳阳明合病属厥阴）。

处方：桂枝麻黄各半汤加石膏。桂枝20g，黑白芍15g，麻黄15g，杏仁15g，石膏30g，生姜15g，红枣3枚，炙甘草10g。7剂，代煎14袋，每日2次。

3月13日二诊：服药当晚能主动起来小便，服药期间未出现遗尿情况。原方继服7剂。

3月20日三诊：未再遗尿，每晚能主动小便。服药期间无大汗、口渴现象。原方麻黄减量至10g，7剂，并用原方生姜易干姜做成袋茶散剂，每次6g，每日2次。

3月29日其父来看病，告之未再遗尿。代茶正在服用中。

按：曾读胡希恕老先生用肾着汤加麻黄治疗年轻女性遗尿病案，当时看到后不能理解为何加麻黄。后来恩师刘志杰先生反复强调，麻黄不仅能发汗，还能醒脑，故能治疗遗尿，这也是诸续命汤中不离麻黄的原因。

另外，对于汗出不明显，舌象上没有明显热象的遗尿患者，我们可以考虑以微发汗的方法来治疗，让水液从表而出，来达到治疗遗尿的效果。若里饮重者，可以用肾着汤加麻黄；若表饮里饮皆重者，可参考麻黄加术汤或小青龙汤；若有汗出微热者，可考虑麻黄石膏杏仁甘草汤或越婢汤或越婢加术汤。

十九、朱培府医案

朱培府，河南南阳人，号一品堂主。中医执业医师、执业药师。汉传中医导师刘志杰院长门下嫡传弟子，北京汉传中医研究院成员，汉传中医教材编写组成员，《经方妇科学》教材副主编，并参与编写了《经方外感病学》及《经方外科学》。

幼承家学，1997年2月行医于仲景故里；1998年9月于张仲景国医国药学院深造；2012年1月拜于汉传中医导师刘志杰院长门下，并于汉传中医师承论坛陆续发表医案 70 余篇；2014 年至 2016 年担任汉传中医临床讲坛第四、五、六期讲师；2017 年至 2018 年担任两期《金匮要略增补》临床班讲师；2019 年 5 月担任汉传中医临床讲坛第八期讲师，同年 6 月于北京开放大学主讲《经方美容学》。

临床擅长运用经方中药及医经针灸，治疗中风及其后遗症、高血压、糖尿病、痛风、颈肩腰椎病、肝胆胃肠病、男女不孕不育、老年虚损、小儿疳积、癌症及术后调养等。

（一）蛇胆疮后遗疼痛案

杨某，女，61 岁，山东莱芜人。2017 年 9 月 11 日初诊。

主诉：左胁带状疱疹，疼痛 2 周多。

病史：静脉滴注半月余疱疹痊愈，留下疼痛后遗症。

刻诊：左侧胁下阵发性剧痛，自诉如虫爬样痛痒，疱疹已结痂，结痂处颜色红而略暗；患处皮肤发木无感觉，无法弯腰；全身忽冷忽热，夜间多梦，烦躁，易出汗，口干渴，晨起口苦，食欲一般，腹胀，大便干，4～5 日 1 次，小便黄少。舌暗红胖，苔腻水滑，边有齿痕，轻微瘀斑。左脉沉弦而数，右脉弦滑有力。

六纲：少阳阳明合病。

五证：烦躁证。

四本：气、血、饮、食。

处方：升麻鳖甲汤合大柴胡汤。升麻 60g，当归 30g，蜀椒 30g，生甘草 60g，雄黄（研）15g，鳖甲 60g，前胡 120g，黄芩 45g，赤芍 45g，生旱半夏 60g，枳壳 75g，大黄 30g，红枣 12 枚，生姜 75g。3 剂，水煎服，每剂喝 2 天。并于患处刮痧放血治疗。

当日放血 1 次，服药后夜间轻度腹泻，第 2 日感觉疼痛轻松大半。又放血 1 次，服完药后，彻底痊愈。

（二）进行性营养不良案

韩某，女，5 个月大。2015 年 10 月 8 日初诊。

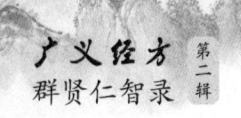

主诉：肝脾肿大，胆管扩张，腹泻。

病史：（家属代诉）出生后不哭啼，呼吸微弱，西医诊断为进行性营养不良，入住重症监护室一周好转。后进保温箱2月余，不会吃奶，仅靠注射器定期给予奶粉，病情越发严重。医院告知家属，已无希望，不具备治疗意义，让其回家。家属没有放弃治疗，辗转求医，诸医摇头，不敢接治。后听别人介绍，仿佛抓住最后一根救命稻草，急至我医馆一试。

刻诊：形体比正常小儿瘦小近半，面色苍白，口唇爪甲无血色。囟门下陷，皮包骨头，皮肤松弛，干燥无光泽。呼吸喘急，心率细微，轻度湿啰音，无汗，食量小，吐奶。手足腹部凉，肚大筋青，肋骨根根显现，能摸着肝脾，臀部肌肉消瘦。喜哭闹，哭声无力，睡眠易醒，双目闭合不严。腹泻，每日7～8次，大便颜色灰黑，小便量少。舌淡，苔薄白，不润。食指络脉颜色暗淡，双手鱼际不充盈。

六纲：属厥阴。

五证：阴痞。

四本：血、饮。

类方：阳旦类。

处方：乌头赤石脂丸研细末，加黄酒、童便调和，外敷神阙，并以师门温灸器灸之。自制培元固本丸100粒，每次1粒，每日3次，视其寒热，蜂蜜水或红糖水送服。

半小时后，呼吸渐稳，心跳增强，当日腹泻缓解。嘱回去后，继续用药物外贴神阙，加以温灸。1周后，家属来电，说孩子能够吸吮奶瓶，且不吐奶，腹泻也已消失。

2015年11月8日二诊：服药1个月，饮食比以前多了2倍，睡眠大好，呼吸平稳，听诊无啰音。面部有血色，身体肌肉逐渐丰满，略有腹胀，大便黄色，小便无异常。

处方：自制培元固本丸100粒，每次1粒，每日3次，视其寒热，蜂蜜水或红糖水送服。

2015年12月8日三诊：口唇爪甲恢复血色，无腹胀，肋骨不再显现，肝脾已摸不到，皮肤光泽，面色红润，双目逐渐灵动，睡眠、饮食二便均好。

处方：自制培元固本丸 100 粒，增至每日 4 次，每次 1 粒。视其寒热，蜂蜜水或红糖水送服。

2016 年 1 月 2 日四诊：一切良好，没有明显症状，继续服用培元固本丸。

2016 年 1 月 27 日五诊：小儿体重增加 2kg 左右，睡觉双目闭合完全，精气神佳，饮食二便正常。嘱停药观察，如正常小孩一样养护即可。

2016 年 3 月下旬，其父母、祖父母均至医馆，感谢救了孩子一命，顺便各自调理一下身体，并介绍患者若干来诊。患儿已经康复，嘱不用服药，膳食养护即可。

2016 年 7 月，患儿祖父母和父母，携带亲人 10 余人，均至医馆，一来给患儿复诊，二来看其他病情。患儿基本上比一般的小儿还要健壮，让人唏嘘不已。

按：培元固本丸，2002 年学自李可老中医，临床用于虚劳诸病，在辨证准确的前提下，疗效肯定。

入门汉传后，按师门理念，我给原方调整比例，去了红参，加了恩师的参黄养生茶，即东北生晒参和少量大黄。又加了一味神曲，方子的配伍气象为之一新，扶正祛邪并用，缓中补虚，推陈致新，促进人体细胞再生能力，平衡机体精微的吸收及代谢。更加适合老人、妇女及儿童之慢性虚劳、疳积，以及诸般不足。

附：新制培元固本丸（散）

胎盘 2 具，鹿茸 100g，人参 100g，五灵脂 50g，三七 50g，血琥珀 50g，神曲 100g，酒大黄 50g。

用法：先以汤剂控制病情，缓解期则以培元固本散善后。开始采取小量缓补，每次 1.5～2g，日 2～3 次；一周后改为每次 3g，日 2 次，饭前 1 个小时服为好，切忌贪图速效而用大量。

（三）壮男证似阴阳易，六纲辨证不难愈

刘某，男，44 岁。2014 年 3 月 15 日初诊。

主诉：夜半发热，小腹及阴部坠胀，次日中午缓解，隔2~3日即发作一次。

病史：去年秋天，在某工地下班，与工友喝酒聚餐，回去路上淋雨，又与妻子同房，半夜即发热。自服伤风停胶囊及复方锌布颗粒剂后，汗出而发热暂缓解，如是反复数日，至某医院检查，未给明确诊断，仅开些消炎药口服。亦服过数位老中医汤药30余剂，病情依然如故，遂不再服任何药物。此后每隔2~3日发作一次，同房后，病情更甚，以致夫妻分房半年。

刻诊：身高体壮，面色暗滞。头重眼昏，半夜发热时燥热口渴，喝水多，汗出多。至中午前气短、心悸、胸闷、乏力明显，小腹坠胀波及阴部，阴囊潮湿，腹部不热，腹肌按之紧张。午后发热渐退，诸症稍缓，但觉腰腿酸困，烦恼至极。平时饮食正常，大便每日1次，成形。小便频数。色黄。舌略暗，边、尖红，苔黄略腻，中有裂纹，边缘齿痕稍显，舌下络脉些许暗色点状瘀斑。脉寸关中取弦大，相对有力；尺脉浮，重按不足，左脉大于右脉。

六纲：厥阴病（阴阳易·房劳）。

五证：阴痞。

处方：肾气丸合杜仲牡蛎散（茯苓加倍）。生地黄120g，淮山药60g，山茱萸60g，泽泻45g，茯苓60g，牡丹皮45g，桂枝15g，生附子15g，生杜仲45g，牡蛎45g。3剂，打粗末，布包煎，煎取18包（每包200ml），每日3次，饭前服用，每次服药时加黄酒、蜂蜜适量。

因患者坚信自己"肾亏"严重，非让再给加点儿"特效"药，说是其亲戚在门诊拿过，服用后说是"特效"。我给其解释说，这个病经方中有记载，叫作"阴阳易"，属"虚劳病"范畴，治疗需要时间，没有特效药。

后来午休时，接到患者电话，说现在南方做生意，询问其当初服汤药效果如何？回答说服完汤药后，病就好了七八成，除了稍感乏力和腰腿略酸困外，饮食、睡眠、精神好转。服完1包"特效"药丸后，就敢同房了，其余症状也好了。剩下的1包丸药舍不得吃，和一帮酒友吹嘘，却被"讹"走了。此次打电话的目的是，最近觉得精神不佳，西医诊断前列腺炎，中医大夫诊断肾虚，想再讨一些丸药给邮寄过去，指明要原来的"特效药"。嘱其"饮食有节，起居有常，不妄劳作"，烟酒要适当减量，尤其房事不可过度。

按： 师著《金匮要略增补·辨阴阳易差脉证并治》。

伤寒阴阳易之为病，其人身体重，少气，少腹里急，或引阴中拘挛，热上冲胸，头重不欲举，眼中生花，膝胫拘急者，烧裈散主之。妇人中裈，近隐处，取烧作灰。上一味，水服方寸匕，日三服，小便即利，阴头微肿，此为愈矣。妇人病取男子裈烧服。

恩师曰："阴阳易，就是病未痊愈而夫妻合房，互相传染而暴病，另病后不注意保养而复发。这个阴阳易病，脉经没有记载，只有唐代孙思邈有记载。（这个条文）到底是否为仲景之言，要存疑。"

"阴阳易"这个病，古书只是提了一提，后世医家也都没有明确论述，临床上这个病是百不见一。"烧裈散"也有些玄乎，不似经方家本意。

《医宗金鉴》云："男女交接，相易为病，谓之阴阳易，谓男传不病之女，女传不病之男，有如交易也。"若引申思考，就是厥阴病五劳七伤的"房劳"以及一些性传播疾病等问题。

其实，任何病都不出经方六纲范畴。即便是"阴阳易"，首辨寒热，分六纲，抓病机，诸如天雄散、桂枝龙骨牡蛎汤、加减肾沥汤、升麻鳖甲汤、肾气丸、肾着汤、真武汤、诸泻心汤、薯蓣丸……无论哪个方证辨准了都会显效。

若是没把握，可以暂用大黄䗪虫丸缓中补虚，这个成药是古人注明了能治疗"房劳"的，实际上效果也真不错。

患者发热时燥热口渴，喝水多，汗出多，舌略暗，边、尖红，苔黄略腻，表明阳明有热，伤津血而烦热口渴。小腹坠胀波及阴部，阴囊潮湿，腹部不热，腹肌按之紧张，这是下焦虚寒有水饮。气短、心悸、胸闷、舌边齿痕，表明水饮上逆。整体是上热下寒，厥阴病无疑。

"虚劳腰痛，少腹拘急，小便不利者，八味肾气丸主之。"

"问曰：妇人病饮食如故，烦热不得卧，而反倚息者，何也？师曰：此名转胞，不得溺也，以胞系了戾，故致此病。但利小便则愈，宜肾气丸主之。"

"男子消渴，小便反多，以饮一斗，小便一斗，肾气丸主之。"

"夫短气有微饮，当从小便去之，苓桂术甘汤主之（方见上）。肾气丸亦主之。"

临床上，肾气丸证多会伴有上热下寒，口渴饮水，气短微喘，心烦不安

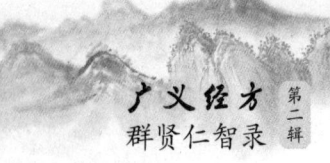

或心下痞满、腰腿重痛、少腹拘急、小便利或不利等症状。患者的症状和舌脉具备了肾气丸证的运用指征。方中生地黄、牡丹皮，通脉除痹，滋养津血并清热。茯苓、泽泻利水化饮，泽泻咸寒，兼清阳明水热。山药滋养胃气津液，山茱萸，温中降逆，解寒热错杂、和敛阴阳。桂枝、附子，能降逆、温化水饮。

患者大病之后，阴阳营卫不调，精气不足，体虚汗多，腰酸腿困，阴囊潮湿，小便频数，又有杜仲牡蛎散方证，故合方治之。

杜仲，味辛平，主腰脊痛，补中，益精气，坚筋骨，强志，除阴下痒湿，小便余沥。牡蛎，味咸平，主伤寒寒热，温疟洒洒，惊恚怒气，除拘缓鼠瘘，女子带下赤白。久服，强骨节，杀邪气，延年。

至于所谓的"特效"丸药，即自制肾气丸，按原方比例，"常服去附子，加五味子"，又加了极少量生石灰（个人一点经验，也可以不加）。用此肾气丸做成药，常加上杜仲和肉苁蓉两味。若附子及五味子不去，常服效果要更好。

注：经方用生地黄，多加黄酒，一方面温中养津液，另一方面可以行药力，蜂蜜也是滋养津液的。肾气丸原方是炼蜜和丸，酒下服用，改汤煎煮，服用时最好加黄酒、蜂蜜，就如乌梅丸改汤煎煮时，我一般要加一把粳米，煎好药后，放温，再加适量米醋、蜂蜜后，才让患者带走服用。这样遵循古法，既合古意，又增强疗效，这都是经临床验证过的。

石灰的主要成分为碳酸钙，钙片的主要成分也是，现代医学用钙片治骨质疏松，因骨质疏松也是"虚劳"的一种，所以把极少量的石灰加在丸药，能祛毒生新，补钙强骨。但内服时，每日服用的丸药当中，石灰含量不得超过0.6g。古书记载，石灰内服过量，久则有得石淋症（肾结石）之虞。现实中虽没见过相关论述，但总之以谨慎为要。

石灰，味辛温（有毒）。主疽疡疥搔，热气，恶创，癞疾，死肌，堕眉，杀痔虫，去黑子息肉。一名恶灰，生山谷。（《神农本草经》）

配伍有毒成药时，有一个公式，可做参考，即成品一次服用剂量（丸）= 成品配料总重量 ÷（毒药总量 ÷ 毒药一次性服用量）。

经方的一些成药用到毒性药，用量折算也按这个公式来。另外还需考虑药物代谢时间，防止叠加中毒，毒性药的有效量和中毒量非常接近，大家可以参考现代药理学研究，要把用量掌握的非常好，不然干脆不用。

实战篇：临床医案精析
十九、朱培府医案

下面我们用汉传中医刘志杰经方解析法分析一下八味肾气丸，作为以后分析方子的示范。

八味肾气丸方：干地黄（八两），薯蓣（四两），山茱萸（四两），泽泻（三两），茯苓（二两），牡丹皮（三两），桂枝、附子（炮，各一两），上八味，末之，炼蜜和丸梧子大，酒下十五丸，加至二十五丸，日再服。常服去附子，加五味子。

1. 三才解析法

阳性：桂枝（温，除滞），山茱萸（温，除滞），附子（热，除饮）。

中性：茯苓（平，淡渗化饮）。

阴性：生地黄（寒，除燥），薯蓣（凉，除烦），泽泻（凉，除烦），牡丹皮（凉，除烦）。

2. 四象解析法：君臣佐使

君（主症）：附子1。

臣（兼症）：山茱萸4，桂枝1。

佐（护胃气）：茯苓2。

使（夹杂症）：生地黄8，薯蓣4，泽泻3，牡丹皮3。

综合起来观察就是：君（主症）：附子1（热，除饮）；臣（兼症）：山茱萸4（温，除滞），桂枝1（温，除滞）；佐（护胃气）：茯苓2（平，淡渗化饮）；使（夹杂症）：生地黄8（寒，除燥），薯蓣4（凉，除烦），泽泻3（凉，除烦），牡丹皮3（凉，除烦）。

一品堂主曰：八味肾气丸治疗虚劳腰痛，虚劳即慢性劳损，这个腰痛类似"肾着"，多是腰膝酸软或腰困如折，腰部酸困沉重，特别难受。水饮证明显，小便不利，少腹拘急，导致痹阻。津液不化，加热燥参与。这里的阳明热燥问题，在《金匮要略·妇人篇》有个条文："问曰：妇人病饮食如故，烦热不得卧，而反倚息者，何也？师曰：此名转胞，不得溺也，以胞系了戾，故致此病。但利小便则愈，宜肾气丸主之。""烦热不得卧"，此烦热，是阳明的热燥。"而反倚息者"，是寒饮上逆。

"男子消渴，小便反多，以饮一斗，小便一斗，肾气丸主之。""夫短气有微饮，当从小便去之，苓桂术甘汤主之。肾气丸亦主之。"五证主治上，寒饮凉滞为主，伴随热燥烦温。下焦虚寒，水饮上逆，伴随阳明的津亏热燥。

上热下寒，寒热并见，少阴凉滞加太阴寒饮加阳明热燥。五证上，归为"阴痞"证，六纲上，归为"厥阴病"。这样一分析，这个方子所针对的六纲和五证的总体病机就明确了。

下一步，我们来分析一下药症。

君药，是对治主症的。主症指患者主诉的最主要的痛苦表现，是建立在整体病机基础上的一种主要症状，提示临床医生在解决整体病机的基础上，进行针对性的对症治疗。因此，在八味肾气丸证中，凡是附子这味药所罗列出来的主治症状，都可以作为主症出现。

附子，热，苦辛。

《神农本草经》：主风寒咳逆邪气，温中金创，破癥坚积聚，血瘕，寒湿踒躄拘挛，膝痛不能行走。《别录》：脚疼冷弱，腰脊风寒，心腹冷痛，霍乱转筋，下痢赤白，坚肌骨，强阴，堕胎，为百药长。

附子这味药，是我们经方常用的药。在药物的寒热温凉归类上，属于热药，是热性药的代表。对于寒饮结聚的患者，要用热性药对治才行。附子辛苦而热，外能发散，能散风寒湿邪，而温通经脉。比如寒湿侵袭肢体，气血不通，痰饮留滞，久则筋肉失养，肌肉萎缩，肢体无力，关节肿痛，腿脚抽筋，下肢水肿，遇寒则加重等。外用可以局麻止痛，辛散温热，活血通脉而消肿。

内服需从小量5g用起，急救则需大量方能见功。附子入里，专入下焦调动阳气发散周身，祛寒饮上逆而止咳喘，主温太阴的里虚寒。寒饮加重，会导致气滞、血瘀、痰凝、水肿，一旦结聚，就容易形成积聚癥瘕。虚寒性的各种肿瘤，包括妇科的子宫肌瘤、卵巢囊肿等，附子都可以对治。

我们再来看看臣药。

臣药，治疗主症之外的兼症，并帮助君药发挥最大的疗效。这里的臣药是山茱萸和桂枝。山茱萸"逐寒湿痹，和敛阴阳"，携同桂枝，共同辅助附子，温中降逆，解除寒热错杂。

山茱萸，温，酸微苦涩。

《神农本草经》：主心下邪气，寒热温中，逐寒湿痹，去三虫。久服轻身。《别录》：肠胃风邪，寒热疝瘕，头脑风，风气去来，鼻塞目黄耳聋，面靬，温中下气，出汗，强阴益精，安五藏，通九窍，止小便利。久服明目强力长年。

山茱萸，温化寒饮，收敛阳气，调和阴阳。治疗风寒湿痹导致的颈肩腰腿疼，解除关节粘连水肿，还能对治水饮的四逆症，即喘、呕、眩、悸。包括水饮重的便溏、腹泻等。用好此药，当属救命良药。对于虚寒水饮而欲亡阳的暴喘、心悸，老年人的阳气无根，下焦不固，尺脉欲绝或尺脉虚浮，大量使用，功效显著。近代的张锡纯、李可等名老中医，就非常善用这味药。

桂枝，温，辛甘滋。

刘志杰：治伤寒中风。《神农本草经》：上气咳逆，结气，喉痹吐吸，利关节，补中益气。久服通神轻身不老。《别录》：心痛，胁风胁痛，温筋通脉，止烦出汗。

桂枝"治伤寒，中风"。伤寒，桂枝能温通驱寒。中风，桂枝能将筋肉血脉的风邪发越出去。通利周身关节，包括肌肉皮毛，它从身体最里面向全身温散祛邪。风湿痹痛、关节不利、经脉不通、疲劳、肌肉酸痛，桂枝温通，都能主治。所以桂枝既能发散，又能降逆，还能温通气血，布化水气，更能暖胃生津。发散能开毛孔而发汗，毛孔就像减压阀门，气得旁流，就起到降逆作用。入里能够温化水饮，使水逆得以温化。

桂枝解表一般用三两，降逆一般用四两，病重而病程长的，一般要用到六两或者八两。

大家回过头来看以上这些药症。附子、山茱萸、桂枝，这是君一臣二的配伍，是不是能够解决"身体重，少气"，"少腹里急，或引阴中拘挛，膝胫拘急"呢？剩下的佐药和使药，既照顾了胃气，又把其余夹杂症给一并解决了。

我们接着往下看佐药。

佐药，主要就是为了顾护中土胃气。同时，还有调和诸药的作用。佐药能够敦促诸药，紧密合作，不闹纠纷。

茯苓，平，甘淡。

《神农本草经》主胸胁逆气，忧恚惊邪恐悸，心下结痛，寒热烦满咳逆，口焦舌干，利小便。久服安魂养神，不饥延年。《别录》：止消渴，好睡，大腹淋沥，膈中痰水，水肿淋结，开胸府，调藏气，伐肾邪，长阴益气力，保神守中。

茯苓，甘淡平和之品，能去水饮，除胸胁逆气，忧恚惊邪恐悸，降逆止眩晕，安魂养神。可以化水饮为津液，是顾护中土胃气的药。顾护胃气的药，主要分为养津液和渗水饮两种。津液不足的，用甘滋药，炙甘草即是代表；有水饮的，用甘淡药，茯苓就是代表。现在所说的保胃气、固中气，主要就是对这两种情况说的。本方里的薯蓣，甘滋养胃津，也可以看作是佐药，其性虽然平和，因用量大而偏凉，所以我就把它归到使药里了。这些相对平和的药，除了严谨的配伍需要，而分偏凉、偏温外，大多情况要灵活看待，不要胶柱鼓瑟。

再来看一看使药。

使药，是沟通阴阳寒热的信使，对治与君臣药寒热相反的夹杂症。使药可以牵制君臣药的功效，因此，在治疗急危重症上，一般不用使药。

生地黄，寒，甘滋苦。

《神农本草经》：主折跌绝筋，伤中，逐血痹，填骨髓，长肌肉，作汤除寒热积聚，除痹，生者尤良。久服轻身不老。《别录》妇人崩中血不止，产后血上薄心闷绝，伤身胎动下血，胎不落，堕坠踠折，瘀血留血，衄鼻吐血。

生地黄，对治的关键病机就是表里的热燥和烦温以及血脉关节不利的痹阻为主的疾病，如烦温热燥的跌打损伤，瘀血肿痛，吐衄发斑，崩漏下血，胃络脉绝，寒热积聚，虚劳不足等。因为生地黄还有甘滋作用，所以可养虚劳，滋养脉络绝伤，其味苦可涌泻病理产物。这味药，在对治热燥证或烦温证，只有大量使用才能显其功效。经方用生地黄一般会加用黄酒，以免甘滋太过而壅滞胃气。"治脉结代，心动悸，肺痿涎唾多，出血，心中温温液液"的炙甘草汤，生地黄就用了一斤，即现在的250g。后世时方家，不敢大量应用，以至于很多热燥津亏的肺痿、房颤、心律失常的患者错失良机。

薯蓣，凉，微酸甘滋。

《神农本草经》：主伤中，补虚羸，除寒热邪气，补中益气力，长肌肉。久服耳目聪明轻身不饥延年。《别录》：头面游风，风头眼眩，下气止腰痛，补虚劳羸瘦，充五藏，除烦热，强阴。

泽泻，凉，咸。

《神农本草经》：主风寒湿痹，乳难消水，养五藏，益气力，肥健。久服耳目聪明不饥延年轻身面生光能行水上。《别录》：补虚损五劳，除五藏痞满，起阴气，止泄精消渴淋沥，逐膀胱三焦停水。

牡丹皮，凉，辛苦。

《神农本草经》：主寒热中风，瘛疭痉，惊痫邪气，除癥坚，瘀血留舍肠胃，安五藏，疗痈疮。《别录》：除时气，头痛客热，五劳劳气，头腰痛，风噤癫疾。

薯蓣、泽泻、牡丹皮，都是能入阳明、厥阴病位的药，能安养五脏。薯蓣，就是山药，补中焦，养精气的。凉降酸收，滋养胃气津液，

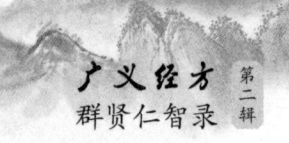

能对治热燥烦温导致的虚劳诸不足。也能对治热燥津亏的风温湿邪。泽泻，能入头和肌表，清热，化水生津，消水降渗；治疗夹杂郁热的风寒湿痹，除五脏痞满，逐膀胱三焦停水。牡丹皮，破血，去湿热和血瘀积聚的；主寒热中风，头痛客热，五劳劳气，瘀血留舍肠胃。这个方子，君臣佐使齐全，寥寥八味药物的配伍，有序结合，就把问题都解决了，堪称经典组合！

我们如果要对一个方子的治疗范围去分析广用的话，最终还是要落实到"药症"上，以临床实践为目的，解决临床实际问题。想要用药精准，提高治疗效果，就要反复熟悉《神农本草经》里面的药症才行，不求大家一定会背诵，但最起码得有熟悉的印象。

《神农本草经》的药症就像《伤寒杂病论》，是运用一切方药的基础；《别录》的药症类同《金匮要略》，是临床广用，适合各科实战。但是万丈高楼从地起。临床上，我们还是要以《神农本草经》药症为根基。无论是治疗什么样的病症，都要抓住一点，那就是六纲五证以及病理产物上，都要相应才行。

我们按条文，大致总结一下八味肾气丸的方证：对治寒饮凉滞为主，夹杂热燥烦温的一切气血、营卫不和之阴痞证及虚劳。症见"虚劳腰痛，少腹拘急，小便不利，短气有微饮；妇人饮食如故，烦热不得卧，而反倚息，转胞不得溺；男子消渴，小便反多，以饮一斗，小便一斗"者。

恩师刘志杰先生说过："只要是上热下寒，口渴饮水，小便多，或者小便不利，腰重痛，心中烦躁不安，气短微喘，或者有心下痞满，就可以应用这个方子。"

八味肾气丸在总体病机相应的基础上，可以治疗妇科病、男科病、儿科病，包括部分皮肤疮疡病等各科慢性久病，病机是寒饮凉滞为主，夹杂热燥烦温的一切气血、营卫不和之阴痞证及虚劳。尤其对前列腺疾病，中度重度糖尿病，甚至癌症放化疗之后的患者，对证应用，疗效确切。

（四）黄花菜中毒案

1. 搜集全部症状和舌脉体征

查某，女，55岁。2014年7月19日初诊。

主诉：发热，呕吐，腹痛，腹泻。

病史：3天前炒食新鲜黄花菜中毒，家人就近送医院洗胃、静脉滴注治疗。病情未减，反而发热，又因医药费数千元，负担不起，遂出院找我服用中药。

刻诊：发热，头晕欲睡，怕冷，身酸困，出微汗，口干渴，喝水则吐。心烦气短，脘腹急满，饮食不下，腹痛，腹部凉，有下坠感。每日水泻7～8次，小便少，略黄。舌淡红，苔白水滑。左脉弦细，右脉弦缓。

2. 辨六纲，求病位和病理

六纲：表里俱有，少阴太阴阳明合病，属厥阴。

3. 定五证，求寒热轻重

五证：烦温少，凉滞水饮多，阴痞证。

4. 明病本，求病理产物

四本：水饮、气滞。

5. 知类方，确定选方范畴

类方：阳旦类。

6. 抓主症，求君药

主症：呕吐、腹痛，腹泻，予干姜对治。

干姜，热，辛。

《神农本草经》：主胸满咳逆上气，温中止血，出汗，逐风湿痹，肠澼下利，生者尤良。久服去臭气通神明。《别录》：寒冷腹痛，中恶霍乱，胀满，风邪诸毒，皮肤间结气，止唾血。

7. 立兼症，求臣药

兼症：发热，汗出，怕冷，予桂枝对治；头晕，气短，水泻，予白术对治。

桂枝，温，辛甘滋。

刘志杰：治伤寒中风。《神农本草经》：上气咳逆，结气，喉痹吐吸，利关

155

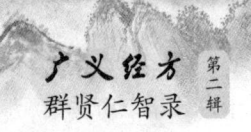

节，补中益气。久服通神轻身不老。《别录》：心痛，胁风胁痛，温筋通脉，止烦出汗。

白术，温，辛甘滋，微苦。

《神农本草经》：主风寒湿痹，死肌，痉疸，止汗除热，消食，作煎饵。久服轻身延年不饥。《别录》：大风在身面，风眩头痛，目泪出，消痰水，逐皮间风水结肿，除心下急满，霍乱吐下不止，利腰脐间血，益津液，暖胃消谷嗜食。

8. 固中气，求佐药

胃气：喝水则吐，脘腹急满，饮食不下，予甘草缓急、解毒、生津，猪苓、茯苓淡渗利水，转化津液。

甘草，平，甘滋。

《神农本草经》：主五脏六腑寒热邪气，坚筋骨，长肌肉，倍力，金创肿，解毒。久服轻身延年。《别录》：温中下气，烦满短气，伤藏咳嗽，止渴，通经脉，利血气，解百药毒，为九土之精，安和七十二种石，一千二百种草。

猪苓，平，甘淡。

《神农本草经》：主疟，解毒，蛊疰不祥，利水道。久服轻身耐老。《本草纲目》：开腠理，治淋肿脚气，白浊带下，妊娠子淋，小便不利。

茯苓，平，甘淡。

《神农本草经》：主胸胁逆气，忧恚惊邪恐悸，心下结痛，寒热烦满咳逆，口焦舌干，利小便。久服安魂养神不饥延年。《别录》：止消渴，好唾，大腹淋沥，膈中痰水，水肿淋结，开胸府，调藏气，伐肾邪，长阴益气力，保神守中。

9. 夹杂症，求使药

夹杂症：头晕，身酸困，予泽泻对治（消水，益气力，起阴气）；口干渴，心烦气短，予人参对治（治胸胁逆满，调中，止消渴）。

泽泻，凉，咸。

《神农本草经》：主风寒湿痹，乳难，消水，养五脏，益气力，肥健。久服耳目聪明不饥延年轻身面生光能行水上。《别录》：补虚损五劳，除五脏痞满，起阴气，止泄精消渴淋沥，逐膀胱三焦停水。

人参，凉，甘滋。

《神农本草经》：补五脏，安精神，定魂魄，止惊悸，除邪气，明目开心益智，久服轻身延年。《别录》：肠胃中冷，心腹鼓痛，胸胁逆满，霍乱吐逆，调中止消渴，通血脉破坚积，令人不忘。

10. 遴选对治方，求方证基本相应

"霍乱已，头痛发热，身疼痛，热多欲饮水者，五苓散主之；寒多不用水者，理中丸主之。"患者既有五苓散证，又有理中丸证。

11. 按药症相对原则，化裁加减，求方证高度相应

腹痛下坠（里急后重），予白头翁对治。

白头翁，微温，苦。

《神农本草经》：主温疟狂易寒热，癥瘕积聚，瘿气，逐血止痛，疗金创。《别录》：治鼻衄。弘景：疗毒痢。《药性论》：止腹痛及赤毒痢，治齿痛，主项下瘤疬。主百骨节痛。

12. 确定处方，完成辨治

六纲：属厥阴。

五证：阴痞证。

四本：水饮、气滞。

类方：阳旦类。

处方：五苓散合理中丸加白头翁。干姜45g，白术45g，桂枝15g，白头翁45g，猪苓25g，茯苓25g，炙甘草45g，泽泻40g，人参45g。3剂，水煎服，每日1剂，少量频服。

2014年7月22日二诊：服药1剂，喝水逐渐不吐，发热退、怕冷、腹痛腹泻缓解。服完3剂，渐有食欲，能食半个馒头、小米粥及炒面糊糊半碗。自诉诸症好转大半，身体仍然乏力，大便略溏，每日2~3次。舌淡红，苔白湿润。脉沉弦缓，较前有力。原方再进。

处方：五苓散合理中丸加白头翁。干姜45g，白术45g，桂枝15g，白头翁45g，猪苓25g，茯苓25g，炙甘草45g，泽泻40g，人参45g。3剂，水煎服，每日1剂，日3夜1。

2014年7月26日三诊：患者未至，其家属前来取药，电话问诊，回答病

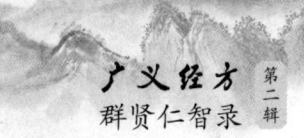

情好转十之八九，稍感口渴，喜热饮，轻微腹胀，大便已成形，小便可，略有乏力感。

处方：自制五苓散。6包，每包10g每日1包，分3次冲服，每日3次。自制理中丸。150粒，每粒0.3g饭前服，每次送服8粒，每日3次。

半月后患者介绍朋友前来看病，说服药3天，口渴腹胀就消除了，现在精神睡眠佳，食欲好，身体有力，大小便正常。病已痊愈，不再处方。

按：患者因为食用鲜黄花菜所夹带的毒邪，入于胃肠，造成呕吐、腹痛、腹泻，输液增加寒湿水饮，所以，首先要考虑太阴病范畴。但是，患者又表现出外感发热等症状，这就属于表里合病。

里证上，属太阴病。表证上，有发热，怕冷，头晕欲睡，身体酸困乏力，脉象弦细而缓，属于少阴病位。既有少阴太阴合病，又有口干渴、心烦、小便黄少等阳明伤津的症状，所以，患者是表里合病，烦温少而凉滞水饮多，属厥阴病。

通过舌脉症状，我们判断出患者是呕吐而泻的"类霍乱病"。在辨明六纲五证和病理产物后，我们看出了患者既有五苓散证，又有理中丸证。合病用合方，就像我曾用麻黄加肾着汤合五苓散治愈尿崩症，黄连阿胶汤合真武汤治愈糖尿病顽固失眠证一样，有是证，用是方。

病机相符、方证基本对应是初步要求，更高层次的是药症精准对应。所以，有是症，用是药，我们又选择了能够温里、行气、止痛泻的白头翁药症。总体上做到了病机、方证、药症相互对应，所以起效迅捷。

黄花菜，始载《诗经》，原名叫萱草，《古今注》载"欲忘人之忧，则赠以丹棘（萱草）"，故名忘忧草。北方人唤作黄花菜，广东人叫作金针菜，既能入药，又可作菜肴。因其色、香、味俱佳，营养价值又高，又被视作席上珍品。

萱草（黄花菜）凉，甘滋甘淡。《本草择要纲目》：治小便赤涩，身体烦热，除酒疸。《本草图经》苏颂：利胸膈，安五脏，令人好，欢乐无忧，轻身明目。

三国时候的嵇康在《养生论》中说："合欢蠲忿，萱草忘忧"。萱草配伍合欢花，确有宽利胸膈，安和五脏，解郁安神，蠲忿忘忧之功。合欢花性平，黄花菜性凉。需要引起注意的是，食用鲜黄花菜易引起中毒。

从西医角度讲，鲜黄花菜里含有的秋水仙碱，进入人体后被氧化成二秋水碱，毒性较大，能强烈刺激肠胃和呼吸系统。新鲜百合里也含秋水仙碱，所以鲜百合要用水浸一宿，去水再煎。成年人如果一次食入 0.1~0.2mg 的秋水仙碱（相当于鲜黄花菜 50~100g），即可引起中毒。

中毒者一般在 1 小时内出现恶心、呕吐、腹痛、腹泻、头晕、头痛、喉干、口渴等症状，严重者会出现便血、血尿等。吃鲜黄花菜发生中毒者，可饮浓茶水洗肠胃，严重者需到医院治疗。

因为鲜黄花菜的有毒成分，会在高温 60℃ 以上减弱，所以食用鲜黄花菜时，要先用开水焯熟，再用清水浸泡，然后捞出洗净，最后再进行凉拌或炒食才行。因干品黄花菜，是经过蒸熟晒干的，所以干品黄花菜一般不会引起中毒。

（五）尸厥证，飞尸贼风案

祝某，女，58 岁。2012 年 1 月 10 日初诊。

病史：1 年前因与儿媳生气吵架，突然晕厥不省人事，经某医院救醒而出院。此后每月都会晕厥 1~2 次，至多家大医院检查，均无结果。半月前于菜市场买菜，与人发生口角，再次晕厥，又经附近医院救治后，遗留下"全身游走性疼痛"。最近带小孙女走亲戚，又因孙女被其他小孩打破头而恼怒，致使再次昏迷；急邀我前往出诊。

刻诊：患者昏迷不醒，呼之不应；面色苍黄稍暗，口齿紧闭，口唇暗红；口鼻气冷，双手紧握，手足不温。撑开眼皮，察双目瞳孔无异常；听诊气管痰音丝丝，肺部无明显干湿啰音，心率稍快（每分钟 110 次左右），不稳；掐其"人中穴"，患者有感觉，但仍然不醒，测血压 140/90mmHg。左右三关中取弦滑，两寸轻取浮紧。

当时未带银针，幸而有自制"辅行诀通关散"，取少许吹其鼻中，患者得嚏七八次，呕出些许灰白色黏液状痰涎，轻哼一声，悠悠醒转。询问其何处不适？患者自言："中邪了！"

心中气堵，一下子迷糊过去，好像做梦一样，就像被人掐着脖子送到了坟墓场，心中害怕，喘不上气来，又无力呼救，浑身窜痛，不敢直起腰来，疼痛一会儿窜在胸前，一会儿跑到后背，一会儿转到双肩、四肢，痛无定处，却能自发好转。

再问其饮食、二便，均无异常，平素微恶风寒，喜喝温开水，经常做噩梦，总是梦见尸体。按其腹部有抵抗感，按时紧张心慌；察其舌体不胖不瘦，有轻微齿痕，舌苔微黄而薄，舌下络脉有青紫色瘀斑；50岁时绝经，有高血压史，曾患"内耳眩晕症""面神经炎""眼肌痉挛"，后经某医打封闭针治愈；最近1周未服预防高血压的药。

六纲：属厥阴。

五证：阴痞。

四本：气、血、饮。

类方：阳旦类。

处方：小附着散改散为汤合还魂汤加九香虫、鲜竹沥（单位为g，原方1两按5g计算）。细辛15g，生川乌（无天雄，生川乌加量）20g，炙甘草15g，桂心15g，生附子5g，干姜5g，麻黄15g，杏仁10g，九香虫15g，鲜竹沥120ml。天然朱砂3g，雄黄3g，朱砂、雄黄研末装"0号"胶囊。

上九味，加水1000ml，黄酒450ml，煎取450ml，去滓，兑入蜂蜜60ml、鲜竹沥120ml，温服200ml，日3服，每次送服"朱砂雄黄胶囊"2粒。1剂。

2012年1月11日二诊：服药后出冷汗，口有点麻，头有点晕，稍感恶心，但晚上睡觉只做了1次噩梦，全身窜痛整夜未犯。原方再进2剂，分4次服用，日3夜1，每次送服"朱砂雄黄胶囊"1粒。

2012年1月13日三诊：服药后未再口麻，感觉身上比以前舒服，身上未再窜痛，只是感到胃中有点凉意；自诉昨夜小解，不慎受凉，现头晕身困，流清涕，微咳；右侧眼皮跳，右脸发紧，右手中直发麻，手足仍凉，测血压165/98mmHg，体温38℃，有中风先兆之虞。因患者觉得住亲戚家多有不便，心急回家，故选用续命煮散合方、加味治之。

处方：千金续命煮散（原方4倍量）合当归四逆汤（原方4倍量）加生旱半夏160g，干姜160g，共为粗末。每天取药末300g，加生姜120g，红枣25枚，布包，水煎服，每次送服"朱砂雄黄胶囊"1粒。取微汗，避风寒，服用10日。

2012年1月24日四诊：每次服药后全身出微汗，感觉身心舒坦；窜痛未犯，饮食增加，睡眠香甜，体温恢复正常；眼皮跳、中指麻已愈；手足已暖，脉象已平缓；测血压120/75mmHg，诸症基本痊愈。三诊方去"朱砂雄黄胶囊"，再服用10日，以巩固之，嘱其春节后再来喝药预防之。春节后，该患欣然来诊，诸症一直未犯，又带来2位类似症状的患者求诊。

按：《金匮要略增补》辨卒尸厥病脉证并治。

第3条：凡尸厥而死脉动如故，此阳脉下坠，阴脉上争，气闭故也。

第4条：凡风喑、暴尸厥及鬼魇不寤，皆相似，宜察之，故经言，久厥则成癫，是以知似也。

第6条：救卒死、客忤死，还魂汤主之。

第9条：治飞尸贼风，发时急痛，不在一处，针之则移，发一日半日乃瘥，须臾复起。（小附着散）

第10条：治卒中鬼击，及刀兵所伤，血漏腹中不出，烦满欲绝方。（雄黄粉）

第11条：治诸凡卒死，息闭不通者，皆可用此法活之。吹鼻以通肺气。皂角刮去皮弦，用净肉，火上炙燥，如杏核心大一块，细辛根等分，共为极细末，每用苇管吹鼻中少许，得嚏则活也。（辅行诀通关散）

治风无轻重，皆主之。续命煎散方。（出自《千金方》）

该患突然晕厥不省人事，呼之不应（卒死），乃古代"尸厥"范畴；此阳脉下坠，阴脉上争，气闭故也。首诊用"辅行诀通关散""吹鼻以通肺气"，得嚏而醒，自言"中邪"。"凡风喑、暴尸厥及鬼魇不寤，皆相似，宜察之，故经言，久厥则成癫，是以知似也。"全身游走性疼痛，痛无定处，时发时止，时轻时重，属"飞尸贼风"；综合舌脉，该患外有"风邪"，内有瘀滞痰饮，太、少营血不足，夹带阳明郁热，故从厥阴论治。

三诊显现"中风先兆"，本当先后用大、小续命汤加药症依次治之，恐其回家煎药不当，故而改用煮散加药量数倍用之。其效之佳，出乎意料！这是几年前的病案了，当时选用了鲜竹沥、九香虫这两味药，用药有点夹杂。其实前2诊，用小附着散原方就可以了。三诊、四诊可直接给用大续命散改汤，预计

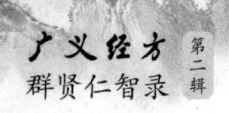

效果更捷。

竹沥，凉，苦甘滋。

《神农本草经》：（竹）汁，主风痉。《别录》：疗口腔溃疡目痛，明目，利九窍。《千金》：治中风口噤不知人。《本经疏证》：除烦热，风痉，喉痹，呕吐。《本草纲目》：治消渴劳复。

竹沥是阳明家的清热化痰药，涤荡痰凝。具有生津、解热、镇咳、镇静、利尿、醒酒等功效。

九香虫，温，咸。《本草纲目》：治膈脘滞气。《本草新编》：兴阳益精，且能安神魄。

九香虫，大如小指头，状如水黾，身青黑色。至冬伏于石下，土人多取之，以充人事。至惊蛰后即飞出，不可矣（李时珍）。这种虫子，春夏季节活动频繁，吸食农作物茎叶上浆液，你一碰它，便放出奇臭难闻的气体，让人避而远之，因而又名"臭板虫"。

民间谚语说："有钱人吃鹿茸，没钱人吃屁虫。"现代医学认为其含有九香虫油，对心脑血管、神经性疼痛、精神忧郁等有较好疗效。九香虫能通气滞，治虚胀，针对各种虚寒性疼痛，气味芳香走窜而入脑，可谓虫类之麝香。

（六）三物白散治愈白喉案

1. 搜集全部症状和舌脉体征（求主诉、病史及四诊资料）

王某，男，19岁。2015年12月14日初诊。

病史：2日前咽部剧痛，至某诊所输液后呼吸困难，家人带其来我医馆求治。

刻诊：自觉咽喉疼痛发堵，呼吸吞咽困难，查其扁桃体轻度红肿，其上及喉部有假膜（白色糊状分泌物），擦拭不去。轻度发热37.7℃，头微痛，微怕冷，口干不渴，饮食难入，知饥不食，身乏力，汗出一般，大便略硬，1~2日1次，小便不黄，量可。舌暗滞，苔微黄湿润。整体脉象沉弦微数。

2. 辨表里寒热和发病诱因（求六纲、五证及病理产物）

六纲病位：上焦里位寒实（系阳明）。

五证病理：寒饮证。

四大病本：痰饮、气滞。

3.辨寒热多寡及寒热轻重（求通治类方，方证基本相应）

寒性症状：头痛，怕冷，口不渴，知饥不食，身乏力，小便不黄，苔湿润，脉沉弦。

热性症状：扁桃体轻度红肿，轻度发热，苔微黄。

寒热轻重：寒重热轻。

通治类方：阳旦类。

4.遴选对治方，按汉传法则，化裁加减（求君臣佐使，药症高度对应）

《类编补遗》373条：寒实似结胸，无热证者，与三物白散。（修正）

处方：白散方。桔梗（三分），巴豆（去皮心，熬黑，研如脂，一分），贝母（三分）。

上三味为散，内巴豆，更于臼中杵之，以白饮和服，强人半钱匕，羸者减之。病在膈上必吐，在膈下必利。不利，进热粥一杯；利过不止，进冷粥一杯。

治咳而胸满，振寒，脉数，咽干不渴，时出浊唾腥臭，久久吐脓如米粥者，为肺痈。桔梗白散方。

处方：桔梗、贝母（各三分），巴豆（一分，去皮，熬研如脂）。

上三味，为散，强人饮服半钱匕，羸者减之。病在膈上者，吐脓血；膈下者泻出；若下多不止，饮冷水一杯则定。

君：巴豆1（热除饮，辛发散）。

臣：桔梗3（温除滞，微辛发散，甘滋养津，苦涌泄）。

佐：（无）。

使：土贝母3（寒除燥，苦涌泄）。

君：巴豆，热，辛。

《神农本草经》：主伤寒，温疟，寒热，破癥瘕结聚，坚积，留饮，痰癖，大腹水肿，荡练五脏六腑，开通闭塞，利水谷道，去恶肉，除鬼毒蛊注邪物。

巴豆辛性热，攻痰逐水，泄下寒积，药力峻猛，在这里为君药。巴豆在攻下的时候，病邪随津液而下，能治寒实结聚，也可以治疗真热假寒，重点在于配伍。

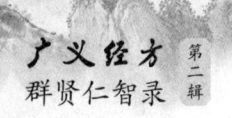

臣：桔梗，温，微辛甘苦。

《神农本草经》：胸胁痛如刀刺，腹满肠鸣幽幽，惊恐悸气。《别录》：利五脏肠胃，补血气，除寒热风痹，温中，消谷，治喉咽痛，下蛊毒。

使：土贝母，寒，苦。

《神农本草经》：主伤寒烦热，淋沥邪气，疝瘕，喉痹，乳难，金创，风痉。注意：经方使用的贝母，都是土贝母，不是川贝母和浙贝母。土贝母性寒味苦，化痰开结，反佐君臣，沟通阴阳。

本方用面汤或米汤和服，意在保护胃气津液的同时，兼制巴豆毒性。巴豆上能涌吐，下能泻利，病在膈上，服药则实邪上越而吐，病在膈下则下泄而利。

另外，巴豆遇冷则性缓，遇热则性速，进热粥则加强泻下力度，服冷粥则缓解下利太过。

六纲：系阳明。

五证：饮证。

四本：气、饮。

处方：三物白散胶囊20粒（每粒大约0.4g）。

用法：每次1粒，打开胶囊冲服散剂，日3夜1。若服后吐利，服凉米粥1杯，以缓解药力；不吐不利，服热米粥1杯，以增强药效。

下午至半夜吐出灰白浊唾4～5次，并腹泻3次，感觉喉痛减轻，呼吸略畅。

2015年12月15日清晨，发热已退，头痛止，稍有食欲，吃流质食物有呕吐感，仍有乏力，喉部假膜消退大半。嘱胶囊每日3次，每次1粒。另开师制金银花汤口服。

《金匮要略增补·肺痈》：治肺痈，咳吐败脓，腥臭不近人，胸闷气胀，久而不愈。金银花汤主之。

处方：金银花240g，当归120g，薏苡仁75g，桃仁60g，前胡60g，陈皮120g，枳壳45g，吴茱萸45g。2剂，水煎服，每剂喝2日，日3夜1。

服完药，病全好，不处方。

按：三物白散治疗寒实似结胸，无热证者，病机是寒邪结聚，出现了类似阳明结胸的症状。这是治疗寒性"系病"（急性病）的一个专方，就像《金匮要略增补》里的三物备急丸一样，"备急"的药，要辨清疾病的阴阳寒热才能应用。这里要用热性的攻下药为主，不要看到像是结胸，就不辨寒热的给用陷胸汤或陷胸丸，那会出事故的。大医治病，查色按脉，先别阴阳。

还有两种情况，可以使用本方而急下治标，一是寒热并存、上寒结聚、上寒下热厥阴病；二是热深厥亦深的真热假寒，尤其是真热假寒的特殊情况，要急则治其标。

三物白散，外台叫作桔梗白散，现代可以应用于寒邪结聚的喉痹、白喉、支气管炎、哮喘、肺痈、肺结核、胸膜炎、胸腔积液、流行性出血热、痫病狂乱、胆道蛔虫、肝腹水等寒痰所致诸病，但使用时一定要辨证准确。

（七）奔豚病验案

杨某，女，47岁，2015年7月8日初诊。

主诉：呃逆，腹胀痛，气上冲咽。

病史：一周前感冒，经某医输液3日，病情未愈，胃口反差。清晨又与家人生气，当即奔豚气发作，不敢服用药物，遂来求诊。

刻诊：形体偏瘦，个子中等，面色略暗。咽喉发紧，头晕目昏，心悸心烦，夜眠多梦。口微渴，饮水不多，汗出一般，无明显怕冷怕热。每日早餐前后，即觉小腹胀痛，肚脐部位有气打转，跳动走窜，左冲右突，上冲咽喉。继而呃逆连连，呕吐出食物或苦水，然后逐渐缓解。腰腹稍凉，纳食不香，饥不欲食。大便成形，1~2日1次，小便色白，夜起1~2次。月经错后3日，色暗淡，夹杂些许血块，白带正常。舌暗淡，尖红，苔中部略腻，边有轻度齿痕。右寸如豆，关弦，尺弦细；左寸弦，关脉浮，尺沉细。

观察患者的寒热情况，支持有热的症状有心烦，多梦，口微渴，舌尖红，右寸如豆。支持有寒的症状有面色暗，咽喉紧，头晕目昏，心悸，小腹胀痛，腹部痉挛，呃逆呕吐，腰腹凉，食欲差。小便色白，经色暗淡，舌淡齿痕，脉弦细。

患者在上有阳明微热，在表有少阴表凉，在里有太阴水饮，整体症状属寒热夹杂，寒凉多而温热少。

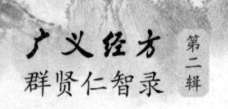

六纲：少阴太阴阳明，归属厥阴病。

五证：凉滞、寒饮、烦温，归属阴痞证。

本有太阴水饮，加之输液，水饮明显，并且上逆。少腹胀气，上冲咽喉，因生气而诱发气滞和气逆。

月经色淡，夹杂血块，提示下焦有瘀血。所以，患者的病理产物是气滞、寒饮、血瘀俱有。我们抓重点，以气、饮为主。

患者的六纲五证，四大病本，都明确了，选方就要在阳旦类方里查找，"奔豚气上冲胸，腹痛，往来寒热，奔豚汤主之"，遂想到奔豚汤方。

处方：奔豚汤。甘草、川芎、当归（各二两），半夏（四两），黄芩（二两），生葛（五两），赤芍（二两），生姜（四两），甘李根白皮（一升）。

上九味，以水二斗，煮取五升，温服一升，日三夜一服。

半夏，治心下急痛，时气呕逆。川芎，治寒痹筋挛，能够缓急。当归，主咳逆上气，能够温中。生姜，治咳逆上气，胸满呕吐。甘草，补中利血气，调和诸药。黄芩，清解上焦热，逐水活血。葛根，解表解风毒，止痉止呕。赤芍，主邪气腹痛，逐血去水。甘李根白皮，止心烦，治奔豚气。

患者的临床表现，比较符合奔豚汤的应用指征。因医馆的甘李根白皮用完，所以用桑白皮代替。患者寒象明显，未加酸凉的枳壳，改为辛温苦涩的厚朴。

厚朴，温，辛苦涩。《神农本草经》主中风伤寒头痛，寒热惊悸，气血痹，死肌，去三虫。《别录》温中益气，消痰下气，治霍乱，腹痛胀满，胃中冷逆，胸中呕逆不止，泄痢淋露，除惊，去留热，止烦满，厚肠胃。厚朴，能解表，能温中，治腹痛胀满。辅助半夏降逆，治疗呕逆不止。同时，也弥补了桑白皮不能降逆的缺憾。

综上所述，我们给患者的诊断，六纲：属厥阴；五证：阴痞；四本：气、血、饮；类方：阳旦类。

处方：奔豚汤去甘李根白皮，加桑白皮、厚朴。生旱半夏60g，生姜60g，厚朴60g，川芎30g，当归30g，炙甘草30g，葛根75g，桑白皮45g，黄芩30g，赤芍30g。2剂，煮取12包，日3夜1，分3日喝完。

2015年7月11日二诊：服药后，诸症缓解，能食，但纳食不香，呃逆基本消失。每日仍有气冲咽喉感，但已能忍受，仍然有呕吐，昨又淋雨，以致头痛，汗出，流清涕，怕风冷，口不渴，二便无明显异常。一诊方加桂枝加桂汤。

六纲：属厥阴。

五证：阴痞。

四本：气、血、饮。

类方：阳旦类。

处方：奔豚汤和桂枝加桂汤，去甘李根白皮，加桑白皮、厚朴。生旱半夏60g，生姜60g，厚朴60g，川芎30g，当归30g，炙甘草30g，葛根75g，桑白皮45g，黄芩30g，赤芍45g，桂枝75g，生姜45g，红枣12枚。4剂，煮取16包，日3夜1，分4日喝完。

2015年8月3日服药后，诸症豁然开朗，好转十之八九，自以为没事，电话联系不想服药了，就未再服药。

2015年8月17日三诊：月经至，诸症反复，给其二诊方3剂，服药后痊愈，至今未犯。

按：奔豚病，典型的虽不常见，但并不是见不到。我在临床上，也遇到了十几个。奔豚汤，若是广用的话，可以运用于临床各科疾病，前提是需要辨证准确，合理化裁。

（八）病毒性心肌炎案

朱某，男，16岁，学生。2013年6月12日初诊。

主诉：发热盗汗，心悸气短。

病史：2个月前反复感冒发热，某院诊断为"病毒性心肌炎"。输液略效，不能治愈，又多处延医未果。来诊时带心电图检查：室性期前收缩，心率每分钟105次。

刻诊：面色略黄，体型偏胖，持续发热2个多月。体温波动在38℃，昼轻夜重。头晕失眠，自汗盗汗，怕风怕冷，四肢酸痛。口渴喜凉，咳吐浊痰，胸闷胸痛，气短乏力，心悸心烦。食欲尚可，大便头硬后软，略带血丝，2～3日1次，小便常黄，量少而频。舌淡红，尖红，苔中后黄燥，轻微齿痕，舌下

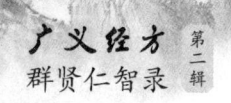

络脉点状红斑。右寸如豆，上鱼际，左寸浮大，重按总体细数。

观察患者的寒热情况，患者有外感中风的发热、汗出、恶风寒、四肢酸痛、脉浮等指征。支持有热的症状和体征有发热，自汗盗汗，口渴喜凉，大便偏硬，带血丝，小便黄，舌红苔黄，脉浮大、数。支持有寒的症状和体征有怕风怕冷，四肢酸痛，舌边齿痕，重按脉细。

风邪外束会引起头晕失眠，水饮上逆也会头晕失眠，津血不足更会头晕失眠，患者属三者都有。昼轻夜重，是因白天阳气出表，夜间阳气入里，卫气津液不足以抗邪，上焦有气滞，所以胸闷胸痛。大量静脉滴注、又喜喝凉水，水饮不化而上逆，会头晕、气短、心悸。病久虚劳，热伤津血，大便带血，乏力、烦躁、舌红苔、脉细数。整个病情属烦温热燥多，凉滞寒饮少，津亏血虚的夹杂证。

六纲为太阳外感中风，合并阳明里热，夹带部分水饮，归属少阳病。三大病理产物是气滞、血瘀、水饮，甚至包含食积。

表里合病，我们辨证选方就要考虑合方。患者有太阳外感中风，可以直接选用桂枝汤对治。久病虚劳，津亏热燥，口渴心烦，舌上苔燥，需要选用既能清热滋津，又能养血润燥的方药，例如含有生地黄、麦冬、人参、阿胶等药物的方子。

如果我们对条文、方证、药症的熟悉掌握，加之临床经验的融会贯通，会想到在《伤寒论》《金匮要略》里面就有现成的方子。我当时就想到了炙甘草汤，里面既有桂枝汤成分，又有桂枝甘草汤的方义在内，只是把赤芍换成了生地黄、麦冬、人参、阿胶、火麻仁。

因津液严重不足，原方的炙甘草加到四两，红枣也加量。生地黄、阿胶、红枣滋腻，加清酒以行药力；考虑到患者咳吐浊痰，胸闷胸痛，选取一味前胡比较符合药症。

前胡，凉，辛苦。《神农》：主心腹肠胃中饮食积聚，寒热邪气，推陈致新。久服轻身明目益精。《别录》：疗痰满，胸胁中痞，心腹结气，风头痛，去痰实，下气，治伤寒寒热，推陈致新，明目益精。

六纲：属少阳。

五证：阳痞。

四本：气、血、饮、食。

类方：阴旦类。

处方：炙甘草汤加前胡。生地黄 240g，前胡 80g，人参 30g，麦冬 45g，火麻仁 45g，炙甘草 60g，阿胶 30g，红枣 30 枚，桂枝 45g，生姜 45g，黄酒 100g。

上十味，水煎服，煎取药液 1100ml，去滓，纳胶烊消尽，入黄酒，温服 200ml，日 3 服。每剂分 2 日服完。3 剂。

2013 年 6 月 18 日二诊：服药后诸症均减，发热已退，睡眠好转，大便顺畅。胸痛减轻，仍有胸闷、心悸气短及早搏，心率每分钟 87 次。原方继进 3 剂。

处方：炙甘草汤加前胡。生地黄 240g，前胡 80g，人参 30g，麦冬 45g，火麻仁 45g，炙甘草 60g，阿胶 30g，红枣 30 枚，桂枝 45g，生姜 45g，黄酒 100g。

上十味，水煎服，煎取药液 1100ml，去滓，纳胶烊消尽，入黄酒，温服 200ml，日 3 服。每剂分 2 日服完。3 剂。

2013 年 6 月 25 日三诊，诸症基本消失，未做心电图，把脉测心率，约每分钟 72 次，原方去前胡，再煎 3 剂以巩固。

1 周后，汤药服完，无不适。去医院复查心电图，并检验心肌酶，一切正常。康复，不处方。

按：患者外有太阳中风，营卫不和。内有阳明烦躁，津血不足。耽误 2 个月，久热不退，渐成虚劳。遵循汉传中医辨治理念，治用炙甘草汤，酌加药症前胡，解表，清热，滋津，养血，润燥，调济阴阳。病机、方证、药症，皆相对应，故取效甚捷！

（九）食道鳞状瘤、贲门癌治验实录

聂某，男，67 岁。2013 年 12 月 11 日初诊。

主诉：吞咽困难，低热 2 个月余。

病史：4 个月前突然消瘦，进食吞咽困难，心口灼痛难忍，某院诊为"贲门癌""食道上段鳞状瘤"。住院放化疗 2 个月，出现低热不退，又经数名中西

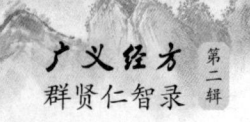

医大夫治疗，病情每况愈下。

刻诊：精神疲惫，面色萎黄，头晕乏力，睡眠不安。气短胸闷，浑身乏力，时冷时热如疟状，热时汗出烦躁，冷时虽加衣被不缓解。吞咽困难，纳食不进，呃逆干哕，口苦口渴，但饮水即觉堵塞。心下灼痛，两胁不舒，腹部略胀，按揉能缓。大便1～2日1次，时干时溏，小便量少，颜色略黄。舌暗红，苔白厚腻，中部略黄，舌下络脉紫暗。寸浮弦，关脉动，尺弦细。

六纲：属少阳。

五证：阳痞。

四本：气、血、饮、食。

类方：阴旦类。

处方：师制通关散。硇砂（二分），白及（五分），硼砂（二分），冰片（一分）。共为细末，每取2g，调蜂蜜适量，少少含咽，日3夜1。

柴胡桂枝汤。柴胡60g，桂枝25g，半夏30g，黄芩25g，人参25g，炙甘草15g，赤芍25g，红枣6枚，生姜25g。6剂。水煎服，每日1剂，少少含咽。

2013年12月17日二诊：每次含服通关散后，都能吐出部分痰涎，色灰黄而腥臭，食道略感舒服。继而口服汤药，少少含咽，逐渐汗出热退，呃逆缓解。6剂服完，已能稍进流质食物，二便亦调。睡眠不好，仍觉心下不适，两胁胸中略胀，咽部异物感明显，咽之不下，欲吐不吐。原方合半夏厚朴汤继进。

处方：师制通关散。每取2g，调蜂蜜适量，少少含咽，日3夜1。柴胡桂枝汤合半夏厚朴汤加枳壳。柴胡120g，桂枝45g，半夏120g，黄芩45g，人参45g，炙甘草30g，赤芍45g，红枣12枚，生姜75g，厚朴45g，茯苓60g，紫苏叶30g，枳壳60g。3剂。水煎服，每剂分2日，少少含咽。

2013年12月24日三诊：患者自诉这次药效甚好，诸症均有好转，饮食增加，能吞咽半流质食物。心下灼痛消失，心情大好，睡眠大好。二诊方继进。

处方：师制通关散。每取2g，调蜂蜜适量，少少含咽，每日3次。柴胡桂枝汤合半夏厚朴汤加枳壳。柴胡120g，桂枝45g，半夏120g，黄芩45g，人参 45g，炙甘草 30g，赤芍 45g，红枣 12 枚，生姜 75g，厚朴 45g，茯苓 60g，紫苏叶 30g，枳壳 60g。6 剂。水煎服，每剂分 2 日，每日 3 次。

2013 年 1 月 6 日四诊：诸症基本消失，吞咽顺畅，能食饺子及馒头，睡眠踏实，精神转佳，二便调，体重较前增加。舌暗红，苔白不腻。寸弦缓，关脉略动，尺脉沉缓。

给其医馆自制"胃乐散"2 个月量以善后。1 年后随访，依然健在。

(十) 先兆中风案

张某，男，42 岁。2013 年 12 月 10 日初诊。

主诉：头晕欲倒，腿软手麻。

病史：1 年前中风，经医院静脉滴注治疗痊愈，右侧基底区、双侧脑室腔梗，3 天前头晕腿软，至某诊所治疗，加重。经人介绍由家人陪同来我门诊。

刻诊：体胖略矮，面色暗滞，头晕腿软，右手麻木，大拇指食指尤甚，面部发紧，口角流水，舌尖歪向一侧，汗出一般，怕风，口渴，喜喝水，冷热均可。饮食可，大便成形，解之困难，大腹便便，腹部按之略紧张，血压 160/110mmHg。舌暗红略胖大，苔白略腻，边有齿痕。右寸沉紧关弦数，尺沉大，左三部中取弦紧有力。

六纲：属厥阴。

五证：阴痞。

四本：气、血、饮。

类方：阳旦类。

处方：古今录验大续命汤合古今录验小续命汤加黄芪。麻黄 90g，石膏 60g，桂心 45g，炙甘草 45g，川芎 15g，干姜 45g，黄芩 15g，当归 45g，杏仁 15g，人参 45g，黄芪 80g。4 剂，水煎服。

2013 年 12 月 15 日二诊：服药后身出微汗，诸症好转近半，汗出多，略有心悸，怕风，改用小续命汤加黄芪 120g。

处方：防己 30g，人参 30g，黄芩 30g，桂心 30g，生附子 20g，川芎 30g，赤芍 30g，生姜 150g，黄芪 120g。4 剂，水煎服。

2013 年 12 月 20 日三诊：自诉好转八九成，一切均好，唯记忆稍差。

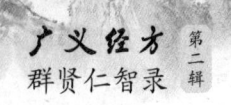

处方：续命煮散加自制大续命胶囊。给其10日的量，剂完后自觉康复，至今未犯。

（十一）脑出血案

祝某，女，56岁。2013年12月3日初诊。

主诉：家人代诉脑出血昏迷。

病史：3周前突发脑出血住院行开颅术后昏迷，鼻饲饮食，至今未醒。其家属邀我至医院一试。

刻诊：面色略黄，眼周暗青色无汗，定时鼻饲喂食，呼叫无意识，呼吸尚均匀，口唇紫暗，大便5~6日1次，色黑质硬，小便每日800~1000ml，腹部按之略硬。右侧肢体反射不明显，左侧较好。舌苔未见，左寸关弦细，尺沉弦，右寸沉涩，关尺略浮。

处方：大续命汤加辅行诀通关散胶囊加"海陆空"胶囊。麻黄120g，生石膏60g，桂心30g，干姜30g，川芎30g，当归30g，黄芩15g，杏仁30g。3剂，水煎服，每剂分6次服，每2小时1次，从胃管导入，每次加辅行诀通关散胶囊3粒，"海陆空"胶囊6粒。

2013年12月6日二诊：服后身出微汗，大便黑色通畅，呼之有知觉，但未开口说话，原方再进3剂。

2013年12月11日三诊：意识清醒，能模糊说话，如换一人。面色稍有光泽，眼较以前有神，胃管仍然未去，大便每日1~2次，色暗黑，小便增加，每日1400~2000ml，色黄。腹部稍软。舌暗滞，苔白，中间根部厚腻，中有裂纹，口中臭味大，总体脉象弦数，较初诊有力。

处方：小续命汤加小建中汤。麻黄40g，桂心45g，炙甘草30g，生姜75g，人参20g，川芎20g，杏仁20g，附子20g，防己20g，赤芍90g，黄芩2g，防风30g，红枣12枚，饴糖120g。6剂，水煎服。

2013年12月23日患者家属来门诊，说患者药未服完就已出院回家，现搀扶着能走路，想再喝些汤药。因为未见患者，就给其续命煮散加地龙、黄芪，送服大续命胶囊。服了半个月后，能拄拐杖走路，后又给其服用薯蓣丸2个月。截至2014年3月，基本康复如初，但不能走远路。

（十二）脑震荡案

金某，男，31岁。2013年10月26日初诊。

病史：半个月前出车祸，伤及头部，腰部，当即昏迷，急送至某医院急救，被诊为"脑挫伤"伴随"脑震荡"，半个月后出院，因患者在南方打工，又是我小学玩伴，故为其电话问诊。

刻诊：半个月来，头晕恶心，只能静卧，不能稍动，否则天旋地转，饮食及二便均需家属伺候，口不渴，汗出不多，无明显怕冷怕热，饮食可，大便成形，但解之困难，小便稍黄，家属描述舌质舌苔无明显异常，血压140/90mmHg。

处方：风引汤原方2剂，加药症代赭石150g，共为细末，每次用温开水加黄酒冲服10g，每日3次。

2日后感觉起效，1周后能自行翻身，半个月后能独自起床如厕，一个月后恢复正常。

当时已经忘了此事，后患者从南方归来，提及此事，方知其病不仅痊愈，而且以前喝酒就头痛脑涨的痼疾也消失了。

（十三）帕金森案

张某，女，76岁。2013年3月1日初诊。

主诉：手足颤抖2年。

病史：2年前脑梗死，住院静脉滴注治疗1个月后，遗下双手双腿不由自主颤抖，西医诊断"帕金森"病，服药物初时有效，最近加重。

刻诊：头疼、咳嗽、口干、汗少、怕风冷，手脚无力，手凉脚热，走路跛行，站立或坐着颤抖更甚，饮食差，大便稍难，1~2日1次，小便频数。舌暗红，苔薄白润滑，中有裂纹，边有齿痕。脉总体沉细而弱。

处方：千金续命汤合真武汤加黄芪。麻黄30g，桂心30g，炙甘草30g，生姜75g，人参15g，川芎15g，杏仁15g，生附子15g，防己15g，赤芍45g，黄芩15g，防风25g，茯苓45g，白术30g，黄芪60g。6剂，水煎服。

2013年3月7日二诊：诸症缓解，手足颤抖稍好，仍手凉脚热，大便时干时溏,小便频数减半,舌暗红,苔中裂纹,边缘齿痕略减,双寸脉弱,关弦,尺脉沉细。左脉大于右脉。

处方:千金续命汤合真武汤加黄芪。麻黄30g,桂心30g,炙甘草30g,生姜75g,人参15g,川芎15g,杏仁15g,生附子15g,防己15g,赤芍45g,黄芩15g,防风25g,茯苓45g,白术30g,黄芪60g。6剂,水煎服。

2013年3月14日三诊:诸症均好,精神气色、饮食睡眠、二便均正常,舌脉也较前好多了,唯手足颤抖不行,患者特别嘱咐给治治震颤。

处方:原方加黎芦、当归。麻黄30g,桂心30g,炙甘草30g,生姜75g,人参15g,川芎15g,杏仁15g,生附子15g,防己15g,赤芍45g,黄芩15g,防风25g,茯苓45g,白术30g,黄芪60g,藜芦10g,当归20g。6剂,水煎服。

服后诸症手足震颤基本消失,处以薯蓣丸加藜芦打散善后,后随访,手足震颤未再复发。

(十四)汗腺闭塞案

张某,男,39岁。2018年8月6日初诊。

主诉:身重无汗,肤痒烦躁。

病史:1年前夏日冷水洗浴,继而发热烦躁。经某医院输液后,发热除而身痒,此后一直未出汗,口服中西药无效。

刻诊:头昏,身重,肤痒,无汗,汗孔突起如鸡皮,剧烈运动亦不出汗。晨起目肿,口干,喜饮冷,心中烦躁,平时怕热,偶尔怕冷,睡眠正常,食欲正常,大小便无异常。舌淡红,苔薄黄,边缘齿痕。脉浮弦数。中医辨证:外感内伤合病。

六纲:太阳阳明太阴,属厥阴。

五证:阴痞证。

四本:气滞,痰饮。

西医诊断:汗腺闭塞。

中医诊断:溢饮。

治则:驱邪为主。

预后:可治。

类方：阳旦类。

处方：大青龙汤方加浮萍。君：麻黄90g，臣：桂枝30g，杏仁15g，生姜45g，佐：甘草45g，红枣45g，使：石膏45g，浮萍30g。3剂，水煎服，每剂喝2日，日3次。

2018年8月13日二诊：服药2次，自觉身体灼热，心悸烦躁，嘱继续服药，服药时加蜂蜜3勺，并盖被子发汗。此后全身出汗，逐渐汗出较多，自觉非常的舒服，唯口干、鼻塞，稍感乏力。饮食二便无明显异常。舌淡红，苔薄黄，边缘齿痕，脉浮弦。

处方：小青龙加石膏汤方。君：麻黄45g，臣：干姜45g，细辛45g，桂枝45g，半夏60g，五味子40g，使：赤芍45g，石膏60g。3剂，水煎服，每剂喝2日，日3次。

服药后，口干、鼻塞、乏力消失，身亦不痒。观察数月无恙。

（十五）风温病高热身黄案

1. 搜集全部症状和舌脉体征

赵某，男，8岁。2017年3月18日初诊。

主诉：（家属代诉）发热身黄。

病史：鼻衄病史多年，10日前高热、抽搐、呕吐，至某院排除脑炎、癫痫，血象、黄疸指数均正常，以"发热待查"收治入院。输液后抽搐缓解，但高热不退，反出现呕吐、身黄等症。家属稍懂中医，电话至我医馆咨询，告知"呕而发热者，小柴胡汤主之"，以小柴胡颗粒加倍服用试之，服药2日，呕吐止而发热身黄不退，遂出院来诊。

刻诊：面部身体发黄，白眼球有血丝而不黄，体温39～40℃，身体喜出汗，自诉怕热、不怕冷，但遇风则皮肤起粟疹疙瘩，鼻衄，喝凉水则止，口渴欲呕，食欲差，大便微溏，每日1次，自诉肛门发热，肛周微红，小便略黄，量少。舌质红，苔黄湿润，轻微齿痕，脉浮数。

2. 辨六纲，求病位和病理

患儿有"发热，汗出，遇风则皮肤起粟疹疙瘩，脉浮"等症状，这是表证太阳中风的证候；"发热，汗出，口渴，怕热，不怕冷，脉数"等症状是太

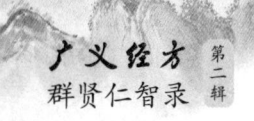

阳温病的表现;"鼻衄,喝凉水则止"是上焦阳明有热,迫血妄行的血衄;"大便微溏,肛门发热,肛周微红,小便黄少"是阳明湿热下注的协热利;"干呕,食欲差,大便溏,舌苔湿润,轻微齿痕"是伴随有轻度的太阴水饮。因此,患儿的六纲病位为太阳阳明太阴合病,归属少阳病。

3. 定五证,求寒热轻重

患儿在表既有太阳中风证,又有太阳温病的表现,上焦有阳明的鼻衄,下焦有阳明的协热利,在里还伴随有轻度的太阴水饮,这就是寒热夹杂病,而且是烦温燥热较多,凉滞水饮较少,五证直接归属为阳痞证。

4. 明病本,求病理产物

患儿遇风则皮肤起粟疹疙瘩,这是营卫不和,有气滞存在;鼻衄,属于血病里的血溢;且伴有轻度的水饮夹杂;所以,患者在"气、血、饮、食"四大病本中占了三个,即气滞、血溢、水饮。

5. 知类方,确定选方范畴

综上所述,患者六纲为属少阳,五证为阳痞证,四本为气、血、饮,适合选用阴旦汤类方对治。

6. 遴选对治方,求方证基本相应

桂林古本《伤寒杂病论·温病脉证并治第六》记载:"风温者,因其人素有热,更伤于风,而为病也。脉浮弦而数,(若头不痛者)桂枝去桂加黄芩牡丹汤主之。"患儿为风温病,舌脉症状符合桂枝去桂加黄芩牡丹汤的方义。

7. 抓主症,求君药

主症:发热身黄、协热利、舌红苔黄、脉数,黄芩对治。

黄芩,寒,苦。《神农本草经》:主诸热、黄疸,肠澼泄利,逐水、下血闭,恶疮、疽、蚀、火疡。

8. 立兼症,求臣药

兼症:鼻衄、怕热、口渴、小便黄,赤芍、牡丹皮对治。

赤芍,凉,酸苦。《神农本草经》主邪气腹痛,除血痹,破坚积,寒热疝瘕,止痛,利小便,益气。

牡丹皮,凉,辛苦。《神农本草经》主寒热中风,瘛疭痉,惊痫邪气,除癥坚,瘀血留舍肠胃,安五脏,疗痈疮。

9. 固中气，求佐药

患儿温热较多，伤津伤血，故宜选用甘滋助阴之品，甘草、红枣对治。

甘草，平，甘滋。《神农本草经》：主五脏六腑寒热邪气，坚筋骨，长肌肉，倍力，金创肿，解毒。久服轻身延年。

大枣，平，甘滋。《神农本草经》：主心腹邪气，安中养脾，助十二经，平胃气，通九窍，补少气少津液，身中不足，大惊，四肢重，和百药。久服轻身长年。

10. 夹杂症，求使药

夹杂症：干呕，食欲差，大便溏，生姜对治。

生姜，温，辛。《别录》：主伤寒头痛，鼻塞，咳逆上气，止呕吐。

11. 按药症相对原则，化裁加减，求方证高度相应

以上药症，完全符合患者的症状，方证、药症完全相应，故取用原方，不必化裁加减。

12. 确定处方，完成辨治

六纲：属少阳。

五证：阳痞证。

四本：气血饮。

类方：阴旦类。

处方：桂枝去桂加黄芩牡丹汤。赤芍45g，甘草30g，生姜45g，红枣45g，黄芩45g，牡丹皮45g。2剂，水煎服，每日3次，每剂喝2日。

2017年3月23日二诊：服药后，患儿当晚发热缓解，第二日下午体温恢复正常，2剂药服完，食欲转好，不呕、不渴，面部身体发黄减轻，大便仍微溏，肛门已不发热，但肛周仍略红，小便微黄。舌质红，舌苔转为薄黄，轻微齿痕，脉浮弦略数。

处方：桂枝去桂加黄芩牡丹汤。赤芍45g，甘草30g，生姜45g，红枣45g，黄芩45g，牡丹皮45g。2剂，水煎服，每日3次，每剂喝2日。

服完药后，患儿面部身体发黄基本消除，鼻衄及遇风皮肤起粟疹疙瘩未再出现，病情痊愈，不必处方。

按： 患儿为典型的"风温病"，"因其人素有热，更伤于风，而为病也。"

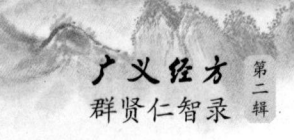

初得病的时候,"高热、抽搐、呕吐",就应刺血、放血以泄热毒、而解除痉挛,然后用小柴胡加黄连牡丹汤对治,或许能够做到"一剂知,二剂已"。

桂林古本《伤寒杂病论》:"温病,头痛,咽干,发热,目眩,甚则谵语,脉弦而急,小柴胡加黄连牡丹汤主之。"小柴胡加黄连牡丹汤方,是在小柴胡汤的基础上,去掉了辛燥的半夏,加了黄连、牡丹皮、瓜蒌根,不仅清热生津的力度增强了,而且还能够解除抽搐痉挛。可惜患儿在医院内,没有对症服汤药的机会。

此后,患儿出现了典型的桂枝去桂加黄芩牡丹汤方证,烦温热燥不减,夹杂凉滞水饮,但还没到里实的地步。所以用苦寒的黄芩为君,主要解决在表及上焦的热燥;配以酸凉的赤芍、牡丹皮为臣,解决表里的烦温;佐药甘草和大枣,甘滋而养津血,以固护中气;使药生姜,解决了夹杂的气滞和水饮,同时沟通阴阳,以防君臣药太过寒凉。因为温热伤津液,所以这里不用辛温的桂枝,怕的是更伤津液。这也是个典型的配伍,临床应用较多。在本案中,患儿的病情与方证相应、药症相对,所以疗效迅捷!

(十六)创伤性气胸案

陈某,男,46岁。2017年10月23日初诊。

主诉:胸痛咳喘,呼吸困难。

病史:半月前感冒发热,于某诊所输液10日,热退而咳喘不愈。又至某诊所口服药物,并针刺"肩井""曲池""定喘"等穴3次,遂即胸痛发热,呼吸困难。

刻诊:面目略肿,发热39.1℃,忽冷忽热,振寒汗出,口渴喜凉饮,咳喘,吐脓痰,胸痛短气,呼吸困难。听诊呼吸音减弱,伴随湿性啰音,睡眠差,躺着憋闷,容易憋醒。食欲一般,大便偏干,2~3日1次,小便色黄,量少。舌质红,苔黄略腻。弦数。中医辨证:外感内伤合病。

六纲:太阳阳明太阴合病,属少阳。

五证:阳痞证。

四本:气滞,痰饮。

西医诊断:创伤性气胸。

中医诊断：肺胀，肺痈初期。

治则：驱邪。

预后：可治。

类方：阴旦类。

处方：《千金》苇茎汤（原方）合越婢汤（半量）。君：芦根90g；臣：薏苡仁60g，冬瓜仁30g，石膏60g；佐：炙甘草15g，红枣45g；使：桃仁15g，麻黄45g，生姜25g。4剂，水煎服，每日3次。

2017年10月27日二诊：服药后，身出微汗，体温降至37.3℃，面目肿消，诸症较前大为缓解。现呼吸顺畅，但仍咳吐脓痰，略感胸闷，口微渴，略怕热，无振寒，饮食可，大便黏腻，小便略黄。舌象：舌质红，苔转薄黄。脉象：弦数，有缓象。守方再进。

处方：《千金》苇茎汤（原方）合越婢汤（半量）。君：芦根90g；臣：薏苡仁60g，冬瓜仁30g，石膏60g；佐：甘草15g，红枣45g；使：桃仁15g，麻黄45g，生姜25g。4剂，水煎服，每日3次。

2017年10月30日三诊：服完药，自觉诸症基本痊愈。睡眠食欲可，口略干，喜喝凉水，稍有腹胀，大便黏腻，小便微黄。舌红苔薄黄，脉弦缓有力。不想服汤，给其丸药以善后。

处方：己椒苈黄丸装胶囊100粒。每日3次，早3粒，午3粒，晚4粒，饭后服。

（十七）慢性鼻咽炎案

陆某，男，16岁，2018年2月2日初诊。

主诉：鼻流浊涕，咽喉不利。

病史：慢性鼻窦炎、咽炎2年，经中西医治疗，时好时坏，反复不愈。口服藿胆丸，稍能缓解。

刻诊：头痛鼻塞，流浊涕，咽部异物感，咳吐白痰，总想清嗓子。平时怕风，汗出不渴，干呕，胸闷，不敢饮冷，食冷则腹痛腹泻。大便略溏，每日2次，小便偶黄。舌淡红，苔白略腻，边有齿痕。寸脉浮弦，关尺沉弦。中医辨证：外感内伤合病。

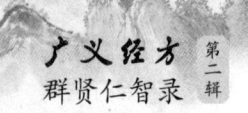

六纲：少阴太阴合病。

五证：凉滞证。

四本：气滞，痰饮。

西医诊断：慢性鼻窦炎，慢性咽炎。

中医诊断：肺中冷，鼻渊。

治则：驱邪。

预后：可治。

类方：青龙类。

处方：桂枝汤去芍药合皂荚汤加细辛。君：皂荚15g；臣：桂枝45g，生姜45g，细辛15g；佐：甘草30g，红枣60g。4剂，水煎服，每剂喝2日。

2018年2月10日二诊：服药后，头痛缓解，鼻塞略通，咽部异物感减轻，干呕胸闷消失。仍流浊涕，咳吐白痰，汗出，仍旧怕风。大便溏，每日2次，小便偶黄。舌象：舌淡红，苔白略腻，边有齿痕。脉象：寸脉浮弦，关尺沉弦。

处方：桂枝汤去芍药合皂荚汤加细辛、防风。君：皂荚15g；臣：桂枝45g，生姜45g，细辛15g，防风30g；佐：甘草30g，红枣60g。4剂，水煎服，每剂喝2日。

2018年2月19日三诊：服药后，自觉好转十之七八，因父母离异，情绪受打击，求服中成药。

处方：汉传阳旦煮散30小袋，自制偏正丸1瓶。

用法：煮散每日1袋，煮服或泡服，早中晚送服偏正丸5粒。

此后获愈，随访2年未复发。

（十八）妊娠胎漏案

李某，女，43岁。2017年4月9日初诊。

主诉：妊娠3周，漏下点滴不尽。

病史：怀孕后至郑州某医院B超及化验检查，提示胎芽发育不好，其他多项指标均偏低。患者想保胎儿，遂邀我诊治。

刻诊：每日漏下暗红色血液，点滴不尽，腰部轻度酸痛，腹部稍凉，有坠胀感。面色微黄，微微短气，平时无汗，无明显怕冷怕热，口渴，饮水冷热均可。睡眠可，食欲正常，大便正常，小便微黄。舌淡红，苔白湿润。左寸沉弦，关尺弦滑，右关弦，关尺沉弦略弱。中医辨证为内伤病。

六纲：太阴阳明合病，属厥阴。

五证：阴痞证。

四本：气滞，血溢，痰饮。

西医诊断：妊娠期出血。

中医诊断：妊娠胎漏。

治则：扶正为主。

预后：难治。

类方：阳旦类。

处方：胶艾汤方。君：艾叶45g；臣：川芎30g，当归45g，黄酒600ml；佐：阿胶30g，甘草30g；使：赤芍60g，生地黄90g。3剂，水煎服，每日3次，每剂喝2日。

2017年4月16日二诊：服药后，每日漏下减半，血色由暗红转为黑血丝，腰部酸痛好转，腹部仍凉，坠胀感缓解。短气感减轻，口已不渴，睡眠饮食可。服药期间大便微溏，每日1~2次，小便稍黄。舌脉同前。

处方：胶姜汤方。君：艾叶45g；臣：川芎30g，当归45g，干姜30g，黄酒600ml；佐：阿胶30g，甘草30g；使：赤芍60g，生地黄120g。3剂，水煎服，每日3次，每剂喝2日。

2017年4月22日三诊：服完药，漏下消失，自觉腰腹较前舒服好多。已无短气感，面色较前红润，睡眠可，食欲增加。大便略溏，每日1~2次，小便已不黄。舌脉未见。

处方：当归散方加黄芪，打细末冲服，每次2g，每日3次。服1个月后停药观察。

此后顺产一女婴，体重约900g在郑州某医院保温箱30余天后出院。医馆给此婴儿服培元固本散半年，即能正常喂养。现已3岁并上幼儿园，和正常小儿无异。

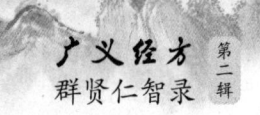

二十、李端坤医案

李端坤，男，46岁，中医执业医师。从医23年，能熟练地运用中医辨证治疗内外妇儿各科常见病、多发病。

医案1

乐某，女，29岁，2021年3月27日初诊。

主诉：咳嗽咳痰10余天。

现症：咳嗽咳痰，色白偏稀，鼻塞，头身酸痛，咽痒咽干，有痰，黏滞感，稍怕冷，口稍干不苦，舌麻，咳时遗尿，无胸闷、胸痛，纳可，二便平，舌尖偏红，苔白稍厚腻，脉右寸略浮缓稍细，余脉沉稍细。

辨证：太阳太阴阳明合病，夹饮。

处方：小青龙加石膏汤合半夏厚朴汤。麻黄10g，桂枝15g，白芍15g，炙甘草10g，细辛6g，法半夏30g，五味子10g，干姜10g，生石膏25g，茯苓30g，杏仁15g，厚朴12g，炒紫苏子15g。4剂。

后电话随访，咳嗽基本治愈。

医案2

何某，女，56岁，2021年3月26日初诊。

主诉：咳嗽少痰1周。

现症：咳嗽少痰，色白，流浊涕，咽干、痒、异物感，口稍干，余无明显不适，舌偏淡，苔白，脉浮略紧。

辨证：太阳太阴阳明合病。

处方：半夏厚朴汤加味。法半夏30g，厚朴15g，茯苓40g，炒紫苏子15g，紫苏叶10g，桔梗15g，杏仁15g，炙甘草8g，旋覆花15g，薏苡仁20g。4剂。

5天后，电话告知咳嗽痊愈。

医案 3

李某，男，54 岁，2021 年 3 月 26 日初诊。

主诉：咳嗽咳痰 5 天。

现症：咳嗽有痰，晨、上午咳甚，色白，质偏稀，咽痒、有痰，黏滞感，背后怕冷，咳甚作呕，口不干晚上稍苦，大便日 1 次，稍不成形，无胸闷、气促，舌淡红，苔薄白，偏胖大，脉左浮缓、右浮弦。

辨证：太阳太阴合病。

处方：小青龙汤合半夏厚朴汤。法半夏 30g，厚朴 15g，茯苓 30g，麻黄 10g，桂枝 10g，白芍 10g，细辛 6g，干姜 10g，五味子 10g，杏仁 15g，炙甘草 8g。4 剂。

5 天后电话随访，咳嗽已痊愈。

以上 3 例，均经口服药物及静脉滴注治疗后咳嗽不减而来就诊。

二十一、王宪武医案

随着电子设备的广泛应用，少年儿童的视力下降严重，临床治疗更需要详细辨证，今天就最近治疗的 2 例近视与大家分享，不足之处请给予指正。

医案 1

宓某，女，11 岁，北七家人。2020 年 11 月 2 日初诊。

病史：患者自新冠肺炎疫情以来视力下降，视力检查示左、右眼视力均 0.6，无汗，口中和，纳可；有时腹胀，平素常腹痛，进食后加重；大便可，小便正常；舌质淡，苔薄白；脉沉细，小腹较硬。

辨证分析：根据视力下降，有时腹胀，平素常腹痛，进食后加重；舌质淡，苔薄白；脉沉细，小腹较硬，为胃气虚弱，气血津液化生减少，目受血减少而视力下降，辨证为太阴病。

方证：当归建中汤方证。当归 10g，桂枝 10g，白芍 20g，炙甘草 6g，生姜 5 片，红枣（切开）10 枚，饴糖 150ml。7 剂，水煎服，早晚各 1 次。

经筋疗法：三阳经经脉交汇处，玉枕，手、足太阳经交汇处，脾经经筋，

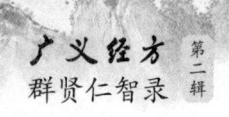

足三里，地机。治疗到患者感觉双眼温和，湿润为度。

2020年11月9日二诊：左、右眼视力0.8-，腹痛减轻，小腹软，舌质淡，苔薄白，脉沉细。效不更方，依前法治疗。

2020年11月13日三诊：左、右视力0.8+，余症已。嘱：按时进食，正确的行走坐卧姿势，正确用眼，定时做眼保健操，随时复诊。

医案2

俞某，女，8岁，北京市健翔园人。2020年11月1日初诊。

新冠肺炎疫情以来视力下降，左、右眼视力均0.3；2020年4月份患中耳炎后，视力下降更明显，纳可，口气重，口渴，喜冷饮，微烦躁，微汗出，平素大便不畅，3～4天1次，小便黄；舌质红，苔白厚微黄；脉弦数；耳后、颈部、锁骨上窝淋巴结肿大。

辨证分析：根据双眼视力下降，曾患中耳炎，口气重，口渴，喜冷饮，微烦躁，微汗出，平素大便不畅，小便黄；舌质红，苔白厚微黄；脉弦数；耳后、颈部、锁骨上窝淋巴结肿大，辨证为少阳阳明合病。

方证：小柴胡加石膏汤合桔梗汤方证。柴胡15g，黄芩12g，姜半夏20g，党参10g，炙甘草6g，生石膏45g，桔梗10g，生白术50g，生姜3片，红枣（切开）4枚。3剂，水煎，每剂煎2次，平分2天服。

经筋疗法：手足少阳经经筋交汇处，手足阳明经经筋交汇处，液门、中渚、睛明、项中、阳陵泉、足阳明、足少阳经筋交汇处。

2020年11月7日二诊：左、右眼视力0.4+；大便通畅，每日1次；余症已，舌质淡，苔薄白，脉弦细；耳后、颈部、锁骨上窝淋巴结只有较大的3个可触摸到，其余全消。效不更方，上药3剂，水煎，平分2天服用。继续经筋疗法治疗。

2020年11月12日三诊：右眼视力0.5+，左眼视力0.6+，余症已，舌质淡，苔薄白，脉弦细，耳后、颈部、锁骨上窝淋巴结减小。上方加当归10g，菊花10g，3剂，水煎，平分2天服。继续经筋疗法治疗。

按：注重四诊，望、闻、问、切一个也不能少。值得注意的是，切诊不只是诊脉，也包括触诊和腹诊。复诊总当初诊医，不管是几次复诊，都要像第一次诊断疾病那样诊治。在诊治过程中，先辨病性，再辨病位、病情，继辨六经，最后辨方证。这个过程不能落下任何一项，有时候还要在病位上辨病性。法从心出，方从证立。每个方证都有每个方证的适应证，治疗近视不要把重点只放在眼睛上，要根据患病机体的症状特点立法，定治则，用方遣药。理、法、方、术都是经方，不只是用药，只要在六经八纲方证理论指导之下所有的医术都是经方。《伤寒论》中治病也不都是用药，如用针、灸等等。我们治疗近视在六经八纲方证理论指导之下，运用经筋疗法，捏筋刮骨，与中药相结合，治疗效果更好，见效更快。

新冠肺炎疫情来临，全国大部分小学、初中、高中停课，居家上网课，由于电子教学设备的使用，导致很多学生视力下降，其中有很多学生患上近视，不戴眼镜无法学习。有些单位、企业的员工在家电脑办公，由于长期使用电脑，导致视力出现了问题，如干眼症、结膜炎等。出现视力下降、近视、干眼症等不能盲目用药及用针灸等治疗，都应辨证施治，方证相应，才能早日恢复视力，能够更好地学习、工作。下面我运用胡—冯六经—八纲—方证学术思想为指导治疗眼疾分享如下，仅供同道参考。

眼疾为空窍疾病，证情复杂多变，很多医者都认为和肝胆有关，或者与心有关，其实临床注重四诊，精细辨证，首辨病位，再辨病性，继辨方证，做到方证相应，方从心出，法随证立，综合分析，眼疾是很易治愈的，近视也能治愈，特别是现在的少年儿童患了近视更能很快治愈。不要盲目的认为"肝开窍于目"而治肝，"目受血而能视"而治心。近视与很多因素有关，如疫情期间上网课使用电子产品就是其中一个因素。表里易知，阴阳易判，运用排除法，四诊合参，先辨六经，继辨方证，辨准病位、病情、病性，做到方证相应，用之必效。

在胡（希恕）—冯（世纶）六经—八纲—方证经方理论指导下，理、法、方、术都是经方。治疗眼部疾病，经方与针灸相结合，或者经方与手法相结合，见效快，疗效好。自从新冠肺炎疫情以来，很多小学生、中学生、高中生由于上网课，用电脑时间长，患了近视，或者视力下降，用木指手法、木指针法、捏筋刮骨与经方相结合，对18岁以下患者进行治疗多效捷，特别是15岁以下近

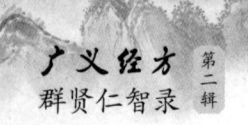

视眼患者疗效显著，95%以上视力恢复到0.8～1.0。

经脉亦有在表，在里，在半表半里之分，人体患病后反映在经脉上也有其症状特点，是一系列证候。正邪相争反应在表的是表证，正邪相争反应在里的是里证，正邪相争反应在半表半里的是半表半里证。无论在哪个病位都有阴阳之分，也需详辨，因病位、病性不同，用针、灸、手法也不同，宜随证而治，要根据机体患病后的症状特点施术。

下面举几个案例与大家分享。

医案1

曾某，女，13岁，北京市志新村人。2020年8月16日初诊。

患者左眼先天上眼睑下垂，先天弱视，近3个月额头、颈部痘疹；月经按时来潮，少许血块，因上网课，视力下降，嗜卧，乏力，大便不畅，小便正常，舌质淡，苔薄白，脉细。ACP—990视力检测仪检测（5米）示右眼（R）：0.4；左眼（L）：0.5。

辨证：太阳阳明太阴合病兼血瘀。

处方：桂枝加葛根汤合桃核承气汤加味。桂枝15g，白芍15g，炙甘草6g，葛根30g，当归12g，川芎6g，桃仁10g，牡丹皮10g，茯苓10g，泽泻18g，苍术10g，黄连3g，生姜5片，红枣（掰）10枚，7剂，水煎服。

捏筋刮骨：太阳经筋阳明与少阳经筋交汇处风池、风府、睛明。

8月21日二诊：R：0.6；L：1.0。

8月26日三诊：额头痘减少，颈项痘疹已，嗜卧，乏力，纳差，大便畅通，小便可，舌质淡，苔白，脉细。R：0.5；L：1.0。

处方：桂枝15g，白芍15g，炙甘草6g，当归10g，葛根30g，枳壳10g，陈皮30g，生薏苡仁30g，赤小豆（发芽）10g，青葙子10g，茺蔚子10g，益母草10g。7剂，水煎服。

医案2

曾某，男，7岁，北京市志新村人。2020年8月16日初诊。

上网课7个月余，近1个月视力下降，视物模糊，用电子设备加重。

ACP—990视力检测仪检测（5米）示R：0.2；L：0.3。

捏筋刮骨：太阳经筋，睛明，阳明经筋，太阴经筋。

2020年8月22日二诊：R：0.5；L：0.5。

2020年8月26日三诊：纳可，二便正常，活动汗多，舌质淡，苔白，脉细。

处方：生地黄10g，白芍10g，当归15g，川芎6g，菊花10g，柴胡15g，黄芩12g，菟丝子10g，陈皮30g。7剂，水煎，每剂平均分2日服，日2次，早晚分服。

2020年8月27日四诊：R：0.6；L：0.6，裸眼视力0.8。教其母亲护眼手法，视力继续恢复。

医案3

患者，88岁，反复发热25天，大便未解27天。

学习《六经辨证解温病——胡希恕〈温病条辨〉讲义》时，看到一则医案，北京中医学院针灸名家单玉堂先生患肺心病、肾积水，经治疗后仍高热、昏迷、大小便闭塞不通，出现心衰合并肾功能不全，病情危重。院方邀请中医学院的6位名老中医（董建华、王绵之、刘渡舟、胡希恕、赵绍琴、杨甲三）会诊，有位名老提出当以扶正为主，先保心肾，控制病情。

84岁的经方大家胡希恕先生，诊完舌象脉象后，提出了一个与众名家截然不同的"峻剂攻下"方案，说："小大不利治其标"，态度非常果断。众名老念胡老年事最高，便都依了，同时大家都捏了一把汗。服药第二天，奇迹发生了，大便5次，开始排尿。到第5天，尿量已恢复正常，肾积水消失了，单老开始下地活动。

后来刘渡舟先生在胡老著作的序言中写道："每当在病房会诊，群贤齐集，高手如云，唯先生能独排众议，不但辨证准确无误，而且立方遣药，虽寥寥几味，看似无奇，但效果非凡，常出人意料，此皆得力于仲景之学也。"此段美言佳话，在中医经方界引起了巨大的反响，同时掀起了基层医生学经方用方证的热潮。多年来跟随冯世纶先生学习，曾经请教："胡老开的什么方，能见此奇效？"答曰："大柴胡合桃核承气汤原方。"

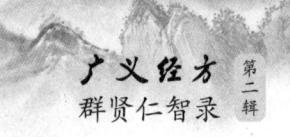

今网诊一88岁患者，反复发热25天，大便未解27天。遵胡希恕先生"小大不利治其标"治则，用大柴胡合桂枝茯苓丸进行随证治疗，取得良好效果，分享于此，供参考。

李某，女，88岁，吉林人。

主要症状：反复发热25天，体温37.5~38℃，双手及身热，无汗；口干，口渴；昏睡，入睡磨牙；食欲差；自2020年1月5日至2月1日（27天）无排大便；小便日5次左右，色黄，有时暗红，有异味。于2020年2月1日网诊。两胁下拒按；脐下及左右硬，左侧明显，拒按。唇色深，色暗紫。因网诊，无舌象，脉象。

病史：2020年1月8日开始发热，住院治疗11天，诊断为"感冒"，用头孢曲松、左氧氟沙星、小儿氨酚黄那敏颗粒治疗无效。常偏头痛，有多发脑梗，小脑萎缩，阿尔茨海默症，心脏病史。

辨证：少阳阳明合病，兼血瘀。

治则：和解少阳，清阳明里热，活血化瘀。

处方：大柴胡合桂枝茯苓丸方证。柴胡20g，姜半夏15g，白芍15g，大黄10g，枳实15g，桂枝10g，茯苓10g，牡丹皮10g，桃仁（打碎）10g，生白术50g，火麻仁15g。1剂，水煎，多次服下。大黄10g，芒硝10g，枳实15g，厚朴25g，炼蜂蜜150g。上药为粉，与炼蜜制成栓，如拇指大，蘸香油少许，纳入肛中。以大承气汤四味药磨粉，炼蜜为条，名蜜煎导，肛中给药，效速安全，急下存阴。

2月2日二诊：药尽，共排出大便12次，色深黄，黏腻不成形，恶臭；尿量增多；腹软，手可近；手足温；颈以上汗出；眠可，入睡偶有鼾声；精神状态好；仍口干，口渴；仍发热，体温37.8~38.8℃。分析：少阳阳明证未全解。依法治疗。

处方：柴胡25g，黄芩15g，姜半夏15g，人参10g，炙甘草6g，桂枝15g，牡丹皮10g，桃仁（打碎）10g，茯苓10g，生白术50g，火麻仁15g，生石膏45g，生姜6片，红枣（切开）10个。2剂，水煎服。栓剂停用。

2月4日三诊：药后排大便多次，色深黄，黏稠，恶臭，后逐渐正常；小便量增多，色正常；身絷絷汗出；体温36.6~37.9℃；纳增，喜饮，眠可；两颧潮红；膝盖凉。分析：余热未尽。

处方：柴胡 20g，黄芩 15g，姜半夏 20g，人参 10g，炙甘草 6g，生石膏 45g，知母 10g，粳米 150g，生龙骨、生牡蛎各 20g，天花粉 15g，生姜 6 片，红枣（切开）10 枚。2 剂，先煎粳米，取汁 3000ml，入上药，煎取 450ml，每服 150ml，4 小时 1 次，日 3 服。

2 月 6 日四诊：体温正常，体温 36.2℃；精神好；睡眠正常；纳可；二便正常，可以下床，玩玩具。分析：热退病解，瘀血化。重在恢复胃气。嘱正常进食，按时起居。

处方：人参 10g，生白术 30g，茯苓 10g，炙甘草 6g，当归 10g，白芍 10g，柴胡 15g，枳实 10g，火麻仁 10g。3 剂，水煎服。药尽，一切正常。

综合分析：根据患者的综合症状确定为阳证。患者反复发热 25 天，口干，口渴，昏睡，入睡磨牙，27 日无大便，小便色黄，有时暗红，异味，下腹硬拒按，此病在阳明。常偏头痛，反复发热，食欲差，两胁下痛，拒按，此病在少阳。病情日久，二便不利，脐下及左右硬，拒按，唇色深，色紫暗，必有瘀血。根据症状特点，未见表证迹象，无汗是阳明热盛，日久津伤，无汗可出。

根据这些症状特点，辨证为少阳阳明合病兼血瘀；依"小大不利治其标"原则，立和解少阳，清阳明里热，活血化瘀之法。

根据症状特点，少阳阳明合病首选大柴胡汤；因病程长，有血瘀病史（多发脑梗……），少腹血瘀，闭塞二便，故用桂枝茯苓丸；因年老久病，用峻下之剂恐伤正气，若不用恐不能将阳明热邪清除，遂用大承气药粉与蜜煎导合制成栓。应用方便，剂量易掌握，既能清除热邪，又不伤正气。纳入肛中，导积粪出，大便通，小便利，邪热除，一剂中病，见效即止。

二诊时 1 剂药尽，二便利，腹软可按，手足温，精神好转；仍口干口渴、发热，鼾声，为余热未除；颈以上汗出是津回而热蒸所致，故以小柴胡加石膏汤合桂枝茯苓丸和解少阳，清阳明里热，兼化瘀。

三诊症见少阳病轻，阳明病重，故以小柴胡加白虎加参汤，此时以护胃气，生津液为主，重用人参、粳米、天花粉、姜、草、枣，并注重煎服法。

四诊时，胃气渐复，津液回，邪热退，瘀血化，以理中汤为主，健胃善后。

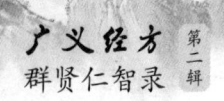

按：注重四诊。在网诊的情况下一定要详问病情，仔细观察面象、舌象、体征，虽然不能诊脉，但是可以指导家属或寻求帮助的医生进行腹诊及其他触诊。

根据症状特点首辨阴阳，确定该病是阴证还是阳证；再辨六经，确定病位是在表在里，还是在半表半里；最后运用八纲，辨明寒、热、虚、实，确定方证，遣方用药。

临证治病，以人为本，证变方变，方从法出，法随证立，随证而治，灵活用药，定能使患者痊愈。

医案 4

水痘是由水痘-带状疱疹病毒初次感染引起的急性传染病。主要发生在婴幼儿和学龄前儿童，成人发病症状比儿童更严重。以发热及皮肤黏膜成批出现周身性红色斑丘疹、疱疹、痂疹为特征，皮疹呈向心性分布，主要发生在胸、腹、背，四肢很少。病后可获得终身免疫，有时病毒以静止状态存留于神经节，多年后感染复发而出现带状疱疹。本案为作者诊治成人水痘一例，真实地记录了完整的中医辨证治疗过程，欢迎大家讨论。

焦某，男，28岁，因面部痘疹反复发作，2020年6月13日初诊。

症状：患者鼻、口唇周围、下颏部潮红，面部多发痘疹，反复发作；手足心热，易汗出；口干渴，口气重，时气短，纳可；大便2日1次，质软，小便黄，舌质红，苔黄厚，脉洪数。既往长期吸烟史。

辨证：太阳阳明合病。

处方：栀子豉汤、白虎加参汤、泻心汤合升降散。栀子15g，淡豆豉15g，生石膏50g，知母15g，粳米30g，姜黄10g，僵蚕10g，蝉蜕10g，大黄（打粉冲）5g，黄连（打粉冲）5g，黄芩（打粉冲）12g，炙甘草6g，党参10g。7剂，水煎服。

2020年6月19日二诊：患者鼻、口唇，下颏潮红明显减轻、痘疹减少；手足心热减；口干渴已；无口气；大便日2次，成形，小便黄，因贪凉后出现身痛，后背冷，两肩痛，头痛，无汗，发热，咳嗽，咳胶痰，呈黑色，平素刷牙后出现干呕，无烦躁；舌质红，脉浮紧数。

辨证：太阳阳明太阴合病证。

处方：葛根汤合二陈汤加味。麻黄 6g，桂枝 15g，白芍 15g，葛根 30g，桔梗 15g，姜半夏 30g，陈皮 30g，炙甘草 6g，生姜 5 片，红枣（切开）10 枚。3 剂，水煎服。嘱微似汗，啜热稀粥，避风寒。

2020 年 6 月 20 日晚患者服药 2 剂后，全身出水痘，面部及后背较严重。发热，体温达 38℃。

2020 年 6 月 21 日新冠肺炎核酸检测提示阴性。

2020 年 6 月 21 日三诊：症见全身水痘较多，体温 38℃，口苦，头晕，目眩，身疼痛，无汗，无咳嗽、喘，舌质红，苔白水滑，脉浮弦数。

辨证：太阳少阳太阴合病证。

处方：葛根二陈汤合小柴胡汤加减。麻黄 6g，桂枝 15g，白芍 15g，葛根 30g，桔梗 15g，姜半夏 30g，陈皮 30g，炙甘草 6g，生姜 5 片，红枣（切开）10 个，柴胡 15g，黄芩 12g，党参 10g，荆芥 10g，防风 10g，3 剂，水煎服。嘱其多喝水及热稀粥。

2020 年 6 月 21 日煎 1 剂后，23:00 体温高达 39.4℃，水痘继出，鼻腔，口腔亦出，口腔疼痛，继服汤药。

2020 年 6 月 22 日 2:40 鼻衄，汗出热退。7:30 来诊测体温 37.4℃，给予汤药 1 剂，热服之。于 11:04 大便得下，先硬后溏，奇臭无比，发热已退。水痘继出。下午再服 1 剂，21:00 患者体温达 38℃，发热时心烦躁，水痘继出。

2020 年 6 月 23 日四诊：7:40 体温 37.8℃，口不渴，咽干，口苦。面及全身出满水痘。12:00 体温 39.0℃。口苦，默默不欲食，大便未解，腹中痛。

辨证：太阳少阳阳明合病。

处方：小柴胡加石膏汤加味。柴胡 25g，黄芩 15g，党参 15g，炙甘草 10g，姜半夏 20g，生石膏 50g，桔梗 15g，芦根 15g，荆芥 10g，防风 10g，白芍 15g，生姜 5 片，红枣（切开）10 枚，1 剂，水煎服。

17:30 患者体温 37.5℃，水痘渐多。

2020 年 6 月 24 日患者体温于 23 日晚 21:00 体温达 38℃。继续服上方药 21:00 夜间体温 38.5℃。

2020 年 6 月 25 日 7:30 患者体温已经恢复正常，胁肋部胀痛，默默不欲食，

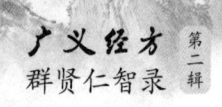

大便量少，水痘顶有白点。

辨证：少阳阳明合病。

方证：小柴胡加石膏汤合赤小豆当归散加味。

药物：柴胡25g，黄芩15g，党参15g，炙甘草10g，姜半夏20g，生石膏50g，桔梗15g，芦根15g，生薏苡仁30g，赤小豆15g，当归15g，生姜5片，红枣（切开）10枚，2剂，水煎服。

2020年6月25日10:00大便再解，量多。患者21:00诉体温已经恢复正常（36.2℃），未见明显发热，偶有水痘结痂。

2020年6月26日五诊：体温36.5℃，全身水痘已经结痂，患者精神可，其余症状皆缓解，大便干，难解，排便无力，故上方加白术50g善后。嘱其多食热粥，避风寒。

2020年6月27日六诊：体温36.2℃，精神状态佳，饮食正常，二便通畅。嘱其注重饮食起居。

按：经方治病首辨病性，属阴证阳证；再辨病位，是在表在里，还是半表半里；详辨六经，是太阳、阳明、少阳，还是少阴、太阴、厥阴；最后辨方证，做到方证相应。

出疹性疾病以婴幼儿、青少年多见，成人出疹性疾病比较少见。但是无论多大年龄发生出疹性疾病，在出疹期以透发为主，切忌使用苦寒之品，否则引邪内陷。脓成期加入适量清热排脓药。

在治疗急症或危重病时，整个过程（如熬药）得医生亲力亲为，注意观察，随症用药，以防止因患者原因导致疾病难以康复。

整个疾病发生过程中，病症可能瞬息万变，抓好主症，把握时机，随症治之，正如仲师所言："观其脉症，知犯何逆，随证治之。"

在胡（希恕）—冯（世纶）体系六经—八纲—方证学术思想指导下，"方从法出，法随证立"，做到辨证准确，方证对应，就能"除患者之病痛，助健康之完美"。

医案5

现代医学认为强直性脊柱炎是以骶髂关节和脊柱附着点炎症为主要症状的

疾病，是以脊柱为主要病变部位，累及骶髂关节的疾病，归属"风湿病"范畴。如果我们只认为是脊柱病变，强直性脊柱炎是无法痊愈的。必须在六经辨证的基础上，根据患者的发病特点进行治疗，才能取得显著疗效。

根据《伤寒论·辨太阳病脉证并治》"太阳病，项背强几几，无汗恶风，葛根汤主之"《金匮要略·痉湿暍病脉证并治》"太阳病欲作刚痉，葛根汤主之"，由此得出有些强直性脊柱炎患者的症状为葛根汤方加减治疗的适应症。

《神农本草经》：麻黄味苦，温。主发表，出汗，去邪热气，止咳逆上气，除寒热，破癥坚积聚。葛根，味甘，平。主消渴，身大热，呕吐，诸痹，起阴气，解诸毒。

葛根汤治疗强直性脊柱炎屡次获效的原因是"葛根治诸痹""麻黄去邪热气，除寒热，破癥坚积聚"的功效。

葛根汤方：葛根四两，麻黄（去节）三两，桂枝（去皮）二两，生姜（切）三两，芍药三两，炙甘草二两，红枣（劈）十二枚。

上七味，以水一斗，先煎麻黄、葛根，减二升，去上沫，内诸药，煎取三升，去滓，温服一升，覆取微似汗，余如桂枝汤将息及禁忌。

病案举例：任某，男，32岁。

症状：腰背痛，活动障碍，大便溏，手足凉10余年，加重1个月余，于2018年1月4日来诊。

病史：患者10年前雨天外伤引起左腰胯疼痛，劳累后加重，活动障碍，弯腰时双手下垂只能到两膝，逐渐加重，不能久坐久立，疼痛牵引胸背，平素怕冷，颈部受凉后头项僵硬、疼痛，喜热饮，大便次数多、溏。既往有手淫史。

刻诊：精神状态好，神志清晰，语言流利；身体向左侧倾斜，左肩低，行走时两胯僵滞，不能前俯后仰，含胸；平坐式两手支撑；面黄，微青；舌体较正，舌质红，两侧微暗，舌面水润，舌苔厚，根部腻；手足湿冷，脉沉紧滑。西医诊断为"强直性脊柱炎"，服用"注射用重组人Ⅱ型肿瘤坏死因子受体抗体融合蛋白、六味地黄丸、六色灵芝、冬虫夏草"等无效。

辨证：太阳少阴太阴合病。

治则：温阳，通脉，养血。

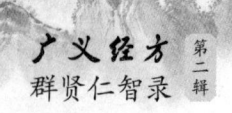

处方：葛根汤加减。桂枝45g，白芍45g，赤芍45g，生附子30g，人参10g，茯苓15g，苍术18g，葛根60g，干姜45g，炙甘草30g，生姜15片，红枣（切开）15枚。5剂，水煎取1000ml，每次服200ml，2小时1次。

木指针法十四针加解溪。推拿：搏筋术以背出汗，有电击感传至足为度。

2018年1月16日二诊：身暖，手足渐温，肩、腰、背、胯疼痛减轻；背部散在红疹右肩胛内侧较大，高出皮肤，不痒；大便成形，小便正常。守方治疗。

2018年1月18日三诊：患者觉右下肢后侧微痛，其余症状减轻。

处方：桂枝汤合附子汤合当归补血汤加葛根、独活、川牛膝、杜仲。桂枝45g，白芍45g，炙甘草30g，赤芍45g，生附子30g，茯苓15g，人参10g，苍术15g，黄芪90g，当归18g，葛根90g，独活15g，川牛膝15g，杜仲15g。5剂，水煎取1000ml，每次服200ml，2小时1次。

木指针法双侧十四针加养老、血海、解溪。推拿：继续搏筋，重搏八髎上、骶髂关节。

2018年1月30日四诊：肩、背、腰、胯痛已，弯腰时双手自然下垂距离足10cm左右，可后仰，大便微溏，余无异常。

处方：桂枝汤合附子汤加葛根，随症加减。木指针法双侧十四针加后溪、解溪、阴陵泉、通骨3次，针太阳经筋1次，如此3次，停3天再继续治疗。搏筋术。连续治疗3个月，患者康复，恢复正常生活；以后每月15日来门诊进行搏筋术保养。

按：葛根汤治疗强直性脊柱炎等痹症时，葛根的用量在60g以上才能取得良好疗效。恶寒无汗者重用麻黄10～15g，有汗恶寒者可少用麻黄或不用麻黄，少用为3～5g，麻黄除有发表、出汗、去邪热气作用外，还有破癥坚积聚之功；腰痛严重者加生薏苡仁、生附子疗效显著；项背强痛加苍术、生附子、威灵仙疗效显著；表虚怕风较重者加黄芪疗效显著。治疗强直性脊柱炎着眼点不要局限在脊柱，重点在肌肉，经脉经筋。

医案6

王某，男，50岁，北京鼓楼人，2020年5月7日初诊。

病史： 患者于18:45突发左侧肾区绞痛，疼痛难忍，随即在某中医门诊治疗，诉左侧肾区疼痛难忍，牵扯左侧睾丸和小腹疼痛，痛不可忍，尿道灼热，大汗出，口干，尿急，尿痛，舌质红，边见齿痕，苔脉细数。

辨证： 阳明太阴合病。

处方： 猪苓15g，茯苓15g，泽泻20g，阿胶（烊化）10g，滑石30g，芦竹根15g，白茅根15g，2剂，水煎服。

木指针法经筋治疗，针刺手太阳、手少阴、足太阳、足少阴经筋，带脉等穴位。下针后疼痛稍减，嘱咐多饮水，并蹦跳，约30分钟后汗出多，口渴，排出约300ml血尿，疼痛症状消失。

在扎针的同时熬药，隔15分钟服1次，睡前服用1次，先后服4次后排出血尿约1000ml，夜间排血尿2次、清澈尿液2次，于5月8日6:00后排尿，未见明显肉眼血尿，正常工作。继服用猪苓汤善后。

按： 在胡（希恕）—冯（世纶）六经—八纲—方证体系指导下，理、法、方、术都是经方。

本病为阳明太阴合病，其辨证要点是小便不利（尿急、尿痛、尿道灼热），尿血而渴欲饮水，具备猪苓汤方证特点。药用猪苓为寒性有力的利尿药，兼有祛热解渴作用，与茯苓、泽泻、滑石配伍，共同清热利尿，继用阿胶止血润燥，白茅根在《本草集注》提示"味甘，性寒，除瘀热，血闭，利小便，下五淋"，故加用利小便。芦根在《本草集注》提示"味甘，寒。主治消渴，客热，止小便利"，故加用芦根除消渴，治里热小便不利并出血而渴欲饮水者。

针法方面：根据患者症状表现，经脉、经筋所过，主治所及，所以针刺太阳、少阴经筋，带脉等穴位，针下立竿见影。

根据胡—冯经方学术思想，针药同施能更快达到良好的治疗效果，让患者更快免除病痛的折磨，早日康复！

医案7

李某，女，14岁，北京市西四环人。2020年5月10日初诊。

患者自从11岁月经初潮即面暗生痘，每次行经时加重，月经过后减轻，经多方医治无效。刻诊：微怕冷，表情淡漠；面晦暗，额头，两眉之间，两

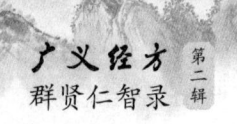

颊痘疹明显；鼻鼾；口中和；纳可，二便正常；舌质红，苔白，根腻；脉浮细数。

辨证：太阳厥阴合病。

处方：葛根汤合柴胡桂枝干姜汤加减。桂枝15g，白芍15g，葛根30g，麻黄（先煎，去沫）15g，姜半夏20g，生薏苡仁50g，败酱草10g，赤小豆（发芽）10g，当归15g，黄连6g，黄芩12g，柴胡15g，天花粉10g，制附子10g，干姜10g，炙甘草6g，生姜6片，红枣（擘）10枚。5剂，水煎服，早晚各1次。

2020年5月15日二诊：患者面见红润，痘疹减轻，鼻鼾已，口中和，口气重，微怕冷，纳可，二便正常，舌质红，苔白腻，脉滑数。

辨证：太阳厥阴合病。上方减生姜，加白芷10g。药服尽，症状全部消失，面色红润。

按：临证首先辨病位：患者自发病之日起至初诊已有3年余，痘疹反复发作，必情志不畅，所以表情淡漠，面色晦暗，又有怕冷，这是寒热错杂之证，病在厥阴；怕冷，鼻鼾，脉浮，病在太阳；脉细为血虚，脉数为热。辨病性：综合看病性为阳证。辨六经：太阳厥阴合病。辨方证：葛根汤合柴胡桂枝干姜汤方证。

本案虽葛根汤合柴胡桂枝干姜汤是主方，但是加入了消炎、解凝，治疗肌肤甲错的薏苡附子败酱散和养血排脓的赤小豆当归散。治疗痤疮久不愈者一定要注意清胃热，尤其是面部痤疮更要注意。遣方用药在加减的时候要注意一些药物的特殊作用和用法，如薏苡仁有下气、排脓的作用；麻黄除有发表、出汗、祛邪热气作用外，还能破癥坚积聚的作用，用时必须先煎去沫；葛根治诸痹，解诸毒；赤小豆主下水，排痈肿脓血必须发芽；附子辛温回阳，更能破癥坚积聚；白芷长肌肤、润泽，可作面脂。

医案8

患者，男，81岁，北京市鼓楼大街人，2020年7月28日初诊。

主诉：左面及耳红肿2日，便秘3日。

症状和体征：患者因心情不畅引起左面及耳红肿，头左侧发热，跳痛，口苦，口干，口气重，有黄痰，胃脘痛，便秘，舌质红，苔白，根黄，脉弦数。

辨证分析：从病性来看，患者左面及耳红肿，头左侧热，口苦，口干，口味重有黄痰，便秘3日属于热，病性为阳；从病位来看，无明显的腹满而吐、食不下、自利等太阴之象，无头项强痛而恶寒等表证，依据排除法，结合口苦等症状为半表半里热郁之象，病位在半表半里；结合患者便秘3日，为里热之象，病位在里，故辨六经为少阳阳明合病。

辨证：少阳阳明合病。

治法：和解少阳兼清阳明。

处方：小柴胡加生石膏汤。柴胡15g，黄芩12g，姜半夏20g，党参10g，炙甘草6g，菊花10g，桔梗10g，生石膏45g，白芷15g，生姜（切开）6片，红枣（切开）10枚。5剂，水煎，每剂药煎2次，早晚分服。

2020年7月30日二诊：患者未按医嘱，5剂药仅剩1剂，28日至30日每日大便3次，腐臭，小便黄；左面及耳红肿消退；头左侧热，跳痛，口苦，口干，口味重减轻；胃脘痛，左腿抽筋、挛急，夜间严重；舌质红，苔黄厚，脉弦结代。

分析：根据《伤寒论·辨太阳病脉证并治》：伤寒脉浮，自汗出，小便数，心烦，微恶寒，脚挛急，反与桂枝汤，欲攻其表，此误也。得之便厥，咽中干，烦躁吐逆者，作甘草干姜汤与之，以复其阳；若厥愈，足温者，更作芍药甘草汤与之，其脚即伸；若胃气不和，谵语者，少于调胃承气汤；若重发汗，复加烧针者，四逆汤主之。上方加芍药甘草汤主要缓解脚挛急。

辨证：少阳阳明合病，兼血虚。

处方：上方加芍药甘草汤。柴胡15g，黄芩12g，姜半夏20g，党参10g，炙甘草20g，菊花10g，桔梗10g，生石膏45g，白芷15g，白芍40g，生姜（切开）6片，红枣（切开）10枚。5剂，水煎服，嘱每天1剂，早晚分服。

针灸治疗：合谷，液门透中渚，率谷透角孙，少阳经筋，太冲，足临泣，阳陵泉，足三里。

2020年8月1日三诊：患者心情愉悦，脉弦数。继续针灸。

2020年8月4日四诊：头痛好转，口中和，口味减轻，胃脘痛好转，腿抽筋、挛急好转，二便可，膝盖怕冷，舌质红，苔厚，脉弦细。

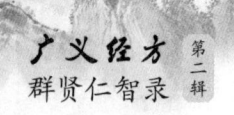

辨证：厥阴病。

治法：和解半表半里，清上热，温下寒。

处方：柴胡桂枝干姜汤。柴胡 15g，黄芩 12g，天花粉 10g，桂枝 15g，干姜 15g，生龙骨 30g，生牡蛎 30g，炙甘草 6g。5 剂，水煎服。服完病愈。

按：胡希恕经方医学强调先辨六经继辨方证，求得方证相应而治愈疾病。本案先辨病性，次辨病位，继辨六经，最后辨方证，即得方证相应，疗效显著。针药结合效如桴鼓，针灸开通经络，使药到病所而病除。

在胡（希恕）—冯（世纶）六经—八纲—方证体系指导下的理、法、方、术都是经方。本案例针药结合也是在此体系的指导下达到显著疗效的。临床一定要叮咛患者遵从医嘱服药，以防发生变故。

医案9

李某，男，85 岁，北京市五路居人。于 2020 年 7 月 13 日初诊。

患者右足红肿，疼痛，活动障碍 3 日。患者平素恶寒，怕冷，至 7 月份还穿秋衣秋裤，汗出少，纳差，口干，大便干，小便短少，舌质淡，苔白厚，根黄，四末凉，右足皮温高，脉沉细。

辨证：太阳阳明太阴合病兼血瘀。

处方：当归四逆汤合大黄附子细辛汤方证。当归 15g，桂枝 15g，细辛 6g，通草 10g，赤芍 15g，大黄 5g，制附子 10g，知母 10g，生石膏 30g，生薏苡仁 50g，炙甘草 6g，水蛭 10g，茯苓 10g，木防己 10g，5 剂，水煎服。大黄 30g，芒硝 150g，水蛭 15g，土鳖虫 15g，伸筋草 10g，骨碎补 10g，打粉，酒调。

2020 年 7 月 18 日二诊：右足红肿逐渐消退，疼痛减轻，可活动，汗出少，纳增，口干已，大便通，但不爽，小便利，舌质淡，苔薄白，四末转温，脉虚细。

辨证：太阳阳明太阴合病兼血瘀。

处方：当归四逆汤合大黄附子细辛汤合四妙勇安汤方证。当归 15g，桂枝 15g，细辛 10g，通草 10g，白芍 15g，大黄 5g，制附子 15g，知母 10g，生薏苡仁 60g，炙甘草 10g，水蛭 10g，茯苓 15g，木防己 10g，金银花 15g，玄参

10g，川牛膝 10g，火麻仁 10g，生白术 50g，7 剂，水煎服。

2020 年 7 月 27 日三诊：右足稍红，疼痛已，汗出已，纳可，口中和，大便通畅，小便利，舌质淡苔薄白，四末温，脉虚细。

上方继续服 5 剂，电话随访，病愈。

按：注重四诊，抓住患者症状反应的特征。按照胡—冯六经—八纲—方证医学体系学术思想，先辨病位，次辨病性、病情，继辨六经，最后辨方证，做到方证相应，药到即效。

此患者距离门诊虽然较远，不管是初诊，还是复诊，都是亲临患者身旁，四诊详查，特别是切诊，不仅诊脉，还触摸其四末，以帮助辨证。

根据恶寒，汗少，疼痛，四逆，纳差，舌质淡，脉沉细，辨证为太阳太阴合病，属当归四逆汤方证；患者口干，大便硬，小便短少，舌苔根黄，合病阳明病，右下肢红肿热痛是瘀血所致，所以最终辨证为太阳阳明太阴合病兼血瘀，以当归四逆汤和大黄附子细辛汤方证为主，加活血、祛饮药，首次即效。

经方家胡希恕先生说："有表证有水饮，解表时必须利饮，这是定法。"那么有表证有水饮，有瘀血，在解表利饮的同时，也一定要化瘀。

医案10

张某，男，90 岁，北京市东直门人。患者腹大，平素足凉，于 2020 年 8 月 13 日受凉后发热，体温 40℃，家人略懂中医，进行刮痧，大汗出，体温不降，又服羚珠散，体温降至 37℃，复升，遂来问诊。

症状与体征：头晕，不能转侧，口气重，小便短赤，大便可，精神差，尿隐血（+），胆红素（++），蛋白（++），粒细胞脂酶（+++），脉结代。

辨证：太阳少阳阳明合病。

处方：小柴胡加石膏汤合五苓散方证。桂枝 15g，茯苓 10g，猪苓 10g，苍术 10g，泽泻 18g，柴胡 20g，黄芩 15g，人参 10g，姜半夏 20g，炙甘草 6g，生石膏 30g，生姜 5 片，红枣（擘）10 枚。2 剂，水煎服。注意观察，少量进食。

服药 1 次，体温 39℃，咳吐清痰，3 小时后热退，体温不到 37℃，服第 2

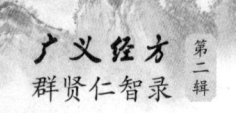

次药后,到夜间11:00没有发热,尿量多,呈橘红色,不咳嗽,呼吸有时急促,喝1包豆奶,安睡。

2020年8月15日二诊:汗出减少,体温36.8℃,手足渐温,纳增,口气重,大便1次,前干后稀,小便增,色淡橘黄色,舌红,苔薄白,脉结代。

辨证:阳明太阴合病。

处方:肾着汤加白芍、生石膏。炙甘草15g,干姜20g,茯苓10g,苍术10g,白芍15g,生石膏30g,生姜5片,红枣(擘)10枚。2剂,水煎服。

2020年8月17日三诊:纳增,体温正常,36.1℃,精神状态好,语言流利,眠差,口臭,大便溏,小便正常,手足温,脉结代。

辨证:阳明太阴合病。

处方:肾着汤合交泰丸方证。炙甘草15g,干姜20g,茯苓10g,苍术10g,白芍15g,生石膏30g,生姜5片,红枣(擘)10枚,干姜20g,茯苓30g,苍术15g,制附子10g,焦三仙(焦麦芽、焦山楂、焦神曲)各15g,黄连5g,生薏苡仁30g,生龙骨、生牡蛎各30g。2剂,水煎服。

今日随访,睡眠好,纳增,口臭已,大便始成形,小便正常。嘱进食不要过多,逐渐增加,有变化随时复诊。理法方药都是经方,刮痧、针、灸也需要辨证。

二十二、李建富医案

李建富(李军),生于1970年5月,男,毕业于山东中医药大学中医专业,中医执业医师。擅长运用药味少、药量小、见效快、组方严谨的经方治疗多种常见病,患者反映良好。黄煌经方的忠实追随者,自2016年参加无锡国庆经方班学习后,先后参加黄煌教授及其弟子的二十多期经方培训,研究方向为中医经方临床应用。

医案1

王某,男,49岁,山东省临邑县人。2016年10月16日初诊。

主诉:上吐下泻,每次夜12点发病1次,大便欲解时难忍。

刻诊：平日便溏，大便欲解时难忍，每天2次，曾多处中医治疗无效；叩诊，右腹部鼓音，腹诊，腹软，泻前腹疼，泄后疼减；不怕冷，明显多汗；曾由感冒引发支气管扩张，发病时吐血；望诊面色白，精神萎靡，下眼睑浮肿，面部红点明显，小腿淡白，发全白；夜尿正常，嗜烟；体重86kg，身高177cm；舌红苔滑少络青紫明显稍有横向裂纹，舌体胖大，左细数无力右尺沉。

处方：真武汤、四神汤合痛泻要方。茯苓30g，炒白术30g，炒白芍30g，制附子（先煎）15g，生姜20g，补骨脂20g，肉豆蔻20g，五味子15g，吴茱萸9g，陈皮20g，防风10g，7剂。

2016年10月23日二诊：服上方5天后吐泻明显减轻，本周未发病，近几天便前无难忍感、无腹疼，舌红苔白，少络青紫明显，稍有横向裂纹见浅，左细数右尺沉。继服上方巩固疗效。

2016年10月30日三诊：诸症已无明显症状，夜无大便意，无吐泄，无便前腹痛，大便每天1次，稍成形，患者大喜，继服1周巩固疗效。

分析：患者原来多方治疗效差，对治疗失去信心，现用对经方真武汤、四神汤合痛泻药方几贴明显见效，心情非常好，且第2周又带大柴胡汤体质的老婆来调理高血压。该症符合《伤寒论·辨少阴病脉证并治》："腹痛……四肢沉重，自下利者，此为有水气……或下利，或呕者，真武汤主之"的经典方证；又根据发病时间，每次都是夜12点，一天中阳气最弱的时间点；患者面色白，精神萎靡，下眼睑浮肿，舌红苔白滑，脉沉细无力都是脾肾阳虚的典型症状。因患者发病日久，明显肾阳不足，故合四神汤温肾散寒涩肠止泻。又因为患者有泻前腹疼，泻后疼减的症状，故合痛泻要方调和肝脾，补脾柔肝，祛湿止泻。

医案2

路某，男，63岁，2018年5月13日初诊。

主诉：咽喉灼热感1周，自觉咽喉有物，局部望诊咽部暗红充血。

刻诊：肩宽体壮，肥头大耳，上腹大而满，神疲，胸骨角宽大。咽部暗红充血。因咽喉炎输液3天，效差。今天疼痛反更加重，且口腔溃疡面溃破，吐

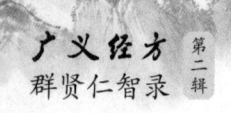

鲜血，耳朵、头皮疼痛难以躺卧休息，令患者愁容满面，心烦难耐；大便可，纳呆，身高172cm，体重80kg，舌红苔黄厚见明显齿痕，脉象有力。

既往史：肠息肉已手术，冠状动脉栓塞已做支架。

处方：大柴胡汤、半夏厚朴汤合泻心汤加连翘。柴胡3袋，姜半夏2袋，生甘草2袋，黄芩2袋，厚朴2袋，茯苓2袋，紫苏梗2袋，黄连2袋，酒大黄2袋，连翘3袋，枳实2袋，赤芍3袋。中药配方颗粒5剂。

医嘱：空腹服药，第1、2天药量加倍。

2018年5月16日二诊：晨起收到患者短信询问是否坐诊，并告之服药过后，咽喉症状好转，欲带其妻诊治牙疼。面见：患者神清气爽，面带笑容，非常高兴，带老婆一起来复诊。现咽喉充血明显减轻，咽痒少咳嗽，白痰，服药后大便溏稀每天2次，自觉排出多年宿便，口不干，舌暗红苔薄黄少，明显齿痕，脉缓。

处方：柴胡2袋，姜半夏2袋，生甘草2袋，黄芩2袋，厚朴2袋，茯苓2袋，黄连2袋，酒大黄1袋，连翘3袋，枳实2袋，赤芍3袋，紫苏子2袋，杏仁2袋，桑白皮2袋。中药颗粒3剂。

医案3

程某，女，39岁，2018年3月17日初诊。

主诉：口臭，乏力，后背沉。

刻诊：面色黑红，毛发浓密黑粗，肌肉坚紧厚实，皮肤黝黑，黄暗粗糙，特别是下肢肌肤甲错——麻黄质；纳可，嗳气，后背沉，大便可，体重64kg，身高163cm，一孩，无流产，月经7/28，量少，色可，无血块，第1天少腹痛，现经将至，四肢易凉，带很少，眠差，大多浅睡眠；舌淡红，苔少薄黄胖嫩，明显齿痕，湿滑，脉沉细。

处方：枳实消痞散加栀子、连翘，7剂。

2018年3月24日二诊：服药4剂后口臭明显减轻，少见口干，但见嗳气，后背沉，明显多梦，面色暗，自觉体热，呼出的气热，但无汗，舌淡红，苔少薄黄胖嫩，明显齿痕，湿滑，脉沉细。

处方：葛根汤合小半夏汤加栀子、连翘。葛根40g，炙麻黄10g，桂枝

12g，白芍 12g，炙甘草 9g，生姜 30g，红枣 15g，姜半夏 20g，栀子 20g，连翘 20g。7 剂，饭后热服。

2018 年 4 月 21 日三诊：服药后主诉后背沉、嗳气明显减轻，现大便稀溏，每天 2 次，舌淡红，苔少薄白胖嫩，明显齿痕，湿滑，脉沉细。

处方：葛根汤合小半夏汤加栀子、连翘。葛根 40g，炙麻黄 10g，桂枝 12g，白芍 12g，炙甘草 9g，生姜 30g，红枣 15g，姜半夏 20g，栀子 20g，连翘 20g。7 剂，饭后热服。

2018 年 4 月 28 日四诊：后背沉、嗳气、口臭明显减轻，现大便每天 1～2 次，自觉面部有油，下午明显，面色暗红，无汗，热时脸红但无汗，舌淡红，苔少薄白胖嫩，明显齿痕，湿滑，脉沉细。

处方：葛根汤合小半夏汤加栀子。葛根 40g，炙麻黄 10g，桂枝 12g，白芍 12g，炙甘草 9g，生姜 30g，红枣 15g，姜半夏 20g，栀子 20g。7 剂，饭后热服。

2018 年 5 月 19 日五诊：面色黧黑现已散开，有口臭，经期腹痛，现停经 1 天，本次月经痛经明显减轻，唇暗，舌暗，苔白，舌质嫩，明显齿痕，脉沉细。

处方：葛根汤加栀子、藿香、佩兰、草果。葛根 40g，炙麻黄 10g，桂枝 12g，白芍 12g，炙甘草 9g，生姜 30g，红枣 15g，姜半夏 20g，栀子 20g，中药颗粒藿香、佩兰、草果各 2 袋冲服。7 剂，饭后热服。

2018 年 5 月 26 日六诊：主诉症状明显减轻，便稀溏，喜凉食，身高 163cm，体重 63kg，眠好，舌暗，苔白，舌湿滑，质嫩，明显齿痕，脉沉细。

处方：葛根汤合参苓白术散加藿香、佩兰、砂仁颗粒。葛根 40g，炙麻黄 10g，桂枝 12g，白芍 12g，炙甘草 9g，生姜 30g，红枣 15g，党参 20g，茯苓 15g，白术 20g，扁豆 15g，山药 20g，中药颗粒藿香、佩兰、砂仁各 2 袋，7 剂，饭后热服。

2018 年 6 月 30 日七诊：服药后齿痕减轻，且平时反复感冒和口腔溃疡无发作，大便成形，面色明显见亮，自觉体热无汗，现少有汗出，后背少不适，感觉紧，睡眠质量提高，睡醒后轻快，半个月前经至痛经明显减轻，舌暗，苔白，舌湿滑，质嫩，齿痕，脉沉细。

处方：葛根汤合参苓白术散加藿香、佩兰、砂仁。葛根40g，炙麻黄10g，桂枝12g，白芍12g，炙甘草9g，生姜30g，红枣15g，党参20g，茯苓15g，白术20g，扁豆15g，山药20g，中药颗粒藿香、佩兰、砂仁各2袋。7剂，饭后热服。

按：急则治其标，对症实方治疗，但服药后主诉无明显改善，初诊只看见了主诉"口臭"，未看见典型的麻黄人症状，心中懊悔不已。

初诊效差，二诊反思，望诊见患者面色黑红，毛发浓密黑粗，特别是下肢肌肤甲错，典型麻黄体质，又患者后背沉不正是葛根汤的经典方证"项背强几几"么，紧紧抓住麻黄人又有后背沉两个抓手开出葛根汤，嗳气、胃气上逆，用小半夏汤降逆止呕，体热、呼气热加栀子、连翘。

五诊：口臭恢复较慢加中药颗粒藿香、佩兰、草果各2袋冲服。六诊主诉明显减轻，齿痕较深，脾虚重，所以合参苓白术散健脾利湿。七诊："嗳气重、呼热气"可以用葛根加半夏汤合栀子厚朴汤（栀子、厚朴、枳实）。

下肢肌肤甲错

"下肢肌肤甲错"是典型的麻黄体质，加上"唇暗"应该是腹部有"血瘀"之象，符合桂枝茯苓丸的证治。

舌淡红，苔少薄白胖嫩，明显齿痕、湿滑，脉沉细。明显的脾肾阳虚有痰饮，如果加制附子、苍术，可能对提高疗效有用。

"麻黄体质"多见于体格壮实的中青年和体力劳动者，要求患者体格粗壮，面色黄暗，皮肤干燥且较粗糙。恶寒喜热，易于着凉，着凉后多肌肉酸痛，无汗发热；易于鼻塞、气喘；易于浮肿，小便少，口渴而饮水不多。身体沉重，反应不敏感。咽喉多不红，舌体较胖，苔白较厚，脉浮有力。呼吸道疾病、骨关节痛、寒冷、疲劳等常是这种体质患者患病的主要诱因。麻黄体质是适合较大剂量服用麻黄以及安全使用麻黄及麻黄类方的一种体质类型。代表方为麻黄汤、麻黄附子细辛汤、葛根汤等。此类患者在疾病状态中多表现为寒气郁表，或肺气郁闭，或寒湿滞留经络之间，或表里俱实。

葛根汤的体质要求：体格壮实，肌肉结实丰满，面色多黝黑或黄暗粗糙而缺乏光泽，嗜睡，易疲劳，咽喉不红等，以从事体力劳动或平素身体强壮的青壮年多见。女性多痤疮、肥胖、月经周期长或闭经。

按：回顾学过的葛根汤，经典方证：太阳病，项背强几几，无汗，恶风。方证提要：项背强，自下利，无汗，肌肉痉挛者。适用人群：体格强健，肌肉厚实，脉象有力，体力劳动者或青壮年多见；面色黄暗或暗红，皮肤粗糙干燥，背部及面部多有痤疮；平时不易出汗，许多疾病在汗后减轻，有夏轻冬重的趋向；有疲劳感，困倦，嗜睡，反应比较迟钝，易有头项腰背拘急疼痛、耳鸣耳聋、痤疮、皮肤疮癣等；女性多见月经紊乱，表现为月经量少、月经周期长或闭经、痛经等。

用葛根汤的时候一定要一手抓住经典方证：项背强，自下利，无汗，肌肉痉挛；另一手紧紧抓住体质：肌肉坚紧厚实，皮肤黝黑黄暗粗糙，毛发比较多，皮肤比较干燥粗糙，不容易出汗，身体强壮，脉搏有力。该患者就是为"葛根汤"而生，当发现她的典型性时，心中一阵惊喜。真是方证相应，效如桴鼓。

二十三、韩恒医案

民间中医师。1998—2003年进修于大连海事大学医院，师从名老中医唐老师，主修针灸和针刀。2003年开始出诊于太原、成都、重庆、南京、郑州、乌鲁木齐、内蒙古自治区、沈阳、哈尔滨等全国各大省市。

韩恒老师对患者的辨证施治是以传统中医的科学方法明辨病情的根源和起因，以古训"大医精诚"为座右铭，救人于疾苦，使无数病患摆脱病痛重获健康。

韩恒老师为人处世真诚坦荡，忠厚善良，德才兼备，临床经验丰富，胸怀传承中华正统中医文化的理念，面向社会公益教学，诙谐风趣地把中医文化娓娓道来，难易结合，通俗易懂，追随者遍及国内外数以万计。

下面是韩老师的学生在中医外治课堂上所做的大经刺血案例。

1. 刘某，女，54岁。

症状：胸闷，心阳不足，浮肿。

用中医外治法，第一次行关冲、中冲、少冲、少泽四井穴刺血，加针合

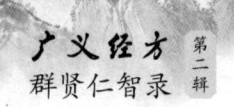

谷、太冲（开四关），当日即减轻很多；隔2日又做（按子午流注）大经刺血1次，胸闷症状彻底消失，浮肿明显消退，基本痊愈。

2. 吴某，女，50岁。

症状：头痛、晕，小腿浮肿。

大经刺血一次，头痛当晚就缓解许多，第2天艾灸复溜、太溪、3阴交、关元，隔1天大经刺血，1周后症状大为改善，浮肿也消去大半，基本痊愈。

3. 韩某，男，56岁。

症状：膝盖以下胀痛，发热，无力。无食欲。

一次大经刺血后，发热、胀痛的感觉明显减轻，2次后再无发热现象，3次后基本无胀痛，走路轻松，而且浑身有劲，开始有食欲了。

二十四、梁红全医案

医案1

王某，男，26岁，因长期上夜班，饮食无规律，出现乏力，头昏，胃胀，恶心，不欲饮食，口苦，经常口腔溃疡，口臭，大便稀而黏滞，臭秽，小便无力感，舌尖边红，苔黄腻，右关沉缓力弱，左脉濡数。

此乃脾气亏虚，脾不能升，胃火不降。长期上夜班，饮食无规律，故损伤脾气，脾主运化，脾主四肢，脾主升发清阳，脾气亏虚，故不欲饮食，乏力，头昏。脾主运化水湿，脾虚湿盛，湿郁化热，故大便黏滞臭秽。湿热阻滞，胃火不降，胆火亦不降，故口苦口臭。脾气宜升，胃气宜降，脾能升则胃才能降，现脾不能升，故胃不降，又有湿热阻滞中焦，胃火胆火皆不降，故反复口腔溃疡。

此案如果用清热解毒，滋阴清火等苦寒滋腻药，病情必加重。因苦寒伤脾胃之阳，滋腻药困脾胃，脾胃会更虚，脾越虚越不能升，胃火也就不能降，所以加重。

故宜温补脾气，助脾运湿，升脾阳，降胃气，稍佐清湿热之品。以李东垣补脾胃泻阴火的升阳汤加神曲，枳壳。

处方：北柴胡9g，炙甘草6g，黄芪30g，苍术（炒）10g，羌活6g，升麻

6g，人参 10g，黄芩 6g，黄连 3g，石膏 15g，神曲 15g，枳壳 10g，7 剂。

服完 7 剂，诸症好转，口臭、乏力、小便无力感虽好转，但尚在。《灵枢·口问》云：中气不足，溲便为之变，肠为之苦鸣。此小便无力是脾气亏虚进一步影响肾气不足而引起。脾胃居于中焦，斡旋气机升降，但凡脾胃功能失常，不能升降气机，都会影响上焦、下焦之病，肾与膀胱居下焦，脾气亏虚会影响肾气亏虚，肾主膀胱主蒸腾气化，膀胱为州都之官，气化出而主小便，肾气亏虚膀胱气化无力，故小便无力。

二诊处方：北柴胡 9g，炙甘草 6g，黄芪 30g，苍术（炒）10g，羌活 6g，升麻 6g，人参 10g，黄芩 6g，黄连 3g，神曲 15g，枳壳 10g，续断 15g，7 剂。在一诊方的基础上加一味续断平补肾气，因内火已消七八，故减石膏。服完 7 剂，小便无力感消失，余症皆大有好转。

李东垣认为，"饮食损胃，劳倦伤脾，脾胃虚则火邪乘之，而生大热"，这种情况下，使用补脾胃泻阴火的升阳汤就比较合适。他强调"人之百病，皆由脾胃衰而生"，所以这个方子以人参、黄芪、苍术、炙甘草四味中药补气健脾胃；认为"脾胃一伤，阳气日损"，所以用羌活、升麻、柴胡三味中药升阳气，相当于左升；"脾胃之清气下陷，浊阴之火得以上乘"，所以用石膏、黄芩、黄连三味中药泻阴火，相当于右降。这样就形成一个左升右降，一气周流的圆运动，并且以中焦脾胃为核心、为升降的枢纽，故一诊用补脾胃泻阴火的升阳汤加神曲，枳壳；用神曲健胃消食助运化，用枳壳降胃气；柴胡主升，枳壳主降，一升一降，左升右降，调畅一身之气机。

医案 2

李某，女，26 岁，2019 年 12 月 20 日初诊。

病史：膝盖及下肢冰凉，全身怕冷，腰凉腰酸，3 年有余，看西医名中医无数，均无效果，有的反而加重，其母延余诊治。

兼症：急躁易怒，入睡慢，多梦，经期小腹凉略痛，经常推迟 1~2 周，有口气，眼睛干涩疲劳，乏力，食欲一般，大便先干后稀。舌淡胖大，尖边红，苔白厚罩黄，齿痕重。右寸沉虚，关沉虚滑，尺沉弱；左寸沉滑数，重按无力，关弦滑，尺沉弦。

207

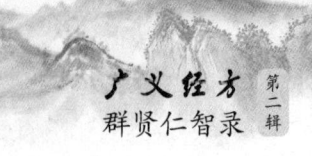

处方：制附子20g，干姜20g，炙甘草20g，龙骨20g，牡蛎20g，首乌藤30g，白芍15g，清半夏20g，巴戟天（制）15g，怀牛膝15g，炒白术30g，茯苓15g。5剂。大火烧开，小火熬1个半小时，熬出3碗药液，分3次服用。晚上八时之前服完。

2019年12月26日二诊：主诉略有改善但不明显，脉象比之前有力，药已对证但病程太久正气大亏，无法速效，故需继续扶正祛邪，于是上方不变再进12剂，以观后效。

2020年1月11日三诊：膝盖及下半身冰凉怕冷，腰酸腰凉，失眠多梦明显好转，大便食欲尚可。舌淡略胖大，苔薄白，有齿痕。脉弦缓。遂处以桂附理中丸加补肾强身片再吃1个月，以巩固疗效。

按：此乃脾肾阳虚为本，寒湿客于经络为标，肾主骨，腰为肾之府，故膝盖及下半身冰凉怕冷，腰酸、腰凉。脾阳虚生寒湿，中焦寒湿瘀堵，中焦为水火升降之道路也，心肺之火不降，则阳不入阴，故失眠多梦，急躁易怒，火不根水，必生下寒。故温脾肾化中焦寒湿，升肝脾，降肺胃，一气周流病乃愈。方用四逆汤合肾着汤为基本方加巴戟天、怀牛膝，温脾肾之阳散寒湿，以治膝盖下肢冰凉怕冷、腰酸腰凉，加龙骨、牡蛎、白芍、首乌藤潜阳入阴以安神治失眠多梦、急躁易怒，故病乃愈。阳衰土湿，肝脾郁陷，肝以疏泄为性，愈郁则愈欲泄，故急躁易怒，如果是心实火其左寸必数而有力，切不可见急躁易怒、失眠多梦，就清热泻火，如果过用苦寒之药，则益其癸水之寒，加重己土之湿，病随药增，愈难挽矣。引自身之热，暖自身之寒，岂不妙哉！龙骨、牡蛎潜阳入阴，引自身之热，温自身之寒的佳品，又能防止其他补阳药的温热之性上浮。用姜、附必究其虚实，相其阴阳，观其神色，当凉则凉，当热则热。

医案3

患者，男，68岁，2020年4月24日初诊。

病史：打嗝多，夜里和早上口干口苦重，小便每夜5～6次，量多清长味重，有灼热感，牙齿干燥，牙龈出血。

兼症：食欲下降，有时肩膀疼、腰疼，自诉跟年轻时干体力活有关。头昏、头晕，大便每天1次，质可。舌质红，苔黄厚腻，苔滑。脉弦滑有力。

处方：柴胡根15g，黄芩15g，清半夏12g，竹茹12g，枳实12g，陈皮12g，茯苓15g，炙甘草10g，神曲15g，木通10g，炒栀子10g。7剂。

二诊：喝完7剂后，还有点口苦（每天抽烟），但较初诊好转，偶尔头发热感，不多，头昏、头晕改善不明显，其他症状均有好转。舌红苔黄腻，苔略滑。脉弦略滑，力度较上次缓和许多。

处方：柴胡根15g，黄芩15g，清半夏12g，陈皮12g，茯苓20g，茵陈20g，竹茹12g，炙甘草10g，神曲15g，木通10g，栀子12g。7剂。

三诊：电话回访，所有症状都好转，只有小便有点灼热，让其买复方金钱草颗粒服用5天左右。后来反馈一切如常。

详细解读：患者，男，68岁，4月24日初诊，主诉是打嗝多，夜里和早上口干、口苦比较重，小便每夜5~6次，据他自己描述是1个多小时就要1次，量多清长，味重，有灼热感，牙齿干燥，牙龈出血，他的兼症是食欲下降，有时肩膀疼、腰疼。自诉是年轻的时候干了很重的体力活，可能跟这个有关，但是这个不重要，兼症还有头昏头晕，大便1天1次，质可。

患者舌质是红的，舌苔是黄厚腻，舌苔上有水，我们叫作水滑舌。临床上水分比较多的叫水滑舌，水分少一点的叫滑舌，水分有一点但不多，舌苔比较润的叫作润舌。脉是弦滑有力的。我们诊断疾病，一定要四诊合参。把所有的症状汇总，并结合舌象脉象，综合分析得到证，辨证以论治。

患者脉象是弦脉，像按着琴弦一样，且滑，这个脉象就像一个弹珠一样来顶你的手指头，并且有力，把脉有力无力至关重要，能起到一个定性的作用，定是实证还是虚证，有力为实，无力为虚。

四诊资料分析完毕，下面我们来辨证。首先根据这些症状来分析，再看和舌象、脉象能不能对得上。这位患者我给予的方子是柴芩温胆汤，也就是温胆汤加柴胡、黄芩，再加上神曲、木通、炒栀子，这是一个理气化痰、清肝胆湿热的方子，所以辨证结果是肝胆湿热，胃气不降，痰热内蕴。为什么这么辨证呢？为什么用这个方子呢？下面我就根据症状舌脉一步一步地分解。

我们来看患者的主诉，打嗝多，这是胃气上逆，为什么会胃气上逆呢？因为湿热阻滞中焦，导致胃气不降，胃气下降无路，就会上逆。这么说有无根

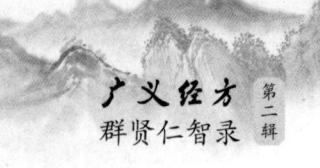

据呢？有没有其他症状来支持湿热阻滞脾胃，胃气不降呢？我们要想确定一个证，必须有两种或者两种以上的症状来互相证明，互相佐证，那么仅根据一个打嗝多就判断是胃气上逆湿热中阻，这样是不严谨的，我们再看其他症状能不能合拍。

患者舌苔黄厚腻，很明显是湿热表现，舌质是红的，说明有热，再加上打嗝多，牙龈出血，口干、口苦，就可以判断是肝胆湿热。因为胆汁是苦的，肝主胆，肝疏泄胆汁，那么肝胆湿热，肝的疏泄功能就无法正常运行，不能正常地疏泄胆汁，胆汁就会上溢口中，故口苦。肝主藏血，肝经有热，肝不能藏血，故牙龈出血。

肝主升胆主降，肝疏泄胆汁，现在肝胆湿热，胆不能降，胆汁上溢口中，导致口苦。湿热阻滞气机，气化不利，气不能输布津液导致口干，因为有湿邪，所以这种口干是不想喝水的，即使喝水也喝不多。患者为什么食欲下降呢？因为湿热困脾，脾主运化，湿热把脾给困住了，运化无力，脾不磨食，所以食欲下降。

有些人一看到患者食欲下降，就认为是脾虚需要健脾，这样是不对的。因为导致食欲下降，除了脾虚外，还有很多原因。比如这位患者，属于湿热困脾，是实证，不是虚证，至少在我诊病时期他是一个实证，为什么呢？因为舌苔黄厚腻，脉弦滑有力，舌脉不虚。症状结合、舌脉综合分析很重要。所以说是一个实热证，湿热困脾导致的脾不运化，食欲下降。

那么患者头昏、头晕是什么原因呢？因为湿热困脾，脾不升清，也就是清阳不升，浊阴不降，痰湿蒙蔽清窍，导致了头昏、头晕。这位患者有一个最迷惑人的表现，就是小便每夜5~6次，量多清长，会让人辨证为他是一个肾阳虚的患者，且年龄68岁，符合肾虚的年龄，很容易让人误解是由于肾阳虚引起的尿频。当时这个医案发到学习群里的时候，有很多中医朋友用一些补肾阳固摄的药，比如益智仁、巴戟天、补骨脂、覆盆子、金樱子、桑螵蛸等，补肾阳，固摄小便，那么到底需不需要补肾阳加固摄呢？

我们来看一下患者尿频量多清长，尿道中有灼热感，到底是什么原因引起的呢？中医学强调治病必求于本，这个本就是根本原因，根本机理，我们不能见到尿频就补肾阳固摄，这是完全错误的思维，切记要见病知源，治病求本。

二十四、梁红全医案

导致尿频量多清长不一定就是肾阳虚，也有其他原因。比如这个患者，属于湿热下注膀胱，湿热刺激膀胱，导致尿频量多的，这是第一点；第二点是湿热阻滞气机，气化不利，气机被阻碍了，无法气化，不能把水液转化为气，水液不能转化为气，就变成了尿液，从尿道排出。人体是需要气的，气是人体内运行不息的极细微物质，是构成人体和维持人体最精微的物质；气是人体所有能量的源泉，视听言动都要靠气来维持和推动，有气化作用。这位患者因湿热阻滞气机，阻滞在下焦，导致膀胱气化不利，水液没有转化为气，就以小便的形式从尿道排出，精微物质没有得到吸收。膀胱者州都之官，津液藏焉，气化则能出矣。膀胱里面存储津液，而不是尿液，这一点要牢记，膀胱对津液有蒸腾气化的作用，其中有用的津液一部分上输到脾再次供人体所利用，另一部分转化为气，输送到体表以温煦人体肌表。现在湿热阻滞气机，气化不利，就会出现小便多的症状，患者量多、清长、尿频，也就是小便里面有很多精微物质没有被吸收。

患者肩膀疼腰疼，第一是与年轻时干活劳累有关，筋骨被伤，其次就是湿阻气机，经络不通。我们首先排除血瘀，因为舌象没有瘀紫斑点，脉象不涩，所以不是由于血瘀引起的肩膀疼腰疼；第二也不是肾虚引起的，如果是肾虚引起的腰疼，症状不可能就单单一个腰疼，至少还有腰膝酸软、耳聋耳鸣等，因为肾主骨生髓，腰为肾之府，所以说肾虚会导致腰膝酸软。

肾开窍于耳，肾虚会导致耳聋，耳鸣。如果是肾虚，患者的脉象还能有力吗？肾是一身阴阳的根本，五脏之阳气非此不能发，五脏之阴气非此不能滋。肾是一身脏腑阴阳的根本，是一身动力的根本。如果肾阳虚的话，脉肯定是无力的，大多数会表现为沉虚、沉缓、细弱脉。

中医学治病有三大关键，辨证、立法、开方。辨证，根据医生四诊所获得的资料，即症状、舌象、脉象来辨证，分析出是什么证型。比如这位患者的证型就是肝胆湿热，痰热内蕴；病机就是湿热困脾，阻滞气机，湿热下注，肝脾不升，胆胃不降。立法，根据证型来确定治疗方法。肝胆湿热就要清利湿热，痰热内蕴就要清热化痰理气。治痰先治气，气顺了痰就自然化了，这叫气顺痰清。

辨证首先要辨清寒热虚实，无论是通过舌脉还是症状，此患者肯定是热，

211

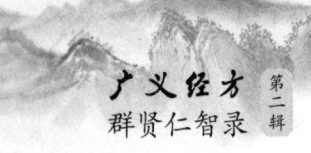

因为舌质红，苔黄腻，脉弦滑有力，加之口干、口苦，小便有灼热感，一派湿热之象，所以是一个实热证。患者还有痰湿，根据实则泻之，热者寒之所以要清利湿热，理气化痰。同时患者食欲不振，要稍微用一两味药来兼顾一下脾胃，所以用神曲来健胃消食，用炙甘草来补益中气，健脾胃调和药性，防止其他药过于苦寒，这就是治疗方法。

辨证立法都确定后，下面就是开方。我用的是柴芩温胆汤加上神曲、木通、炒栀子。首先以温胆汤来打底，温胆汤是理气化痰，清胆和胃的一个经典方子，既能清热化痰，又能理气和胃。该方的君药是清半夏，半夏可以降逆止呕，燥湿化痰，对于这位患者来说是非常合适的，因为患者的症状有打嗝，属胃气上逆，配合竹茹可以清热化痰，降逆止呕。

枳实既可以降胃气，又可以化痰，配合清半夏，帮助理气化痰，降胃气；陈皮可以燥湿化痰，理气和胃，可升可降；茯苓可以健脾利湿，以杜绝生痰之源（脾为生痰之源，肺为储痰之器）；炙甘草，第一调和药性，第二防止其他药过于苦寒，第三补中焦的脾胃之气，既当佐药又当使药。我去掉了原方中的生姜和红枣，因为生姜稍热，红枣稍滋腻，不适用此患者症状。

在温胆汤的基础上，我又加上了柴胡和黄芩这一药对。小柴胡汤里的主药是柴胡和黄芩，二者均入肝胆经。柴胡可以疏肝解郁，透邪解热，升阳举陷，入肝胆可以透散肝胆之热，梳理肝胆之气，同时可以升发肝气；黄芩可以清肝胆的湿热，同时归大肠经，主降。柴胡主升，黄芩主降，一升一降相反相成，可以升肝降胆，肝主升胆主降，所以用柴胡加黄芩，既能清肝胆湿热，又能调理肝胆气机，使其一升一降。张仲景在1800年前就擅长使用药对最大化发挥药物作用，比如小柴胡汤、大柴胡汤，都有柴胡、黄芩。四逆散里有柴胡、枳壳，一升一降。

我又加了一味神曲健胃消食，因为患者食欲不振，脾胃是后天之本，气血生化之源，所以用神曲来顾护脾胃，防止其他药苦寒伤胃。此处神曲还有化湿浊的作用，比如叶天士的苍附导痰汤里就用到了神曲来化痰湿。

增加了可以清热利尿的木通，上清心火，下清膀胱之湿热，以利小便。我只用了10g，量不是很大，利尿的药不能用太多，因为患者本身就尿频，且尿频是因为湿热下注膀胱引起的，所以说把重点放在清湿热上，湿热一清，就不会尿频。木通可以清上焦之热，导湿热从小便而出。患者小便灼热，我们把上焦之热往下导，通过小便排出来，湿热一清，就不会刺激膀胱，气机通畅，气化正常，小便就正常了。配伍炒栀子，可以清三焦之湿热并从小便而出，注意生栀子偏于清热泻火利小便，但是比较苦寒，所以用炒栀子减轻其苦寒之性，凉血止血，兼顾治牙龈出血，还可以防止损伤脾胃。

很多人迷惑，为什么我没有用补药？患者脉弦滑有力，舌红苔黄腻，舌苔水滑，很明显是一个实热证，那么就不能补。如果实以实治，实证还补的话，体内会更堵，气机会更不顺畅，痰湿郁热更重，所以没有补气健脾，也没有补肾。

中医学强调急则治其标，缓则治其本，当下症当下治。当下症也就是患者看病的时候最主要的症状，我们就治他当下看病的时候的主要症状以及舌脉。到底以后是什么样的情况，等患者复诊的时候再根据复诊的情况来治疗，这位患者有没有虚呢？我个人认为有一点，但不是当下的主症，不是当下的主要矛盾。当下的主要矛盾是肝胆湿热，痰热内蕴，气机不畅，所以说我们主要解决这些问题。这些问题解决之后，如果患者有肾虚的表现，我们可以酌情选用补肾气的药。当下症当下治，急则治其标，缓则治其本，我们需要根据当下的情况进行这个四诊合参，辨证论治。

在这里有一个重点，我们要想确定一个证型，是辨证的证，证候的证，必须有两种或者两种以上的症状组合来证明才行，根据一个症状，一个疾病名称，或者一个检查报告，就确定证候的，甚至开方的，绝对是庸医，是完全错误。中医学讲究望闻问切，四诊合参。整体观念，辨证论治，才是中医的精髓，是中医的灵魂。

医案 4

王某，男，40 岁，2020 年 1 月 12 日初诊。

刻诊：胃疼，胃胀，天一凉就恶心，特别容易受凉，吃酸的会胃酸，喜欢吃热，不能吃冷的，乏力，怕冷，大便稀，黏滞，半夜口干，早上口苦过一会就好了。舌淡红胖大，苔白厚苔润，脉沉虚。

处方：人参 10g，炒白术 30g，干姜 15g，炙甘草 15g，吴茱萸 10g，生姜

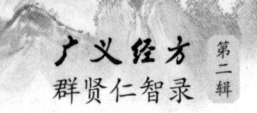

15g，红枣15g，白芍15g，制附子15g。7剂。

二诊：胃疼，胃胀，乏力，怕冷，口苦，恶心，胃酸等症状好转。喝药的前5日大便每日3～4次，黄稀腥臭，我让其勿担心，此乃温阳药运行破除体内阴寒，通过大便排出体内沉积的寒湿。舌淡红胖大，苔白略厚。脉虚略弦。

处方：人参10g，炒白术30g，干姜15g，炙甘草15g，吴茱萸6g，生姜15g，白芍15g，淫羊藿15g。7剂。

三诊：怕冷，容易受凉明显好转。脾胃基本恢复正常，告知其不能吃冷的、酸的、辣的、硬的食物，不要吃太饱。乏力，怕冷，大便稀黏滞好转。舌淡红，苔薄白，脉缓。汤者荡也，丸者缓也，遂开附子理中丸两盒继续调理。

按：从六经八纲方证来说，此病患为太阴少阴虚寒证，是附子理中汤合吴茱萸汤证，故用方为附子理中汤（制附子、人参、炒白术、干姜、炙甘草），加上吴茱萸汤（吴茱萸、生姜、红枣、人参），再加上一味白芍，一可养阴降胆，二可佐制其他药的燥热之性。附子理中汤温补脾肾之阳，化内在之寒湿，通达中焦。吴茱萸汤温暖肝胃之寒以降肝胃之逆。从脏腑三焦辨证来说是脾肾阳虚，中焦寒湿，中焦不通，脾不能升胃不能降之证。寒主收引，主疼痛，故胃疼；脾肾阳虚，运化无力故胃胀，不能吃凉的，容易受凉；胃气不降故吃酸的会胃酸，并不是因为胃酸过多，所以之前吃的雷贝拉唑、铝碳酸镁咀嚼片毫无作用；胆随胃降，胃气不降则胆气不降，故早上口苦。

脾主四肢，肾阳为一身阳气之根本。阳主动，主温煦，脾肾阳虚故乏力，怕冷。舌脉均是脾肾阳虚，寒湿内盛之证。故用理中汤温脾胃补脾阳化中焦寒湿，吴茱萸汤温胃降逆止呕，制附子补肾阳，因为火生土，脾阳来自于肾阳，所以益火补土。如此则标本兼治，肾阳足则能温暖脾土，脾阳足并且不被寒湿所困才能升发，才能肝随脾升，胆随胃降，左升右降，一气周流。何患病不愈哉！

医案5

张某，女，43岁，2020年5月19日初诊。

主诉：口腔溃疡数日。

病史：口服药物数日未愈，牙龈肿痛，嘴里火热，急躁易怒，易醒，平时容易口腔溃疡。

兼症：平时口渴但不欲饮，怕冷，吃凉则胃不舒服，矢气频，平素大便先干后稀，1~2日1次并黏滞。来月经时小腹凉，月经有血块，周期可。舌淡红尖边红，苔白润，有齿痕。脉左寸关弦数，右寸数关尺沉虚滑。

处方：清半夏15g，黄连6g，黄芩12g，干姜10g，炙甘草20g，红枣15g，人参8g，炒白术30g，茯苓15g，郁金15g，石膏30g。5剂。

喝完5剂后反馈：口腔溃疡，牙龈肿痛，嘴里火热，易醒均有好转，口渴，大便先干后稀及黏滞好转。

由于要去外地出差不能继续喝中药，遂停药，如能再进7剂健运脾胃，化中焦寒湿，使中焦得通，升降复常，何患口腔溃疡反复发作，然没能继续喝药，实属遗憾。

按：本例寒热错杂，虚实兼见，比较复杂，应从八纲辨证加三焦辨证入手，是典型的上焦实火，中焦虚寒夹湿不运。中焦被寒湿阻滞，脾不能左升，胃不能右降，火不根水必生下寒，下焦亦虚寒，脾阳亏虚则生寒湿，寒湿则阻滞中焦导致脾不能升，胃不能降，胃火亦不降。故用甘草泻心汤清上焦之火并降逆火，温补中焦，健运中焦，以达到脾升胃降的正常状态；合上四君子汤补气健脾化湿，通达中焦，以助脾升；加郁金疏肝解郁，行气活血，以解肝之郁结；加石膏清肺胃之火，并有透散邪火之功以治其标。全方寒热虚实兼顾，上中下三焦并治，并以清上火，温运中焦为主。方证药证合拍，故取良效。

医案6

吴某，女，51岁。

病史：晚上突然头晕恶心，头一转动就恶心头晕甚，心里难过。口舌不麻，身体不僵硬，不抽搐，不怕冷。舌淡，暗紫，苔白厚。患者正在内服别处所开的中药，腹部外敷中药，其中均有制附子。

既往史：焦虑，失眠，害怕，担心，强迫症，抑郁，想得多，好生气。2014年行乳腺癌手术，大便经常不成形，每日数次，怕冷，小腹凉。身体比较虚。只要身体出现一点点问题就非常害怕。

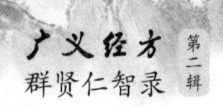

首先停服中药，迅速去医院量血压，行 CT 检查，经医院检查排除高血压、颈椎病、蛛网膜下腔出血等急性疾病。遂确定为附子中毒，尽量先自己吐，因势利导吐出未吸收毒物，用蜂蜜直接冲水服用，缓解毒性争取时间，然后煮绿豆水服用，次日开药方解毒（生甘草 15g，炙甘草 15g，绿豆 30g，生姜 10 片，抓 3 剂，加 3 碗水，大火烧开，小火熬 30 分钟，熬出 2 碗药液，趁热加入蜂蜜，分 2 次喝。）

解析附子中毒原因：外敷中药是导致患者中毒的主要原因，内服中药是次要原因。外敷中药中的附子没有经过水煎去其毒性，内服中药有附子，但是没有配伍炙甘草佐制其毒性。陈皮、香附、木香、藿香、佩兰，辛温耗散正气，而且患者本来就很虚，还加那么多辛温理气耗气的药，虚其虚。

临证经验总结：中药不是懂了功效就能用的，必须在中医学的理论指导下应用。附子使用必须遵循中医中药理论，在辨证的前提下使用。为什么外敷的是主要原因？因为附子的炮制品有黑附子、黑附片、炮附片、蒸附片、淡附片、黄附片，我们统称为制附子。制附子要经过高温煎煮，才能破坏附子的毒性且不降低功效，这个商家直接弄制附子做成外敷药包，还是敷胃部的，真是无知者无畏。临床上使用附子需先煎或煎煮时间要求长都是有其原因的，万不可随意使用。制附子 15g 以内要煎 50 分钟，15～30g 要煎 70 分钟，30～50g 要煎 90 分钟，50～100g 要煎 2 个小时。患者外敷的附子，因未经过水煎毒性就很大，直接外敷脘腹部，吸收进入血液，再加上口服方药里有制附子却没有炙甘草，所以才会附子中毒。附子在煎煮的过程中，一定不能加冷水，水少可以加开水。用附子只要辨证精准，煎煮得当，就非常的安全。是否对证，煎煮方法是否得当，是用好附子的关键。不在中医理论指导下用中药、方剂、中成药，不辨证施药，都是不符合中医思维的。

另外此患者本来就焦虑抑郁，体质虚，所以处理起来要格外小心，于是先量血压，行 CT 检查，没有什么问题之后，肯定了是附子中毒，让其尽量吐出来一些，再喝蜂蜜、绿豆汤。告诫医者处事要冷静，不可盲目自信。假如患者是脑梗、脑动脉瘤、脑出血，不能延误治疗，耽误 5 分钟就可能无法挽回。

二十五、黄兴林医案

医案1

何某，女，诉容易焦虑，反复失眠，甲状腺结节。口干、多梦、胸闷、偶尔胸胀痛，偶尔半夜手脚心灼热，乏力。腹诊：腹平，腹肌稍紧。脉弦，舌质淡红，脉弦。

处方：柴胡桂枝干姜汤。

药物：牡蛎35g，干姜3g，柴胡24g，桂枝15g，王不留行30g，黄芩15g，百合30g，甘草10g，天花粉30g，生地黄15g。5剂，水煎服。

二诊：失眠，胸闷，手脚心明显好转，早上起来精神好转。

原文用法与原方用量：《伤寒论·辨太阳病脉证并治》伤寒五六日，已发汗而复下之，胸胁满微结，小便不利，渴而不呕，但头汗出，往来寒热，心烦者，此为未解也。柴胡桂枝干姜汤主之。柴胡桂枝干姜汤方：柴胡半斤，桂枝（去皮）三两，干姜三两，瓜蒌根四两，黄芩三两，牡蛎（熬）二两，甘草（炙）二两，上七味，以水一斗二升，煮取六升，去滓，再煎取三升，温服一升，日三服。初服微烦，复服汗出，便愈。

医案2

患者，男，17岁，体型中等，脸色偏黄，2020年7月7日初诊。

家人代诉：疫情居家后突然急躁、多动、自言自语、一个人说笑、一个人乱走，入睡慢，容易醒，挑食，便秘。腹诊：心下痞满，小腹压痛明显。舌质腻，脉弦紧。

处方：一方风引汤；二方桃核承气汤，两方交替服用。

《金匮要略·中风篇》："大人风引，少小惊痫瘛疭，日数十发，医所不能治者，此汤主之。"

太阳病不解，热结膀胱，其人如狂，血自下，下者愈。其外不解者，尚未可攻，当先解其外，外解已，但少腹急结者，乃可攻之，宜桃核承气汤。

6天后复诊，症状明显好转，加减调理，最后处方甘麦大枣汤合一贯煎善后，现在已就读大学。

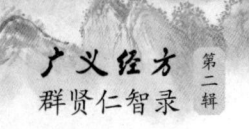

医案 3

黄某，女，71岁。

顽固性失眠多年，烦躁，特别口干，不欲饮，口苦，诉像黄连一样苦，每天早上唾液带血，伴偶尔胃胀，平时容易乏力，容易汗出，腹诊：皮肤白皙，心下痞满，舌质红，脉稍弦。

处方：黄连阿胶鸡子黄汤。

黄连阿胶汤出自《伤寒论》，为安神剂、交通心肾剂，具有扶阴散热之功效，主治少阴病，心中烦，不得卧；邪火内攻，热伤阴血，下利脓血。

二诊睡眠明显改善，早上唾液不再带血。上方加百合知母汤后口干、口苦进一步好转。只要方证相应，就可以做到效如桴鼓。

医案 4

阮某，男，83岁。

患者就诊时气喘吁吁，自诉慢性支气管炎多年，辗转多地，中西医治疗没有效果，每天咳嗽、气喘，痰多，色白，上楼特别困难，说话上气不接下气。

面虚浮，嘴唇稍紫，睡眠、食欲正常，不怕冷、不怕风。胃穿孔手术史30年。脉滑，舌苔腻。诊年老肾虚失纳，痰瘀阻肺喘咳。

处方：苏子降气汤合六君子汤前后调理1个月明显好转，说话不气喘吁吁，咳嗽咳痰明显好转。后复诊时中气十足，症状好转。

医案 5

患者，53岁，反复感冒，喉咙痛，西医治疗1年没有效果。12点后喉咙特别干，口渴，精神萎靡，脉弱。身体适中，皮肤白皙（脸色比照片更白），手皮肤照片一样，喉咙有明显红滤泡，舌质淡红。再仔细询问，入睡慢，偶尔心悸，平时吃凉了会咳嗽，早上要喝麦片或者甜咖啡，不然下午会乏力。腹诊：腹平，脐上动悸。大便干，2天1次。突然想到这不就是黄师笔下的柴胡桂枝干姜汤证，刚好患者在针灸，针下喉咙疼痛明显好转，其爱人看到效果后一同针灸，处方还没有去拿，我果断再换处方柴胡桂枝干姜汤合桔梗甘草汤。患者为典型的桂枝体质，我担心麻黄用了会有更大的反应，没有想到患者复诊时诉 1 剂下去就已经喉咙不痛了，中医方、病、人用到位，真的是效如桴鼓。而且脉已经转成稍微弦脉了。喉咙痛好了，半夜口干明显好转，大便通畅，心悸好转，乏力好转，咽喉滤泡依旧，二诊再加百合，愈。

附：从薯蓣丸病例谈方证相应

在中医的经方学派里，特别重视方证，方证相对越准确，临床效果越好。今天就通过案例给大家讲讲方证的重要性，不会看中医的，是看"病"；懂得看中医的，看的恰恰不是"病"而是看"证"。

所谓看"证"，就是张仲景和历代经方家临床的核心所在，也是当代著名经方家黄煌老师一直追求和教导学生的重要思想。黄师发扬光大张仲景的方证，并且进一步把方证细化为"方-病-人"，把"证"具体化到"人"+"病"，这样，使方证相应落到了实处，我们在临床处方时也有了明确的抓手，那就是不仅要看"病"，还要看"人"，要注重患者的体质，"人"和"病"都要重视。

目前，我们还有不少同道，由于对方证、药证不熟悉，所以在临床处方之际，加减化裁没有规范，甚至任意处方。

2021 年 3 月 1 日，来了一位 64 岁的大爷。我看着有点眼熟，问他是自己过来门诊，还是别人介绍的？因为戴着口罩，没有看清楚。他说：黄医生，三年前我找你看过，感觉效果不错。最近我一直胸闷、气喘，有时候耳鸣。面诊：柴胡面容、舌质红、舌苔腻。脉诊：初按觉脉弦紧硬。第一印象就是觉得他是一个四逆散方证，刻在了脑海。腹诊：当患者把衣服掀起、一眼望去，严重舟状腹，刀疤痕明显！四逆散证已经移出我的大脑。腹诊按压脐中结块，肚上腹肌偏紧，但是结块没有压痛，慢慢再检查，反复排查，发现两侧腹肌特别松软。

再详细问诊病史，原来在 8 年前，喉癌手术后，患者一直消瘦，体重从 65kg 下降到 50kg，加上年前感冒，去医院打针输液之后，打嗝反复 1 周（寒凉伤了胃气），虽后面自愈，但留下胸闷、气喘，平时上三

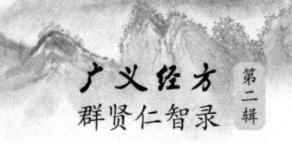

楼都气喘，最近1个月消瘦3kg，伴左手关节酸麻，再看患者，指甲苍白。

我常常和患者开玩笑说，咱们中医人的大脑，就是一个飞快运转的计算机，每一次收集的四诊后，大脑就飞快地运转，排除干扰，给出最佳的方、证、人经方思维。

综合分析，这不就是黄师教导的薯蓣丸证吗？瘦人、大病之后人、虚劳——人；虚嗝、虚闷、气短——病。于是，我给他开了4天的薯蓣丸汤药。3月9日复诊。高兴地告诉我，黄医生，这个方真管用，19年找你调理效果特别好，这次我吃了4天药，病好了一大半。

患者在跟我交谈的过程一直重复：之前年轻从来不生病，没有想到现在身体越来越差……感觉自己老了，身体消瘦虚了，已经没有看病的信心了。我告诉他这还算是小问题，刚刚旁边还有个老大爷84岁，我看他不像84岁，以为他70多岁，最近的状态不错。当时第1次找我看病的时候，气喘吁吁的，讲话都上气不接下气。现在每次复诊的时候，远远地就跟我打招呼，黄医生我来了。当时第1次找我看病的时候，还将信将疑，说自己老了不中用了，肯定调不好了。没想到这5次复诊下来，一次比一次好，基本上不咳嗽了，痰也减少了，讲话也不气喘了。

他听后更有信心，要努力调理一下自己的身体。

二十六、邓志刚医案

临床中"辨证论治"的个人体会

在临床上，当我们搜集好四诊资料后，下一步要做好的就是如何准确地给患者下出诊断，并精确地开具出方药，以期达到改善或治愈患者的病痛，这才是我们医生的追求，也是我们的立足之本。

辨证的方法有很多种，长期的临床实践中，大致形成以下的几种辨证方法：病因辨证，经络辨证，气血津液辨证，脏腑辨证，六经辨证，卫气营血辨证，三焦辨证以及八纲辨证。

病因辨证主要是外感疾病的辨证基础，以"风、寒、暑、湿、燥、火"六淫的致病机理来辨证以及"痢疾"传染性疾病的辨证，还包括七情致病、饮食劳伤以及外伤（金刀伤、虫兽伤、跌仆损伤）等。

六经辨证是汉代张仲景《伤寒论》中提出的，以阴阳为纲，分为三阳病和三阴病，其中三阳病以六腑为基础，三阴病以五脏为基础，所以六经病症也基本上概括了脏腑和十二经的病变，掌握好六经传变规律对治疗疾病就有一个很好的指导作用。

三焦辨证、卫气营血辨证是外感病中"温病"的辨证方法，而气血津液辨证、脏腑辨证、经络辨证都是杂病的辨证方法。八纲辨证是辨证的大纲，具有高度的概括性。

如此多的辨证方法，我们在临床上会感觉到非常的纷繁复杂，又容易产生每个道理都讲得通，但临床效果却并不如意的状况，那怎么能够驭繁就简，达到理想的治疗效果，这就是我想与各位老师一起探讨的主要话题。

在多年的临床工作中，我常采用六经辨证来开展诊疗工作。

六经辨证是在八纲辨证的框架下衍生的辨证方法。一般来说，表、实、热属于阳纲，里、虚、寒属于阴纲，阴阳二纲统领六经。

六经辨证在病位上又多出了两个半表半里的情况，即偏实偏热的少阳证，偏虚偏寒的厥阴证，那么我们就可以更加简化地把六经辨证划分为寒热和虚实四纲（寒热是病性，虚实是病态），分别简单准确的划分如下。

阳之表（病位）→太阳实证（病态）（桂枝汤证除外、表虚证）、热证（病性）。

阳之里（病位）→阳明实证（病态）热证（病性）。

阳之半表半里→少阳偏实偏热。

阴之表（包含有一部分里证）→少阴虚证（病态）寒证（病性）。

阴之里→太阴虚证（病态）寒证（病性）。

阴之半表半里→厥阴偏虚偏寒。

既然我们选择了六经（六病）辨证，那么我就在这里简单地解析一下六病的提纲和代表方药。

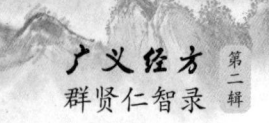

（一）太阳病

提纲：太阳之为病，脉浮，头项强痛而恶寒。

1. 基本条件

(1) 脉浮，这是一个重要条件，但也有特殊情况。比如新加汤证（桂枝加芍药生姜各一两，人参三两），这个方证见发汗后，身疼痛、脉沉迟者，治法益不足之血，散未尽之邪，温补其营卫。

(2) 头项强痛，此处头项只是代表，还包括肩背、腰身、四肢等，强痛也包含酸痛、烦痛、重痛等。

(3) 恶寒，有时伴发热，是正邪斗争的表现。临床上有时恶寒发热并重，有时恶寒重，掩盖发热，导致发热轻。总之，但有一分表证，便有一分恶寒。

2. 补充条件

(1) 桂枝汤证（太阳表虚证），除了脉浮、头项强痛而恶寒外，还有流鼻涕、汗出、恶风；头身疼痛而无汗的麻黄汤证（太阳表实证）。

(2) 广义的太阳病，就是病久、病情慢性迁延的疾病。虽然没有恶寒、流涕等狭义上的太阳病症状，但是反复发作，有固定的诱因，比如慢性鼻窦炎（鼻渊），每遇风寒而加重，浊涕、头痛咳嗽等，这些就叫"伏邪"。

伏邪不除，表里不解，光凭一个苍耳子散是治疗不好的，我一般都要加上解表除湿剂如麻杏苡甘汤（太阳阳明湿热证），这样效果就会好许多。

再比如白疕（银屑病），一般都夹杂无汗，而表皮发热等表证，比起单纯用温清饮（《万病回春》）四物汤合黄连解毒汤、消风散之类的清热解毒除湿方剂，同时加上太阳病药物葛根汤，表里双解祛除伏邪，才有治愈的可能。

太阳与少阴相表里，所以开（解）表就要太阳之表和少阴之表同时开解，伏邪才能祛除。常用解表的药物有：麻黄、附子、细辛、桂枝、荆芥、防风、独活等。

(3) 太阳病的舌诊：舌体中等、质淡、苔薄白。无阳明病的黄燥苔，无太阴病的白滑苔、齿痕等。

3. 太阳病代表方剂

麻黄汤、桂枝汤、桂枝麻黄各半汤。

4. 代表药物

麻黄、桂枝、葛根、羌活、独活、荆芥、防风、蝉蜕、薄荷等。

（二）少阴病

提纲：少阴之为病，脉微细，但欲寐。

少阴病属于阴虚寒，分表阴寒虚证和里阴寒虚证。

1. 基本条件

(1) 脉微细、沉弱，因为寒邪束缚，所以脉细无力。

(2) 但欲寐，疲倦，昏昏欲睡，无精神，阳气被寒邪所困的表现。

2. 补充条件

(1) 恶寒而不发热，但少阴表虚寒证有时也有发热现象，但因为属于阴虚寒体质，所以发低热。与太阳表实热证的高热不一样，太阳病脉浮紧，少阴病脉沉微弱。

(2) 一般无汗，但少阴中风有汗（漏汗），用桂枝加附子汤。

(3) 小便一般清亮，虚寒证；大便一般正常。如果大便结，不一定是热，一般是寒结，用四逆汤。

(4) 舌质淡、有津润，舌苔白，因为少阴病属于真阳虚弱不能化生津液，所以有自利而渴；与太阴病不一样，太阴病水饮寒湿重，所以自利而不渴。

3. 分型

(1) 少阴表虚寒证（表阴证）。一般多为老年人或是素体阳虚之人。表现为无精神、疲倦（但欲寐），身痛、流清鼻涕（表阳虚、阴寒证），方用麻黄附子细辛汤。

(2) 少阴里虚寒证。四肢逆冷、冷痛、麻木，背心怕冷或者眩晕、头昏、夜尿多等，用四逆汤、附子汤（附子、茯苓、人参、白术、白芍）等。

(3) 少阴中风证。身冷，汗出多而恶风，但欲寐，或小便难，四肢挛急，难以屈伸，脉微浮无力，桂枝加附子汤主之。

(4) 少阴热化证。热入少阴，真阴欲绝，脉细数、舌体瘦小，舌质红，苔干，喜饮水，烦躁，精神亢奋。黄连阿胶汤主之（黄连、黄芩、阿胶、白芍）。

总的来说，少阴病在临床上最多见的是少阴里虚寒证，其次是少阴表虚寒

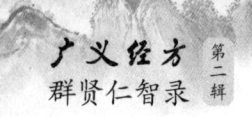

证（老人阳虚感冒），在临床上多用的药物是：麻黄、附子、细辛、干姜、炙甘草等。

（三）阳明病

提纲：阳明之为病胃家实是也。阳明病属于里证、实证、热证。

1. 基本条件

胃家指整个胃肠系统，胃家实指肠道燥屎内结、腹胀拒按、烦躁、高热。

2. 补充条件

(1) 不恶寒，但发热、甚至高热。

(2) 爱出汗，甚至大汗。

(3) 大便干结，难下，小便黄赤。

(4) 舌质红或淡红，舌苔薄黄、干黄、黄燥、焦黑。

(5) 口气臭秽，口渴或大渴，喜冷饮，饮能解渴。

(6) 脉洪大、洪数。

3. 分型

(1) 阳明里证(阳明腑实证)。腹胀，大便不通，烦躁，潮热，谵语狂躁等。用大承气汤，小承气汤，调胃承气汤，后世医承的增液承气汤。

(2) 阳明外证（阳明经证）。高热、大汗出，大烦渴多饮，用白虎汤、白虎人参汤。

(3) 阳明湿热证。胸胁苦闷，口苦，面黄、身黄，小便黄，大便不通，困倦，皮肤油腻，舌红，苔黄腻。用茵陈蒿汤、栀子柏皮汤。

(4) 阳明瘀热证。面黑，舌体紫暗，胸满，疼痛处固实不移，女性患者月经紫暗有块，脉涩。用桃核承气汤、大黄牡丹汤、抵当汤之类。

总的来说，阳明病是里实热证，代表药物是石膏、知母、黄连、黄芩、黄柏、大黄、芒硝、茵陈等。

4. 阳明病与太阴病的联系

阳明病与太阴病互为表里，他们之间可以相互转化。比如阳明病清下太过，就会导致太阴病；同样的太阴病温燥太过，也能转向阳明病。

（四）太阴病

提纲：太阴之为病，腹满而吐，食不下。自利益甚，时腹自痛。若下之，必胸下结硬。

太阴病属于里证、虚证、寒证；与阳明病相表里。

1. 基本条件

(1) 腹满而吐，太阴水饮上逆导致腹胀满、呕吐。

(2) 食不下，食物、水饮难下。

(3) 自利益甚，没有诱因的下利严重。

(4) 时腹自痛，时痛时不痛。

(5) 太阴病不能用下法，误下，则胸下硬满。

2. 补充条件

(1) 恶寒而无发热，无汗。

(2) 舌质淡、苔薄白、白厚、白腻；舌边齿痕多涎。

(3) 大便自利或便溏，先硬后溏；小便正常。

(4) 口无味、口腻（口中不清爽）。口不渴，或者口渴不欲饮，或者喝热水但是不想下咽，饮水也不能解渴（这里与阳明病的渴喜冷饮，饮能解渴形成对比）。

(5) 脉沉滑或迟。

(6) 不想吃饭，吃不下饭，腹胀。

3. 分型

(1) 太阴本证。胃脘胀，腹胀，腹痛，下利脉沉迟，用理中汤、四逆汤类。

(2) 太阴中风。四肢烦痛，身重。恶风重而汗出，喜欠。喜欢流清涕，善嚏，或欲嚏不能，脉浮弱，甚至风水血痹，四肢麻木，脉微。用黄芪桂枝五物汤类。代表药物是附子、干姜、茯苓、白术、苍术、吴茱萸、草果、厚朴等。

4. 太阴病与少阴病的联系及区别

(1) 联系：都是里、虚、寒证，都有水饮证，太阴病日久不解进入少阴。如太阴虚寒下利、腹痛、腹泻，见到生冷的加重，泻下清稀（不臭物），可用理中汤治疗。如果久不治疗或治疗不彻底，时间长了进入少阴，每天泻十多次，甚至大便失禁，泻下清稀状，就要用桃花汤（赤石脂、干姜、粳米）以温少阴，收涩治下利，同时配合温太阴的理中汤。临床上，太阴病与少阴病往往合病并见。

(2) 区别：太阴下利而不渴，少阴下利而渴；少阴病四肢厥冷，太阴病手足自温。

(五) 少阳病

提纲：少阳之为病，口苦，咽干，目眩也。

少阳病为半表半里的阳证（病位），病性属于半寒半热偏于热，病态属于半虚半实偏于实。

1. 基本条件

口苦、咽干、目眩（上焦的空窍病）。

2. 补充条件

(1) 胸胁苦满，寒热往来，默默不欲饮食，心烦喜呕，这四个症状也是少阳病的主要表现，可以辅助我们更准确地诊断少阳病。

(2) 舌质淡或红，舌苔白或薄黄。

(3) 脉弦，弦细或弦数、弦滑。

3. 分型

(1) 少阳本证。口苦咽干目眩也，小柴胡汤主之。

(2) 少阳中风。两耳无所闻，目赤，胸中满而烦者，不可吐下，吐下则悸而惊，脉弦，小柴胡汤主之。

4. 代表方剂　小柴胡汤（教材上还有柴桂姜汤）。

5. 代表药物　柴胡、黄芩。

6. 少阳病与厥阴病的联系　与厥阴病互为表里。

(六) 厥阴病

提纲：厥阴之为病，消渴，气上撞心，心中疼热，饥而不欲食，食则吐蛔，下之利不止。

厥阴病为半表半里的阴证（病位），上热下寒，寒热错杂。病性属于半寒半热偏寒。

1. 基本条件

(1) 消渴：上热下寒，下焦水饮不灭上焦之热，既以消渴。

(2) 气上撞心：下焦水饮寒邪上冲，上焦热邪上逆，故气上撞心。

(3) 心中疼热：肝胆之火循经上扰，所以心中疼热，饥饿。

(4) 饥不欲食：胆热脾寒，肝木乘脾，脾不运化，所以不欲食。

(5) 食则吐蛔：脾虚肠寒（下焦寒饮上逆），有蛔虫就随饮食而吐出，无蛔虫就吐食物痰涎。

(6) 下之利不止：误用下法，中气更伤，下寒更甚，从而发生下利不止的变证。

2. 分型

证型分类比较繁杂，但是厥阴本病大致为以下几种。

(1) 上热下寒证。主要乌梅丸证，干姜黄芩黄连人参汤证（寒热相格）。

(2) 厥证（主要是寒厥）。阳虚阴盛：四逆汤证（大汗出，热不去，内拘急，四肢痛，又下利厥逆而恶寒者，四逆汤主之）。血虚寒凝：当归四逆汤（手足厥寒，脉细欲绝者，当归四逆汤主之）。

(3) 胆热脾寒的柴桂姜汤证（院校教材归在少阳证）。伤寒五六日，已发汗而复下之，胸胁满微结，小便不利，渴而不呕，但头汗出，往来寒热，心烦者，此为未解也，柴胡桂枝干姜汤主之。

(4) 厥阴热利。白头翁汤证（热力下寒者，白头翁汤主之）。

(5) 肝胃虚寒（肝寒犯胃），浊阴上逆的吴茱萸汤证。

3. 治法

厥阴病是寒热错杂证，所以治法上温清并用，代表方有乌梅丸、柴胡桂枝干姜汤、半夏泻心汤等。代表药物是大黄、附子、乌梅、白头翁、黄连、干姜等。

总之，一切复杂的，表里寒热虚实都有的，均属于厥阴病。厥阴病的治疗手段是治疗一切复杂疾病的重要手段，温清并用，辛开苦降，这也是六经辨证的一个优势。

六经辨证后，我们初步就掌握了疾病的病位、病性和虚实病态，接下来

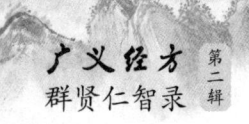

就是选方用药了，那就是辨方证。经方大家胡希恕先生曾说："辨方证是辨证的尖端"，所以需要我们临床医生平时去钻研每个方子的特征性。开始辨证后，粗略一看，适合的方子有很多，但是用哪一个更方便贴切，就需要我们去筛选。我个人喜欢分析常用方子的病机，也就是"方机"。方子的病机贴合我们六经辨证的病机，那么选择这个方子，效果应该就可以肯定了。但是有一点必须说明的，一个方子的病机出来了，它对符合这一病机的许多病症都有效，而不是单一治疗某一个病。这就是我们学习中医基础理论时说的"异病同治"。

我举一个简单的例子。厥阴篇里"热利下重者，白头翁汤主之。""下利，欲饮水者，以有热故也，白头翁汤主之。"如果按照现在的医药发展来看，对于痢疾，抗生素治疗更加方便简单，白头翁汤见效缓慢，临床一般不采用。但是我们去探究一下白头翁汤的方机。白头翁、秦皮清热凉肝，黄连、黄柏清热燥湿，坚阴厚肠。那么这个方的病机（方机）就是"燥热蕴结"。所以在临床上，我们辨证出属于阳明湿热蕴结证的，比如妇女带下黄臭，皮肤疮疡流水（渗出液多）流脓，尿急尿黄，小腹憋胀的这些明显属于湿热蕴结的病症，我们都可以用白头翁汤治疗，效果是比较明显的。

前面讲了这么多，总结归纳起来就是：先收集四诊，再六经辨证，最后辨方证（重点是辨方机）。

（七）临床处方

接下来我就举几个临床上经常遇到的病例。

1. 眩晕（梅尼埃病）

一般眩晕患者来我们这里就诊时，往往不是第一次发作，并且许多患者会认为自己是梅尼埃病。症状主要以晕眩，周边参照物旋转感，或恶心呕吐等表现为主。大多患者因感冒而诱发，多数患者舌淡或淡胖大，苔白或白腻，脉沉滑或迟，口淡无味等，我们把它归在"太阴水饮证"范畴。当然明显因外感诱发的脉浮或浮数，就合并有"太阳蓄水证"（水饮，膀胱气化不利）。我们就需要太阳太阴证一起治疗。

选择基础方剂时，因太阴水饮上冲，而发于头晕目眩的，首先考虑茯苓桂枝白术甘草汤。《伤寒论》原文中记载：伤寒，若吐若下后心下逆满，气上冲胸，起则头眩，脉沉紧，发汗则动经，身为振振摇者，茯苓桂枝白术甘草汤主之。《苓桂术甘汤》方：茯苓四两，桂枝三两，白术、炙甘草各二两。

方解：茯苓淡渗利水，桂枝温阳化气平冲降逆，白术、甘草补脾和中以制水。前面就讲过，很多患者因感冒而诱发，即有太阳表证兼蓄水证，所以可以合用治疗太阳蓄水证的五苓散（本人用汤剂较多）。五苓散由猪苓、泽泻、茯苓、白术、桂枝组成，相当于加入猪苓和泽泻，构成了治疗太阳蓄水证和太阴水饮证的眩晕病合方。实事求是地讲，运用此法治疗梅尼埃病，比西医治疗用"倍他司汀"输液（或者配合参脉针、天麻素针等）要见效迅速，一般1~2剂就会见效，服用1~2周，长时间不易复发。

当然，治疗眩晕，我们还有一个常用的方子，就是《医学心悟》的半夏白术天麻汤（半夏、白术、天麻、茯苓、橘红、甘草〈加生姜红枣一起煎〉）。这个病机就是脾气虚弱，运化失司，水湿内停，聚而成痰，肝风内动，挟痰上扰清窍。简言之，脾不运湿，风痰上扰。这个方证更明显的症状是呕吐、恶心偏重一些，自觉上冲头部症状多一些（风痰上扰）。治法上虽也健脾除湿，但更加偏重于燥湿祛痰，息风止眩（半夏是止呕要药，天麻是息风止眩要药）。很多医家都认为"半夏白术天麻汤"是在《金匮要略》中的"小半夏汤"（半夏、生姜，化痰止饮、和胃降逆的基础方，主治痰饮呕吐或干呕呃逆）的基础上加天麻这一息风要药，以及茯苓、白术、陈皮等而组成。所以也可以看出，此方主治的眩晕是呕吐厉害，风痰上扰明显的情况。

我们在前面就提到了，辨方证，要医生平时多研究方剂的病机，即方机。所以需要我们长期总结，这样才能把每一个常用方剂的特征性研究透彻。

2. 复发性口腔溃疡（白塞综合征）

复发性口腔溃疡一般来讲是一个较好诊断的疾病，因为病史很明确（复发性），症状是口舌生疮，舌体或脸颊里面生溃疡面。在中医里也叫口腔溃疡，在《金匮要略》里面称之为狐惑病。有的发于眼部，有的发于外阴，又称口－眼－生殖器综合征。这种反复发作的口腔溃疡在西医里认为是免疫缺陷或免疫低下导致，我们在四诊收集中，发现多数患者都是身体虚弱，大便溏薄或清稀，脉虚数，兼有心烦不安、焦虑、口腔糜烂的热象，所以我们可以判定为寒热错杂的厥阴病，结合方证，首选"甘草泻心汤"。

甘草泻心汤由半夏泻心汤加重炙甘草的量而成。由炙甘草四两，黄芩三两，半夏半升，红枣12枚，黄连一两，干姜三两，人参三两（在《伤寒论》方中，无人参，在《金匮要略·百合狐惑阴阳毒病证治》中有人参，在《千金方》《外台秘要》中有人参）。本方证的病机就是太阴寒湿，阳明火郁，寒热错杂。半夏、黄芩、干姜、黄连为药对，辛开苦降；人参、红枣、炙甘草健脾护胃，既清热燥湿泻火，又温中健脾和胃，扶正祛邪两相兼顾。这是一个经常用于治疗白塞综合征的方药，但是如果患者大便干结，小便黄赤，阳明实火明显，就不能用甘草泻心汤，而直接用三黄泻心汤（大黄、黄连、黄芩）。不过慢性复发性口腔溃疡由这种阳明实火引起的很少，基本上见于初发口腔溃疡，或因为过食燥热食物而热结阳明的偶发口腔溃疡。所以在临床上，掌握疾病的病机本质，辨明病位（表里）病性（寒热）以及病态（虚实），才能够精准选方用药，以达到最佳治疗效果，服务患者。

总之，在熟练掌握辨证手段的同时，我们要反复细致地研究透彻每一个经典方剂的主治病机，证候特征，挖掘出更广的治疗范围，既守正又创新，做到辨证准确，用方精准，提高疗效。

临床上常用方剂的理解与运用（一）

当我们在临床上收集好四诊，并判断出疾病的六经归属后，接下来就需要考虑怎样选择一个或多个经方（复杂疾病会选择合方治疗来达到疗效）来治疗疾病，即所谓的方证对应。这就需要我们临床医生平时花更多的时间精力来研究剖析经方，达到能够准确选用方药的同时也能扩大延伸经方的治疗范围，即异病同治。

我们大致把伤寒论的经方分为以下几类。

桂子类，以桂枝汤为代表方。

麻黄类，以麻黄汤为代表方。

柴胡类，以小柴胡汤为代表方。

大黄类，以大承气汤为代表方。

栀子类，以栀子豉汤为代表方。

石膏类，以白虎汤为代表方。

黄连类，以半夏泻心汤为代表方。

干姜类，以理中汤为代表方。

附子类，以四逆汤为代表方。

其他类方：乌梅丸，酸枣仁汤，甘麦红枣汤，橘枳姜汤等。

今天我想在此与大家共同学习一下柴胡类方中的《小柴胡汤》，组成：柴胡半斤，黄芩、人参、炙甘草、生姜各三两，红枣十二枚，半夏半升。顺便说一下关于《伤寒论》中经方的量的问题。

上海中医药大学伤寒温病学教研组柯雪帆在《中华全国中医学会仲景学说讨论会论文汇编》（1982年10月）中，根据现藏中国历史博物馆东汉"光和大司农铜权"和现藏南京博物馆东汉"永平大司农同合"等衡器，量器的考证定为：东汉一斤=250g，一两=15.625g，一升=200ml。

国家十五规划重点图书丛书（顾问为中国工程院院士王永炎）《经方实验录》书中定为：东汉一斤=99.25g，一两=6.264g，一升=198.1ml（民间中医师传徒大部分也是按照此剂量相授。个人觉得比较合适）。

1979年出版的《伤寒论》教材定量为（常说的习惯用量）东汉一斤=48g，一两=3g，一升=80ml或18~30g。这个剂量换算适合国家药典规定剂量，在法理上不易出错。但是效之临床，个人感觉力量不够宏大，在临床使用时可根据患者情况具体分析。

回到小柴胡汤的剂量中，按照教材定量：柴胡24g，黄芩9g，人参9g，炙甘草9g，生姜9g，红枣10g，清半夏9~15g，上七味，以水一斗二升，煎取六升，去渣，再煎取三升，温服一升，日三服。

为了深入了解小柴胡汤证，我们还是先回顾一下《伤寒论》《金匮要略》中论述小柴胡汤的条文，粗略统计，共计有21条，涉及外感、内伤杂病及妇科方面。

太阳病，十日以去，脉浮细而嗜卧者，外已解也，设胸满胁痛者，与小柴胡汤。脉但浮者，与麻黄汤。(37)

伤寒五六日，中风，往来寒热，胸胁苦闷，默默不欲饮食，心烦意呕，或胸中烦而不呕，或渴，或腹中痛，或胁下痞硬，或心下悸，小便不利，或不渴，身有微热，或咳者，小柴胡汤主之。(96)

血弱气尽，腠里开，邪气因入，与正气相搏，结于胁下，正邪分争，往来寒热，休作有时，默默不欲饮食，藏府相连，其痛必下，邪高痛下，故使呕也，小柴胡汤主之。服柴胡汤已，渴者属阳明，以法治之。(97)

得病六七日，脉迟浮弱，恶风寒，手足温，医二三下之，不能食而胁下满痛，面目及身黄，颈项强，小便难者，与柴胡汤，后必下重。本渴，而饮水呕者，柴胡汤不中也，食谷者哕。(98) 注：此条是小柴胡汤的禁例！表病里虚误下导致中虚饮停的柴胡汤疑似证。

伤寒四五日，身热恶风，颈项强，胁下满，手足温而渴者，小柴胡汤主之。(99)

伤寒，阳脉涩，阴脉弦，法当腹中急痛，先与小建中汤；不差者，与小柴胡汤主之。(100)

伤寒中风，有柴胡证，但见一证便是，不必悉具。凡柴胡汤病证而下之，若柴胡证不罢者，复与柴胡汤，必蒸蒸而振，却复发热汗出而解。(100)

太阳病，过经十余日，反二三下之，后四五日，柴胡证仍在者，先与小柴胡。呕不止，心下急，郁郁微烦者，为未解也，与大柴胡汤，下之则愈。(103)

伤寒十三日不解，胸胁满而呕，日晡所发潮热，已而微利。此本柴胡证，下之而不得利，今反利者，知医以丸药下之，此非其治也。潮热者，实也。先宜服柴胡汤以解外，后以柴胡加芒硝汤主之。(104)

二十六、邓志刚医案

妇人中风，七八日续得寒热，发作有时，经水适断者，此为热入血室。其血必结，故使如疟状，发作有时，小柴胡汤主之。(144)

伤寒五六日，头汗出，微恶寒，手足冷，心下满，口不欲食，大便硬，脉细者，此为阳微结，必有表，复有里也。脉沉，亦在里也。汗出，为阳微。假令纯阴结，不得复有外证，悉入在里，此为半在里半在外也。脉虽沉紧，不得为少阴病。所以然者，阴不得有汗，今头汗出，故知非少阴也，可与小柴胡汤。设不了了者，得屎而解。(148)

伤寒五六日，呕而发热者，柴胡汤证具，而以他药下之，柴胡证仍在者，复与柴胡汤。此虽已下之，不为逆，必蒸蒸而振，却发热汗出而解。若心下满而硬痛者，此为结胸也。大陷胸汤主之。但满而不痛者，此为痞，柴胡不中与之，宜半夏泻心汤。(149)

阳明病，发潮热，大便溏，小便自可，胸胁满不去者，与小柴胡汤。(229)

阳明病，胁下硬满，不大便而呕，舌上白苔者，可与小柴胡汤。上焦得通，津液得下，胃气因和，身濈然汗出而解。(230)

阳明中风，脉弦浮大而短气，腹都满，胁下及心痛，久按之，气不通，鼻干，不得汗，嗜卧，一身及目悉黄，小便难，有潮热，时时哕，耳前后肿，刺之小差。外不解，病过十日，脉续浮者，与小柴胡汤。(231)

本太阳病不解，转入少阳者，胁下硬满，干呕不能食，往来寒热，尚未吐下，脉沉紧者，与小柴胡汤。(266)

呕而发热者，小柴胡汤主之。(379)

伤寒差以后，更发热，小柴胡汤主之。脉浮者，以汗解之。脉沉实者，以下解之。(394)

诸黄，腹痛而呕者，宜小柴胡汤。《金匮要略·黄疸病脉证并治第十五》

问曰：新产妇人有三病，一者病痉，二者病郁冒，三者病大便难，何谓也？师曰：新产血虚，多汗出，喜中风，故令病痉；亡血复汗，寒多，故令郁冒；亡津液胃燥，故令大便难。产后郁冒，其脉微弱，呕不能食，大便反坚，但头汗出，所以然者，血虚而厥，厥而必冒，胃家欲解，必大汗出，以血虚下厥，孤阳上出，故头汗出。所以产妇喜汗出者，亡阴血虚，阳气独盛，故当汗出，阴阳乃复。大便坚，呕不能食，小柴胡汤主之。《金匮要略·妇人产后病脉证并治第二十一》。

《千金》三物黄芩汤：治妇人在草蓐，自发露得风，四肢苦烦热，头痛者与小柴胡汤；头不痛，但烦者，吃此汤主之。《金匮要略·产后病脉证并治第二十一》附方三物黄芩汤：黄芩一两，苦参二两，干地黄四两。

根据以上21条条文论述，我们可以归纳出小柴胡汤的辨证要点。

1. 寒热往来，胸胁苦满，默默不欲饮食，心烦喜呕，这四大主症中，但见一症便是，不必悉具。

2. 太阳病脉浮且细者；嗜卧而胸满胁痛者。

3. 身热恶风，颈项强，胁下满，手足温而渴，三阳合病证见以少阳证为主，与小柴胡汤。

4. 呕而发热。

5. 诸黄腹痛而呕。

6. 妇人产后痉，郁冒，大便难而呕不能食，以及热入营血的经水适断，寒热如疟。

7. 四肢苦烦而头痛者。

临床运用如下。

1. 少阳病提纲之"口苦，咽干，目眩"，用之效若桴鼓。

2. 体虚感冒，反复外感迁延不愈，可合用桂枝汤，即柴胡桂枝汤。

3. 高热不退，外感表已解而烧不退，小柴胡汤加石膏。

4. 腮腺炎（痄腮），小柴胡汤加蒲公英、石膏。

5. 咽喉炎（咽痛），小柴胡汤加桔梗、石膏。

6. 急性甲状腺炎，甲状腺肿痛，小柴胡汤加石膏、牡蛎、夏枯草。

7. 急性中耳炎，耳道炎。

8. 失眠，心烦，夜间易惊醒，小柴胡汤加栀子豉汤；虚劳、虚烦不得眠，小柴胡汤合酸枣仁汤。

9. 妊娠呕吐，并见小柴胡汤证的，效果很好。

10. 感冒后，咽痒咳嗽伴有腹胀等，小柴胡汤合半夏厚朴汤。

11. 慢性肝炎，肝功能不好者，小柴胡汤合茵陈蒿汤加五味子，效果不错。

12. 早期肝硬化，肝脾肿大，小柴胡汤合当归芍药散。

13. 胆汁反流性胃炎，反流性食管炎，小柴胡汤加海螵蛸、瓦楞子，效果确切。

小柴胡汤的治疗范围非常广泛，也常用于免疫性疾病如类风湿关节炎、荨麻疹等。只要有小柴胡汤证的四大主症之一的病症都可用之。

二十七、王京良医案

王京良，推拿科主治医生，首创经方理论与手法治疗相结合，自创的"排痰三法"在临床治疗肺部疾病，效果显著，并在2019年全国推拿年会上进行了讲解交流。目前担任新疆维吾尔自治区中医药学会推拿专业委员会委员，中国民族医药学会推拿分会理事，世界中医药学会联合会（下称：世中联）古代经典名方临床研究委员会委员，世中联疫病专业委员会委员，世中联温病专业委员会理事，中国中医药促进会张大宁学术委员会委员，北京华夏中医药发展基金会《伤寒杂病论》学术传承工作委员会常务委员。发表学术论文十余篇，主持院级课题一项。

专业方向：倡导推拿手法与经方理论相结合，擅长治疗内科、妇科的常见疾病，脊源性相关内科疾病，以及乳腺癌、卵巢癌术后上、下肢淋巴水肿的治疗。临床工作二十余年，对临床常见疾病的手、药结合治疗具有独到见解和一

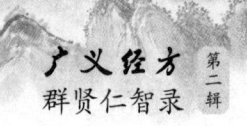

定的经验。

医案 1

斯某，女，36 岁，2020 年 10 月 13 日初诊。

主诉：口渴多饮 3 年。

病史：患者自诉 3 年前出现口渴、多饮症状，经查为脑垂体瘤，间断性服用溴隐亭治疗，但效果不明显，抱着试试看的心态求治于中医。

刻诊：精神佳，气色尚可，口渴多饮，多尿，每月痛经，经量少，色黑，有血块，纳可，眠差，急躁易怒，舌尖红苔薄白，舌体胖大有齿痕，脉浮滑。

诊断：消渴（太阳病）。

治法：利水渗湿，助阳化气。

处方：五苓散加减。桂枝 15g，炒白术 15g，猪苓 20g，茯苓 30g，泽泻 20g，当归 15g，川芎 20g，菊花 30g。7 剂，水煎服。

2020 年 10 月 20 日二诊：患者自诉口渴多尿好转，余无变化，溴隐亭自行停药。方已显效，原方不变，继服 14 剂，并嘱溴隐亭逐渐减量，防止症状反弹。期间电话告知本次月经量稍多，基本无痛经。

2020 年 11 月 3 日三诊：服药 3 周以来，口渴多尿症状基本消失，其余无不适症状，原方加白芷 12g，炒蒺藜 15g，7 剂，水煎服。服完此 7 剂停药休息 1 个月。

2020 年 12 月 19 日四诊：患者自诉停药期间月经仍有疼痛但不甚严重，疑似停溴隐亭所致，故开始少量服用。口渴、多尿症状无反弹，自觉本次月经会有疼痛，故要求开药调治一下痛经。舌脉同前无明显变化。

处方：桂枝 15g，炒白术 15g，猪苓 20g，茯苓 30g，泽泻 20g，当归 15g，川芎 20g，菊花 30g，白芷 12g，炒蒺藜 15g，赤芍 15g，桃仁 12g，天花粉 15g。10 剂，水煎服。

2020 年 12 月 31 日五诊：自诉月经将至，怕冷，小腹有冷痛感，舌淡苔白，脉沉细。调整处方如下。

处方：桂枝 12g，吴茱萸 9g，法半夏 12g，炒白芍 20g，党参 15g，当归 15g，川芎 12g，牡丹皮 12g，麦冬 30g，炙甘草 6g，阿胶珠 10g，生麦芽 50g，茯苓 30g，泽泻 20g，猪苓 30g，牛膝 30g。10 剂，水煎服。

2021 年 1 月 16 日六诊：上次月经来无痛经，目前无明显不适，处方仍以温养胞宫活血利水为主。

处方：桂枝 12g，吴茱萸 9g，法半夏 12g，炒白芍 20g，党参 15g，当归 20g，川芎 30g，牡丹皮 12g，麦冬 20g，炙甘草 6g，柴胡 12g，生麦芽 50g，茯苓 30g，泽泻 20g，益母草 30g，牛膝 30g。10 剂，水煎服。

服完停药。期间 2021 年 5 月 14 日复查 MRI 结果显示瘤体大小为 4.42cm×2.95cm，较 2018 年 11 月 27 日 5.71cm×6.05cm 明显缩小，目前该患者仍在间断治疗中。

按：该患者首诊虽有大渴、多饮症候，但并非阳明气分的白虎加参汤证，多尿也是小便不利的一种表现形式，故依据《伤寒论》第 71 条、72 条，处以五苓散加减，并加以川芎、菊花引药上行。二诊时效不更方，三诊时考虑到师父王三虎教授曾有风邪入里成瘤说的论述，且巅顶之上唯风可到，故加白芷、炒蒺藜以祛风散邪。四诊、五诊、六诊皆以温经汤加减为主调治月经。该患者先后间断服用 58 剂中药，不但临床症状消失，瘤体也明显缩小，出乎意料。但该病还没有痊愈，接下来的诊治，医患还将全力配合，继续努力。

医案 2

刘某，女，29 岁，2021 年 1 月 6 日初诊。

主诉：痛经反复发作 3 年。

病史：患者自诉近 3 年反反复复痛经，每次来月经都要吃止痛药，在家静卧 3 天方可度过，甚至疼痛严重时会有恶心呕吐的感觉，以前小腹外敷热水袋疼痛可以缓解，近 3 个月均不显效，故寻求中医治疗。

刻诊：面色苍白，痛苦面容，月经昨日已至，量少色黑有血块，自觉血下不来，触诊手脚均冰凉，小腹部尚温，纳差，时有恶心感，厌油腻食物，舌淡白少苔，脉沉细无力。

诊断：痛经（厥阴脏寒证）。

治法：手法与中药并用。

处方：当归四逆汤合吴茱萸生姜汤加减。当归 30g，桂枝 15g，炒白芍

20g，细辛 6g，木通 10g，吴茱萸 10g，艾叶 12g，生姜（自备）5 片。5 剂，水煎服。

手法：腹部以轻柔手法为主，双下肢以重手法点穴为主。腹部采用松振法操作 10 分钟，耻骨上缘以中等力度持续性点按 2 分钟，两侧腹股沟用搡法各操作 2 分钟，急脉穴截根、放血疗法各 1 次。重手法点按血海穴、足三里穴和三阴交穴各 5~10 下。治疗完第 2 天患者已不需要卧床休息，自觉可以正常上班。嘱患者手法配合中药并施，静养治疗 3 天。

按：当归四逆汤、温经汤、胶艾四物汤等均为治疗痛经的常用方，因该患者四肢厥逆明显，严重时寒气向上冲逆的症状也较为突出，所以选用了当归四逆加吴茱萸生姜汤治疗。因为患者疼痛比较严重，病势较急，所以采用了手法与中药相结合的治疗方法。手法以温养胞宫，宣散气血，缓急止痛为主，来治其标；中药以养血、暖脏、祛寒为主，用以治本。这样手法与中药结合，可谓是标本兼治，各彰其能。此类患者以每次月经来前 3 天或当天开始治疗，两种疗法结合治疗 5 天为宜，连续 3 个月经周期，往往不再复发。

医案 3

李某，女，51 岁，2020 年 12 月 6 日初诊。

主诉：双手十指麻木疼痛 10 余年，加重 1 周。

现病史：患者自诉十几年前出现不明原因双手十指麻木疼痛，时发时止，发作时十指尖端颜色苍白，遇冷明显加重，因伴有颈项部不适，一直认为是由颈椎病引起，当作颈椎病治疗，不效。后诊断为雷诺综合征，经反复治疗，效果不佳。2020 年入冬以来，病情加重，近 1 周症状尤为明显，来门诊寻求中医治疗。

刻诊：面色㿠白无华，口苦纳差，两眼干涩，视物不清，十指尖颜色苍白，麻木感，时有刺痛，二便调，舌白少苔，脉沉细弱。

诊断：雷诺综合征（少阳厥阴合病）。

治法：养血温经通脉。

处方：当归四逆汤合小柴胡汤加减。当归 30g，桂枝 15g，炒白芍 20g，细辛 6g，木通 10g，炙甘草 6g，柴胡 12g，黄芩 10g，法半夏 12g，党参 15g，干姜10g，生地黄15g，红枣20枚。7剂，水煎服。

2020年12月13日二诊：指尖冰凉感明显减轻，但仍有麻木刺痛感，眼睛干涩也有所好转，继续上方不变，再服7剂。

2020年12月20日三诊：指尖冰冷感麻木刺痛感均明显减轻，眼睛仍有干涩视物不清，自觉服药后上火明显，舌淡苔白，脉沉。调整处方，以四逆散合当归四逆汤加减。

处方：当归30g，桂枝12g，炒白芍20g，细辛6g，木通10g，柴胡12g，枳实12g，菊花20g，桑叶30g，炙甘草6g，红枣20枚。7剂，水煎服。

2020年12月28日四诊：患者自诉手上的各种不适感觉均不明显了，只是有眼睛干涩，视物不清楚，嘱口服杞菊地黄丸合附子理中丸1周，巩固疗效。

按：该患者是比较明显的厥阴经寒证，所以自始至终坚守当归四逆汤不变。其人年过半百，血虚明显，因肝血不足导致眼睛干涩，视物不清的症状也较为突出。此处的眼睛不适也有胆火上冲为患的因素，所以首诊时以小柴胡汤合当归四逆汤加减。二诊时效果明显，故效不更方。三诊考虑到内有胆火上逆，外有经寒四逆，当为阳气郁闭于内不得宣达之故，故以四逆散合当归四逆汤加减。四诊时预期效果基本达到，故停汤药，以丸药巩固，以期健脾温中，养血明目，缓解眼睛干涩视物不清。

医案4

廖某，女，46岁，2020年11月24日初诊。

主诉：月经淋漓不尽20余天。

现病史：患者自诉本次月经已20余天仍淋漓不断，既往有崩漏输血史，近3天来出血量明显增大，经中医妇科门诊中药治疗3天后，血量不减反增，要求刮宫治疗，患者心里恐慌，经介绍前来就诊。

刻诊：患者面色苍白，憔悴面容，气短乏力，口渴心烦，易急躁，自觉胸腹燥热，时汗出，怕热，汗出后畏寒感明显，舌尖红，舌苔黄，脉洪大，右脉尤甚，略有芤象。

中医诊断：崩漏（里热炽盛，下迫胞宫）。

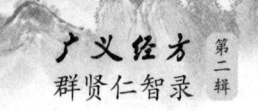

治法：调和营卫，清泄阳明里热。

处方：桂枝12g，炒白芍30g，炙甘草12g，石膏40g，知母12g，红参12g，山药30g，升麻12g，黄芩12g。3剂，水煎服，日2次。

2020年11月26日二诊：患者服药后血量明显减少，自诉"心里舒服了很多，踏实了很多"，口渴心烦症状减轻，小腹部时有疼痛，曾有慢性盆腔炎病史。调整处方。

处方：当归10g，浙贝母12g，苦参10g，黄芩12g，黄连6g，石膏50g，知母12g，生地黄20g，牡丹皮12g，麦冬30g，法半夏10g，地骨皮20g，煅龙骨30g，煅牡蛎30g，虎杖12g，熟大黄6g。3剂，水煎服，日2次。

2020年12月4日三诊：患者自诉药太苦，用了1周时间才喝完。病情明显好转，基本已不出血，但有口苦、腰酸，夜尿2次，舌淡尖红，舌体胖大有齿痕，脉弦滑，处方如下。

处方：柴胡15g，黄芩20g，法半夏12g，党参15g，炙甘草6g，白术15g，猪苓30g，泽泻20g，茯苓30g，桂枝12g，滑石30g，熟地黄20g，淫羊藿15g，制附子10g，炒白芍20g，地骨皮20g，7剂，水煎服，日2次。

2020年12月13日四诊：患者自觉精神状态良好，已无出血，时有乏力、口苦，小腹不适感消失，患者病情稳定，予以六君子汤合四物汤加减，巩固治疗2周停药。

按：崩漏是妇科常见病，该患者发病时间是在严寒冬季，辨证却是里热证，首诊用了桂枝汤合白虎加人参汤，冬季用如此寒凉之药治疗这种急症，是否可行？加之患者心里急躁恐慌，已容不得闪失，治疗方向是否是背道而驰？斟酌再三后还是决定思路不变，后经实践证明有是证用是药是可行的。二诊时患者服药效果明显，说明治疗方向无误，遂用了当归贝母苦参丸、白虎汤合三黄泻心汤加减，继续折其热势，并加用养阴药、塞流药。三诊、四诊时病情已稳定，属复旧之法。个人体会：塞流、澄源、复旧三法是治疗崩漏的大法，三法或单用或合用，应用顺序也不必拘泥，当依据病情灵活运用。

医案5

张某，男，54岁，干部，2019年3月15日初诊。

二十七、王京良医案

患者因感冒发热前来就诊，自诉昨日酒后不慎受凉，夜间即出现发热头疼，全身酸痛，次日测量体温39.6℃，服用连花清瘟胶囊、氨酚伪麻美芬片Ⅱ/氨麻苯美片及复方对乙酰氨基酚片，高热持续不退，全身症状无缓解，遂来就诊，要求中药治疗。

刻诊：体格壮实，面红，焦躁面容，沉默寡言，衣着严裹，畏寒怕冷，全身骨节疼痛，头痛，体温39.3℃，无汗，心烦，不欲饮食，其爱人代诉，感冒后像变了个人，特别烦躁，在家里因为浑身难受而摔东西，无咳嗽、咳痰，舌尖红，苔微黄，脉弦紧数。

中医诊断：感冒（太阳伤寒表实证）。

治法：解表清里，退热除烦。

处方：大青龙汤。麻黄12g，杏仁6g，石膏10g，炙甘草5g，生姜5片，红枣5枚。4剂。

因麻黄超量药房不予抓药，故要求2剂一起煎，分3次，每2小时服1次，服药后平卧休息直至汗出，发汗期间不下床，少翻身，保持出小汗2小时，汗出2小时后不再服药。如果药服完依然没有汗出热退，就把剩下的2剂药继续再煎，依上法服用，直到汗出为止。次日清晨其爱人电话告知，此药很神，服完药后持续出汗有3个小时，烧退后全身就不疼了，也不烦躁了。余下2剂药没喝就上班去了。

按：此患者为典型的大青龙汤证，行医20余年仅遇到过这么1例典型病例，所用麻黄虽然不及伤寒论所载剂量，因考虑到现代人多安逸少劳作，体质已不如前人，所以麻黄减量也是理所应当。个人认为，大青龙汤中君药麻黄的首次服用剂量很重要，看似麻黄的量很大，但并不是全量顿服，也不是汗出后继续服用，把1天的药尽剂，而是一出汗就停后服，所以很安全。临床上麻黄除了把握好药量，服用方法也很关键。不同于白虎汤证，此处石膏用量并不大，为何患者高热难耐而石膏用量如此之小呢？因为此处的发热、烦躁并不是里热所致，而是阳气和外邪搏结在表所引起，郁滞是整个病机的关键，在表是郁滞的真正病位。因为正邪的郁滞所以才发热，才全身疼痛，才烦躁，所以石膏虽有解肌发表的作用，但用量并不大，而是以大量的麻黄为主，来发散风寒，助正气祛邪外出，故可热退痛消。

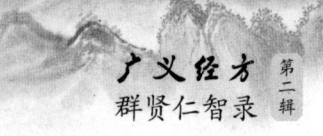

医案 6

李某，女，48 岁，2021 年 4 月 10 日初诊。

患者素体虚弱，慢性支气管炎 25 年，近期感冒后急性发作，患者拒服激素，经用抗生素和中药治疗 2 周后效果不甚明显，为求进一步疗效遂来就诊。

刻诊：咳嗽咳痰明显，夜甚，痰多清稀，不宜咳出，微喘，胸闷憋气乏力，唇紫，舌淡白，苔厚腻，脉浮滑。

诊断：咳嗽（太阳太阴合病）。

辨证：脾肺两虚，痰涎壅盛，风寒束表。

治疗：手法与中药结合。

手法：治胃脘，抠天突，振膻中，振督脉，抱压法。治疗后咳吐大量痰涎（约大半纸杯）。

处方：小青龙汤合六君子汤加减。麻黄 12g，桂枝 12g，法半夏 12g，炒白芍 15g，干姜 10g，五味子 12g，细辛 6g，陈皮 20g，人参 12g，炒白术 15g，茯苓 30g，仙鹤草 30g，炙甘草 6g。7 剂，水煎服。

2021 年 4 月 17 日二诊，经 3 次治疗后咳嗽咳痰明显减少，夜咳基本消失，唇紫、胸闷、憋气等症明显缓解。继续原方案治疗，中药原方不变。手法共治疗 10 次，中药服用 2 周，患者咳嗽咳痰喘息症状均基本消失，停汤药，嘱继续服用人参健脾丸以健脾益气，巩固疗效。

按：该患者体弱受风寒，慢性支气管炎急性发作，痰虽多却不易咳出，手法的治疗具有排痰优势，排痰三法的应用能够很好地治标以解燃眉之急，中药的应用可以从根本上对肺、脾的虚实夹杂加以治疗，故效果显著。

附：排痰三法

1."排痰三法"之"抠天突法"

此法主要用于实证的排痰。通过点按、勾揉天突穴，刺激气管、肺部神经，促使患者被动咳嗽，将肺内蓄积的痰液通过被动咳嗽排出体外。此操作手法轻柔，以患者咳嗽排痰为效，大部分患者都能够很好的接受。此操作既无点穴的酸胀疼痛感，也无药物的毒副作用，是一个行之有效的绿色疗法。

2. "排痰三法"之"振膻中法"

此法主要作用是解痉排痰。适用于哮喘发作痰多的患者。采用脏腑推拿的振法作用于胸骨的膻中穴，保持固定的振动频率，将深沉、有力、温和的振动力量，通过膻中穴渗透至胸骨下的气管、支气管，发挥和缓的镇静解痉作用，从而解除和缓解气管壁平滑肌的痉挛状态。通过此手法治疗后，患者胸闷、喘息的自觉症状多能有效地缓解。

3. "排痰三法"之"抱压法"

此法主要用于虚证的排痰。肺心病、慢性支气管炎、哮喘等疾病均属反复发作的慢性疾病，中医学认为"久病及肾""久病伤气"，咳喘日久必致肺肾气虚，患者会因为久病而出现咳喘无力，痰液瘀积于肺，从而出现难以咳出等症状。此时不能及时排出的痰液作为病理产物蓄积于肺内气道，会引起夜间咳剧不能平卧，甚至导致炎症反复发作，缠绵难愈的情况。抱压法的运用，就能够很好地通过外在助力帮助患者排出体内的痰液，很好地切断这个恶性循环链。通过抱压法，一些身体虚弱的患者和老年患者往往能够顺利地咳出肺内瘀积的大量痰液，咳、喘、憋闷以及缺氧的症状都能得到不同程度的缓解。

医案 7

苏某，男，47 岁，2010 年 10 月 15 日初诊。

主诉：右侧腹部疼痛 1 月余。

病史：患者自诉 2 个月前因腹部疼痛住院发现腹主动脉瘤，经专家会诊，目前病情介于手术和非手术之间，患者因惧怕手术，寻求中医治疗。

刻诊：精神疲惫，面色无华，腹痛时作时休，时轻时重，右侧为甚，失眠纳差，每天需吃 3 次止痛药方可入睡，乏力感明显，大便干，小便可，舌淡苔白，脉沉弦。

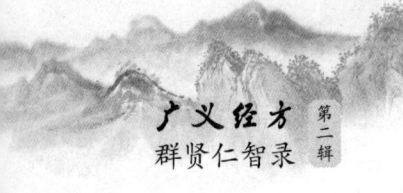

诊断：腹痛（太阴病）。

治法：温中补虚，和里缓急。

处方：小建中汤合桂枝加大黄汤加减。桂枝 9g，白芍 30g，赤芍 20g，熟大黄 4g，炙甘草 5g。14 剂，水煎服。

每日煎服 2 剂（芍药超量药房不予抓药，实际是 7 天的药量），饴糖自备，每次同药一起服用 2 勺（50～60g）。3 天后反馈可以不吃止痛药了，大便通畅，甚喜。

2020 年 10 月 22 日二诊：疼痛明显缓解，大便可，饮食稍好，眠差，上方加制附子 6g，王不留行 10g。14 剂，水煎服，方法同前不变，仍为 7 天的药量。

2020 年 10 月 29 日三诊：右侧腹痛大减，服完药后有欲小便但又尿不出的感觉，持续 2～3 小时后方可缓解，自诉失眠多梦多年，近几日加重。

处方：桂枝 12g，白芍 30g，当归 12g，人参 10g，炙甘草 5g，茯苓 30g，泽泻 15g，猪苓 20g，生白术 15g，炒酸枣仁 30g，远志 12g，饴糖 30g（自备）。7 剂，水煎服。

2020 年 11 月 6 日四诊：腹痛消失，偶有心悸，失眠稍有好转，二便可，舌尖红苔薄白，边有齿痕，脉沉弦。

处方：茯苓 30g，桂枝 12g，生白术 20g，炙甘草 6g，炒白芍 20g，红参 10g，麦冬 20g，五味子 12g。7 剂，水煎服。服完后无其他不适可停药。

该患者随访 5 个月未出现腹痛，每天都正常参加工作。嘱不可大意，每 3 个月复查一次 B 超，遇有腹痛不适及时就诊。

按：接诊该患者病情风险性较大，且毫无经验可谈，在确定不手术或可保守治疗的前提下，决定斗胆一试。患者久病，已是心力交瘁，吃睡不宁，加之腹痛时作，诊为虚劳里急之证，故首选小建中汤。但患者大便不通，腹痛的症状是否和此有关呢？是否是属于桂枝加大黄汤的"大实痛"呢？犹豫之间决定二方合用。方中芍药的剂量尤大，与甘草相配以期能够缓急止痛。二诊时效果明显，坚定了信心，自知方向无误，故加附子、王不留行，进一步通利血脉，加强止痛效果。三诊时疑似膀胱气化不利，故以小量小建中汤合五苓散加减。此处的小便不利是因药量过大还是加减失误所致，不得而知，但及时调整了方子。到第四诊时，诸症皆有好转，但又添心悸一症，考虑还是饮邪为患，最终以苓桂术甘汤合生脉饮加减收功。

医案 8

蒲某，女，29 岁，2019 年 8 月初诊。

病史：患者以口角流涎就诊。自诉从小就有口角流涎的症状，成人后症状逐渐减轻，但夜间睡眠时症状明显，往往枕巾湿一片，甚为苦恼，多方医治效果不明显。

刻诊：患者身高体瘦，肤白少华，问诊交谈时并未发现流涎症状，自诉平时乏力感明显，怕冷，从不食冷，大便溏，小便可，舌淡白少苔，脉细弱。

诊断：流涎证（太阴病）。

治法：温中补虚，摄唾固津。

处方：理中汤合缩泉丸加减。人参 10g，干姜 10g，炒白术 15g，山药 30g，乌药 12g，益智仁 12g，炙甘草 6g。7 剂，水煎服。

1 周后患者自诉症状大减，效不更方，继续服用 1 周，停汤药，再口服中成药理中丸合补中益气丸，以巩固疗效。后电话随访，从小的顽疾没想到就这么点药就治好了，患者直呼中医神奇。

按：该患者体弱，脾阳不足，中焦虚寒，统摄无权，故时时流涎，成人后体质稍强，但睡时仍不能自止，故以理中丸温养中焦脾阳。缩泉丸本为温养下焦，缩尿止遗之方，细想该患者脾阳虚日久，必累及肾阳不足，虽无遗尿症状，但涎、尿出路不同却皆为人体津液，故以二方合治，效果显著，医患皆大欢喜。

医案 9

陆某，女，33 岁。

主诉：喉喑 5 天。

现病史：感冒恢复 3 天后出现喑哑，自诉户外吸凉气后即感咽部不适，逐渐出现喑哑症状。

刻诊：声音嘶哑，咽部略有疼痛，无咳嗽，喉镜示声带闭合不全，略有水肿，自觉咽部有痰，黏腻，不易咳出，异物感明显，乏力感，面色无华，精神

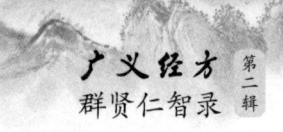

困倦，脉弱，右寸滑，舌淡白少苔。

诊断：喉喑（太阴少阴合病）。

治法：温散寒邪，利咽开音。

处方：生半夏10g，桔梗10g，生甘草10g，生姜2g，西洋参6g。浸泡2小时后用破壁机粉碎煮熟，约300ml，代茶饮，此为1天量。

服用2天后，喑哑消失，且自觉咽部的痰能轻易清出，嘱服补中益气丸，补益脾胃之气以巩固疗效。

按：甘草汤、桔梗汤、苦酒汤、半夏散及汤都可治疗咽痛，甘草汤主少阴热壅咽痛，桔梗汤主少阴寒热相搏咽痛，苦酒汤主热、痰夹杂，咽下困难伴有阴虚的咽痛，半夏散及汤主少阴客寒夹痰咽痛。该患者当属半夏散及汤证无疑，恐其方小力弱，故与桔梗汤合方。因声带有轻度水肿，故以生姜代桂枝，更好地宣散水气。声带闭合不全，责之于脾胃虚弱，肺气不足，故加少量西洋参。不用煎剂一是为了省工省力，患者容易接受，二是运用现代科技手段，使该方成为半汤半散之剂，当茶慢饮，其药物的细小颗粒黏附于咽喉局部，更容易发挥持久药效。

医案10

杨某，男，48岁，2019年7月23日初诊。

病史：以右侧小腿湿疹就诊。患者自诉右小腿外侧湿疹15年，10年前湿疹急性发作，经治疗后遗留右小腿外侧区皮损久久不消，反复治疗无效，迁延至今。

刻诊：右小腿外侧局部肤色暗红，有脱屑，皮肤肥厚，边界清楚，夜间痒感加重，抓挠后局部色红有出血点，无糜烂无渗出，眠差，时有口苦，小便色黄，大便可，脉沉弦，舌尖红，苔薄白。

诊断：湿疹（少阳少阴合病）。

治法：舒达少阳，滋阴降火。

处方：小柴胡汤合黄连阿胶汤。柴胡12g，黄芩15g，法半夏12g，党参15g，黄连6g，阿胶珠10g，炒白芍20g，生地黄15g，紫草12g，炙甘草6g，红枣5枚，生姜3片。鸡子黄2个，药汁温度在50~60℃时加入冲服。

二诊：皮损明显减轻，瘙痒感减轻，已无出血点，但自觉小便不利索，加萆薢20g，泽泻15g。

三诊：皮损继续缩小，基本无脱屑，色素沉着明显，上方加当归20g，桃仁15g，牡丹皮12g。

四诊：局部皮肤明显好转，无脱屑，无瘙痒，色素沉着，无口苦，时有口黏，上方加滑石30g，巩固治疗，收功。

按：该患者湿疹15年，最后皮损遗留在小腿外侧足少阳胆经所过区域，依据部位辨证当属少阳病，为湿热蕴结少阳胆经的经热证，而且火热内迫少阴心经，出现有眠差、小便色黄等症，故以小柴胡汤合黄连阿胶汤，治内热，清两经。且阿胶为驴皮所制，符合古人以皮治皮之理，二方合用，多年顽疾1月基本治愈。

中国科学技术出版社医学分社中医书目

ISBN	书 名	作、译者	出版日期	定价（元）
名家名作				
978-7-5046-7359-6	朱良春精方治验实录	朱建平	2017.1	35.00
978-7-5046-8287-1	柴松岩妇科思辨经验录：精华典藏版	滕秀香	2019.5	68.00
978-7-5046-8136-2	印会河脏腑辨证带教录	徐远	2019.1	35.00
978-7-5046-8137-9	印会河理法方药带教录	徐远	2019.1	35.00
978-7-5046-7209-4	王光宇精准脉诊带教录	王光宇	2016.12	29.50
978-7-5046-8064-8	王光宇诊治癌症带教录	王光宇	2018.8	35.00
978-7-5046-8508-7	胡思荣精选病案辨析录	胡思荣	2020.1	35.00
978-7-5046-7507-1	胡思荣中医临床带教录	左明晏，许从莲	2017.5	29.50
978-7-5046-7569-9	李济仁痹证通论	李济仁，仝小林	2018.1	29.50
978-7-5046-7969-7	陈国权八法验案：经方临证要旨	陈国权	2018.5	35.00
978-7-5046-8303-8	陈国权经方临证要旨：妇科五官科男科辨治经验	陈国权	2019.8	38.00
978-7-5046-8168-3	张秀勤全息经络刮痧美容（典藏版）	张秀勤	2019.1	98.00
978-7-5046-7651-1	吴中朝师承随诊录	王兵，张宁	2018.2	29.50
978-7-5046-8818-7	马派中医传薪	马有度	2020.1	58.00
978-7-5046-8156-0	马派中医传承	马有度	2018.10	48.00
978-7-5046-9267-2	承淡安针灸师承录（典藏版）	承淡安	2022.1	38.00
978-7-5046-9266-5	承淡安子午流注针法（典藏版）	承淡安	2022.1	38.00
实用工具书				
978-7-5046-8144-7	人体经筋解剖图谱：图解学习人体经筋解剖及筋结点	刘春山，刘菏婧	2019.1	68.00
978-7-5046-7296-4	人体经筋循行地图	刘春山，刘菏婧	2017.1	59.00
978-7-5046-7295-7	针灸经外奇穴图谱	郝金凯	2017.1	182.00
978-7-5236-0021-4	实测十四经脉穴位挂图	郝金凯	2023.1	49.00

ISBN	书　名	作、译者	出版日期	定价（元）
978-7-5046-9530-7	十四经络循行与临床主治病症	潘隆森	2024.1	80.00
经典解读					
978-7-5046-9473-7	《内经》理论体系研究	雷顺群	2022.6	99.00
978-7-5046-8124-9	新编《黄帝内经》通释	张湖德等	2018.10	99.00
978-7-5046-8691-6	灵枢经讲解：针法探秘	胥荣东	2020.8	128.00
978-7-5046-7360-2	中医脉诊秘诀：脉诊一学就通的奥秘	张湖德，王仰宗	2017.1	29.50
978-7-5046-9119-4	《医林改错》诸方医案集	甘文平	2022.1	49.80
978-7-5046-8146-1	《醉花窗医案》白话讲记	孙洪彪，杨伦	2019.10	28.00
978-7-5046-8265-9	重读《金匮》：三十年临证经方学验录	余泽运	2019.5	48.50
978-7-5046-9163-7	《药性歌括四百味》白话讲记①	曾培杰	2022.4	26.00
978-7-5046-9205-4	《药性歌括四百味》白话讲记②	曾培杰	2022.4	26.00
978-7-5046-9277-1	《药性歌括四百味》白话讲记③	曾培杰	2022.4	26.00
978-7-5046-9278-8	《药性歌括四百味》白话讲记④	曾培杰	2022.4	26.00
978-7-5046-9526-0	《药性歌括四百味》白话讲记⑤	曾培杰	2022.10	26.00
978-7-5046-9527-7	《药性歌括四百味》白话讲记⑥	曾培杰	2022.10	26.00
978-7-5046-9528-4	《药性歌括四百味》白话讲记⑦	曾培杰	2022.10	26.00
978-7-5046-9529-1	《药性歌括四百味》白话讲记⑧	曾培杰	2022.10	26.00
978-7-5046-9487-4	《药性歌括四百味》白话讲记⑨	曾培杰	2022.10	26.00
978-7-5046-7515-6	《病因赋》白话讲记	曾培杰，陈创涛	2017.1	29.80
978-7-5236-0013-9	《运气要诀》白话讲记	孙志文	2023.7	45.00
978-7-5236-0189-1	《脾胃论》白话讲解	孙志文	2024.1	45.00
临证经验（方药）					
978-7-5236-0051-1	中成药实战速成	邓文斌	2023.5	45.00
978-7-5236-0049-8	用中医思维破局	陈腾飞	2023.11	59.00
978-7-5046-9072-2	误治挽救录	刘正江	2021.9	58.00
978-7-5046-8652-7	经方讲习录	张庆军	2020.6	48.00

ISBN	书　名	作、译者	出版日期	定价（元）
978-7-5046-8365-6	扶阳显义录	王献民，张宇轩	2019.9	45.00
978-7-5236-0133-4	扶阳临证备要	刘立安	2023.6	49.00
978-7-5046-7763-1	百治百验效方集	卢祥之	2018.5	29.50
978-7-5046-8384-7	百治百验效方集·贰	张勋，张湖德	2020.1	35.00
978-7-5046-8383-0	百治百验效方集·叁	张勋，张湖德	2020.1	35.00
978-7-5046-7537-8	国医大师验方秘方精选	张勋，马烈光	2018.1	29.50
978-7-5046-7611-5	悬壶杂记：民间中医屡试屡效方	唐伟华	2017.12	29.50
978-7-5236-0093-1	悬壶杂记（二）：乡村中医30年经方临证实录	张健民	2023.5	39.80
978-7-5046-9691-5	岐黄纵横辑录	王挺	2023.3	98.00
978-7-5046-8278-9	男科疾病中西医诊断与治疗策略	邹如政	2019.6	39.80
978-7-5046-8054-9	白癜风防治	成爱华，韩梅海	2018.7	48.00
978-7-5046-7298-8	白癜风诊疗	成爱华，韩梅海	2016.11	48.00
978-7-5046-7685-6	银屑病寻医问药手册	刘荣，王雪玲	2018.3	28.00
978-7-5046-7610-8	银屑病诊疗图谱	刘荣，王雪玲	2017.10	32.00
978-7-5046-8593-3	百病从肝治	王国玮，周滔	2021.5	48.00
978-7-5046-9051-7	基层中医之路：学习切实可行的诊疗技术	田礼发	2022.1	39.80
978-7-5046-9062-3	本草点将书	周羚；王冠一	2021.10	36.00
978-7-5046-8972-6	广义经方群贤仁智录（第一辑）	邓文斌，李黎，张志伟	2021.4	39.80
978-7-5236-0010-8	杏林寻云：曹云松医话医案选	曹云松	2024.1	45.00
978-7-5236-0223-2	打开经方这扇门	张庆军	2024.1	45.00
临证经验（针灸推拿）				
978-7-5046-9477-5	针刀治疗颈椎病	陈永亮，杨以平，李翔，陈润林	2022.5	58.00
978-7-5046-9378-5	岐黄针疗法精选医案集	陈振虎	2022.3	45.00
978-7-5046-7608-5	振腹推拿	付国兵，戴晓晖	2017.12	65.00
978-7-5046-8812-5	陈氏气道手针	陈元伦	2021.1	35.00